聂惠民

《伤寒论》临证心法

聂惠民 著

中国中医药出版社

· 北 京 ·

图书在版编目（CIP）数据

聂惠民《伤寒论》临证心法 / 聂惠民著 . —北京：中国中医药出版社，2017.9（2020.12 重印）

ISBN 978 – 7 – 5132 – 4236 – 3

Ⅰ . ①聂…　Ⅱ . ①聂…　Ⅲ . ①《伤寒论》—研究　Ⅳ . ① R222.29

中国版本图书馆 CIP 数据核字（2017）第 112127 号

中国中医药出版社出版

北京经济技术开发区科创十三街 31 号院二区 8 号楼

邮政编码　100176

传真　010-64405750

河北新华第二印刷有限责任公司印刷

各地新华书店经销

开本 710×1000　1/16　印张 16.5　字数 237 千字

2017 年 9 月第 1 版　2020 年 12 月第 2 次印刷

书号　ISBN 978 – 7 – 5132 – 4236 – 3

定价　49.00 元

网址　www.cptcm.com

社 长 热 线　010-64405720

购 书 热 线　010-89535836

维 权 打 假　010-64405753

微信服务号　zgzyycbs

微商城网址　https://kdt.im/LIdUGr

官 方 微 博　http://e.weibo.com/cptcm

天猫旗舰店网址　https://zgzyycbs.tmall.com

如有印装质量问题请与本社出版部联系（010-64405510）

出版者的话

聂惠民教授师承秦伯未、陈慎吾、刘渡舟、宋向元等中医伤寒学名医大家，数十年来，全心致力于伤寒学术的理论研究与临床实践。并且在刘渡舟教授领导下，工作了二十多年。通过临床运用《伤寒论》，实践中反复验证，勇于探索，深入研究，总结出了六经辨证理法方药的运用规律，形成了独创的学术思想。

1. 承扬仲景学术，深研《伤寒论》

聂惠民教授潜心研究，认为《伤寒论》是中医学的核心内容，它奠定了中医学的理论基础，开拓了临床论治途径，所以必须创新认识《伤寒论》学术内涵。

聂惠民教授认为，《伤寒论》是一部广论疑难杂病的专著，可指导内、外、妇、儿等各科疑难病的辨治，凸显了其临床应用价值。聂惠民教授研究《伤寒论》，注重博采众长，突出临床实用性，并注重总结个人多年临床应用经方的丰富经验。聂惠民教授应用经方，善于化裁，灵活多变，注重创新，系统阐述创研伤寒学术思想和临床应用经验，见解独到。

2. 倡导合方论治，助益经方应用

聂惠民教授认为，合方是一种独到的论治方法，合方始见于张仲景的《伤寒杂病论》。由于时代的变迁与疾病谱的演变，"合方"模式更适于目前的中医临床现实。聂惠民教授研究合方始于1962年，从理论到实践，反复验证，建立了合方论治的学术体系，开拓了组方的新途径，这对于指导现代临床，提高疗效，治愈疾病，具有明显优势和实用价值。

3. 辨治疑难杂病，临床经验独特

在长期的临床实践中，聂惠民教授形成了独特的临床经验。

（1）重视疾病特点，创立"四因制宜"：此即在"三因制宜"的基础上，加入"因病"制宜。聂惠民教授认为疾病在不同阶段会有不同的规律和特点。"因病"制宜，既要从宏观角度掌握疾病发展的总规律，也要注重疾病发展过程中的具体特征与变化。

（2）倡导"六八结合辨证"：即临床将六经辨证与八纲辨证相结合的辨证法。掌握好"六八结合辨证"，有助于应用经方，取得优良疗效。

（3）倡导"动态辨证"，提高医疗诊技：此法是从疾病演变中辨证，即"动态辨证"法。疾病的发展过程中出现各种变化，应用"动态辨证"，掌握疾病的发展变化，指导论治疾病，临床具有十分重大的实用价值。

（4）擅长调理脾胃，治消化系疾病：对各种慢性病的治疗，重视对脾胃功能的调护。擅用经方治疗各种急慢性胃炎、肠炎及血液系统相关的疑难杂病。

（5）活用解郁疗法，论治疑难杂病：聂惠民教授从病机的角度认识其"郁"，提出很多疾病之病机都与气机郁滞关系密切，把解郁法运用于疑难杂病论治中，取得了很好的疗效。

《聂惠民〈伤寒论〉临证心法》凝结了聂惠民教授几十年研究《伤寒论》的学术精华与经方临床应用经验，全书分为研经心法、用方心法、验案举要及薪火传承四部分，从不同方面展现了聂惠民教授《伤寒论》临证心法。

中国中医药出版社

2017 年 9 月 10 日

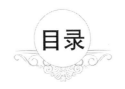

目录

研经心法

用方心法

验案举要

薪火传承

研经心法

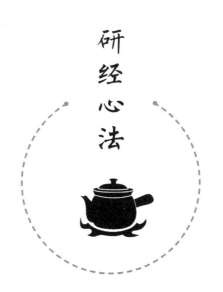

《伤寒论》的理论核心与实用价值

《伤寒论》在中医药学术史上是一部具有辉煌成就的中医经典著作。它继《内经》《难经》等医学理论著作之后，创立了六经辨证论治理论体系，将理、法、方、药融为一体，揭示出疾病的辨证论治规律，为后世临床医学奠定了坚实的基础，具有很高的实用价值，对中医药学的发展产生了深远的影响。历经近两千年的实践研究，《伤寒论》得到不断的充实与发展，突出了《伤寒论》的重大成就与实用价值，更彰显出《伤寒论》长盛不衰的生命活力。

研究《伤寒论》水平的提高与发展，很大程度上反映了现代中医学术水平。因此，研究《伤寒论》，弘扬仲景学说，是当前首要课题，任重道远。《伤寒论》学术体系的理论核心内容分为三大主干线，一为六经辨证论治理论体系，二为理、法、方、药运用规律，三为开奠临床医学基础。

一、六经辨证理论体系

1. 承传前人医学成就

张仲景系统总结秦汉以前的医学成就，发展了《内经》《难经》《神农本草经》《汤液经法》等经典中医理论，并将理论与临床实践相结合，完成我国第一部理、法、方、药完备的经典医籍《伤寒杂病论》（后分为《伤寒论》与《金匮要略》），对中医药学发展做出了重大的贡献，对世界医学的发展也有着深远的影响。

2. 创立辨证理论体系

张仲景在《素问·热论》六经分证的理论基础上，创造性地把外感热病错综复杂的证候表现及其演变规律加以总结，分析归纳，创立了六经辨证理论体系，为中医学理论体系与临床医学的发展，奠定了坚实的基础。

3. 确立辨证论治法则

《伤寒论》这部中医经典巨著，构成了仲景学说的主体。仲景将《内经》的阴阳学说、脏腑学说、病因病机、诊断方法、治疗法则等学术理论有机地联系在一起，并根据六淫、内伤等致病的病理变化，判明病位所在、病性所属、病势进退、正邪盛衰、预后吉凶等，提出科学实用的辨证方法和治疗措施，确立了辨证论治的原则，成为中医学理论的核心内容。辨证论治是中医学独有的学术特色和优势，为后世临床医学的发展奠定了基础，故前贤赞曰"辨证论治是伟大的发明"，这正是张仲景对中医学的一大贡献。

二、理法方药运用规律

1. 确立理法方药基础理论与运用规律

《伤寒论》以辨证论治原则将理、法、方、药一线贯通，而辨证论治必在六经辨证理论指导下，掌握理、法、方、药运用规律。论其辨证，是以辨别阴阳、表里、寒热、虚实、营卫气血、真假证候、主证兼证，从而判明脏腑经络病变所在及其相互转化，这充分体现了辨证的对立统一法则与整体观、恒动观。论其施治，必在辨证前提下，因证立法，因法定方，因方选药，严守法度，选用汗、吐、下、和、温、清、消、补治则与治法，为外感热病及内伤杂病确立了科学、实用的论治措施，使理论与实践紧密结合，形成了理、法、方、药一贯性的学术体系。

2. 承创研制效验名方

《伤寒论》创载了诸多经典方剂。《伤寒论》之方，选药精当，组方严谨，应用得当，疗效甚佳，故称为"药方"。经方有三大特长。

（1）经方为母，化裁多端：经方为"医方之祖"，后世医家赞《伤寒论》为"活人之书""方书之祖"，誉仲景为"医圣"。如晋代医家皇甫谧称仲景之论"用之多验"，唐代孙思邈曰："江南诸师秘仲景要方不传。"说明仲景医术的高明及其效验，引起历代医家的高度重视和珍爱。清代陈修园曰："经方愈读愈有味，愈用愈神奇。"可见经方的效力之大，影响之深，受益之广。总结了前人经验，发挥特长，有所创见，是后世医方之源，更是后世医方之母，突显了经方承前启后之圣功，更加丰富了方剂学内容，扩大了经方应用范围，故宋之大医成无己称赞经方"最为医方之祖"。

（2）经方之长，效价佳良：经方的特点可概括为"普、简、廉、效"，这正是张仲景组方用药的四大特点，即采用经济实惠、效果佳优的常用药品，以精简的药味、科学的方法组成方剂，用于治疗外感病与杂病，皆有良效。仲景之方，精明简练，学之有规，用之有矩，融会贯通，可收桴鼓之效。仅就经方用于治疗与研究来看，其应用范围之广，适应病证之多，治疗效果之佳，均非其他方剂可比。经方广泛用于治疗临床各种疑难杂病，经久不衰，效果优良。

（3）首立合方，创新法则：张仲景首创"合方"之用，这记载于《伤寒论》第23、25、27条原文。"合方"之词，始见于林亿等校注《伤寒论》的按语中，从此"合方"法则便应用于临床，发挥其独特的优势。仲景合方论治堪称创举，是其组方原则的一大特色，蕴含着极大的临床实用价值，对后世方剂学的发展影响深远。

3.研发药物多种剂型

仲景对药物的应用，依病证所需，注重炮制并选择相应的剂型，以取得最佳疗效。如有汤剂、丸剂、散剂、酒剂、含咽剂、煎膏剂、醋剂、洗剂、浴剂、熏洗剂、外用散剂、肛门栓剂、灌肠剂等。上述仲景用药剂型的丰富经验，经实践证明，皆行之有效，至今仍为医药界所采纳，并取得优良效果，为药物制剂学增添了丰富的内容。

三、开奠临床医学基础

1. 对临床各科的论导

《伤寒论》的六经辨证、脏腑经络辨证及理法方药的应用规律，既适用于外感热病，也适用于内、外、妇、儿及男科等疾病。就其内容而论，包括了临床诸脏腑病证，故仲景的辨证论治学术思想指导着临床各科，至今仍行之有效。

（1）内科杂病：《伤寒论》的辨证论治规律，对内科杂病很有指导作用。在病因学方面，提出"千般疢难，不越三条"，即内因、外内、不内外因的"三因"为病的病因分类学说，指出了人体发病的三条途径。在病证学方面，阐述了外感热病的多种证候及各种疑难杂病的证候表现，如胸痹、中风、历节、消渴、黄疸、痰饮、咳嗽、肺痿、肺痈、喘证、心下痛、呕吐、下利等。在治疗学方面，《伤寒论》具有完整的六经辨证体系，而且对辨证论治原则和方法，皆有详细的阐述。关于治疗方法，集中了汗、吐、下、温、清、补、和、消各法。治疗之法，灵活多变，各法之用，或单行，或合用，变化多样。在治疗原则方面，有表里先后、标本缓急、扶正祛邪、正治反治、攻补兼施、寒热并用等。此外，突出强调在临床治疗运用之中，必须遵守"三因制宜"的指导原则。在方药学方面，《伤寒论》创立了诸多名方，广泛用于治疗内科杂病，屡用屡效。

（2）妇科病：张仲景在妇人三篇中，精辟地阐述了妇科病的病因病机、辨证论治、立法遣方以及其用药。将妇科疾病分为三大类，一为经带，二为胎产，三为杂病，均阐明了辨证与论治，为妇科学术理论与临床实践铺垫了基础，开创了先河。至今其妇人三篇仍有效地指导着临床上对妇科病的论治，所记载的妇科专方，沿用至今，从而显示妇人三篇的重大学术价值。

（3）儿科病：有关儿科病之内容记载甚少，在《金匮要略》中见有"小儿疳虫蚀齿方"。临床实践中对小儿时令病及其杂病，常选用六经辨证、脏腑辨证方法，酌取经方论治，效果良好，屡用不爽。如小儿风寒外感、邪热壅肺作喘、小儿虚寒腹痛、小儿腹泻以及小儿虫积等，均可辨证选用经方论治。

（4）外科病：《金匮要略》设有"疮痈肠痈浸淫病脉证并治"专篇论述痈肿、肠痈、金疮、浸淫疮等外科部分疾病。在外科领域里，《伤寒杂病论》的方药也为常用之剂，如三承气汤、大柴胡汤、大陷胸汤、大黄牡丹汤等用于急腹症，可取得满意的疗效。

再有对男科、喉科、眼科等有关病证的辨证方法及方药亦进行了相关的论述。

2. 对急症学与传染病学的论导

《伤寒论》成书，实属疫情的需要，为客观的必然，亦源于作者的勤奋。古人云："百病之急，无急于伤寒。"这部著作的产生是以治疗急症为主要目的的。从所论内容与临床实践来看，是书可谓是我国现存最早论述急救医学的医著，它开创了中医急症辨证论治的先河，将急症分述为伤寒与杂病两大类型。《伤寒论》六经辨证规律，阐明了外感热病发病速、病程短、传变快、症状急、易传染的特点，说明六经病证中包含了多种传染性疾病与各种急症，六经病治法中包含了多种治疗急症的原则与方药。从广义上说，不论伤寒或杂病，凡发病突然、症情急迫、急需救治的病证，皆属急症范畴。诸如上述，均对后世传染病与急症的治疗做出了极大的贡献，仲景实为中医急症学的奠基人，对现代中医急症学研究及临床运用产生了深远的影响。

3. 对预防医学的论导

《伤寒论》之"未病"和"治未病"的学说，是中医学独特的预防医学理论。《伤寒论》一书在《黄帝内经》基础上引申发展了这一理论，将"上工治未病"列为全书之首要宗旨。因此"治未病"是仲景指导辨证论治的重要原则之一，意在对"未病"者须预防，以防为首务；对"已病"者必早治，以防病情变；"病愈"康复，预防再发。仲景论述"治未病"的规律与法则，很是精辟，是预防医学理论的再发展。总之，仲景对预防医学学术思想的建立提供了重要的理论支持和实践基础，亦为研究现代预防医学启迪了思路。

4. 对免疫学的论导

《伤寒论》寓有丰富的免疫学内容与方法。从人体正气与免疫的关系来看，张仲景论述了人之正气具有抵抗病邪、使人体免受侵犯、保持健康的功能。如其曰："血弱气尽，腠理开，邪气因入。"说明机体的抗病能力与疾病发生发展的密切关系。可见张仲景所指人体正气与免疫学中的免疫力相似，有保护机体、抵抗外邪的作用。张仲景辨证论治十分重视正气的作用，而扶正祛邪是基本原则，故时时叮嘱"令胃气和则愈"，"阴阳自和，必自愈"等，均体现了对"保胃气"、增强正气抗邪愈病的能力重视。

5. 对护理学的论导

《伤寒论》开创了"医护结合"的医疗方法。张仲景强调在治疗期间，必须重视护理，同时强调护理的整体性，从而形成"医护结合"的护理学及"辨证施护"的法则。其辨证施护的要素有三：其一，辨证施护的重点是全面观察病情，及时掌握病势的转变，动态辨别疾病发展的特点；其二，辨证施护的原则是医护结合，以防为先，注重疾病变化为宗旨；其三，辨证施护的方法是药物煎服法、药后护理法、饮食调养法、服药宜忌法、观察药效法、疾病调息法、病后调摄法以及内服药护理法、外用药护理法等。形成了以人为中心，注重"天人相应""脏腑相关"的中医整体护理学的学术思想，对后世护理学的发展做出了重大的贡献。

《伤寒论》经过历代的研究，其衍生出的医理非常系统，现在已不再是单纯的一部医书，而是形成了一个独立的、完整的学科——"伤寒学"。

论六经病辨证论治方法与临证意义

《伤寒论》首创六经辨证思想，为后世临床医学奠定了辨证论治、理法方药的理论基础。

一、六经病的辨证方法

六经辨证为《伤寒论》的独特辨证体系，它以六经所属脏腑经络病理变化的证候为基础，结合八纲辨证，是以六经为纲、八纲为目的完整辨证思想体系。其特点如下：

1. 从各经主症进行辨证

六经在辨证上是个高度概括，每一经都有各自的主症。六经病提纲，即是六经病的主症，故在辨识疾病时，首先要根据六经病的提纲，对复杂证候进行认真分析辨别而确定属于何经病证，再结合八纲分析病性，确定相应的治则和治法。

2. 从疾病发展演变中辨证

在疾病过程中，其症状的变化是复杂的，每当临床症状有了改变，其病机亦有相应变化，即应根据新的症状及病机，重新辨证，采取相应的治疗措施。因此，不但疾病初期要辨证，而且疾病发展演变过程中也要辨证，特别在外感热病尤其重要，方能把握病机。如原文 25 条："服桂枝汤，大汗出，脉洪大者，与桂枝汤如前法。" 26 条："服桂枝汤，大汗出后，大烦渴不解，脉洪大者，白虎加人参汤主之。" 两条同为太阳病服用桂枝汤后，而病情出现不同变化，前者大汗出、脉洪大类似表邪入里之象，但未见里热之烦渴，故邪仍在表，仍从太阳论治。后者大汗出后，表证虽解，但见"大烦渴",说明病情有了变化,提示津液耗伤,里热炽盛,邪入阳明,故治疗措施也应随之改变,而取清热生津之法。

3. 辨同求异,辨异求同

辨异求同是注重从不同的复杂疾病表现中,找出其共性。如太阳病不论中风或伤寒,只要见到脉浮、头项强痛而恶寒,就属于太阳病,即可采用辛温解表剂治疗。即使在其他经发病过程中,见到这些证候,也属表邪不解。辨同求异是从相似症状中,分析其不同的特点,辨别其不同病机。如太阳病、阳明病均有头痛、发热之症,此为两经相似之症,若仅据此,承气汤和桂枝汤皆可选用,但两方的治疗作用迥然不同,这就必须求"异",参照其他症状,辨清证候属表还是属里。仲景提出以小便作为辨别的重要依据之一。如小便清者,知病在表,宜桂枝汤;小便黄赤,病已入里,宜承气汤。因此,掌握辨异求同、辨同求异,方能更深入辨别疾病的内在矛盾。

4.六经辨证必须结合八纲辨证

六经辨证是《伤寒论》辨证总纲,八纲辨证是《伤寒论》辨证的细目,六经与八纲有体用之分。在六经辨证中,贯穿着阴阳、表里、寒热、虚实的基本内容,故在六经辨证的前提下,必须明辨八纲。若只掌握六经辨证,不识八纲,难于掌握正邪关系、证候性质、病机转变的依据。或只辨八纲,不识六经,亦难掌握病位所在的经络、脏腑。所以六经辨证与八纲辨证,必须紧密配合,以六经为经,八纲为纬,经纬相贯;六经为纵,八纲为横,纵横相连;六经为体,八纲为用,体用结合,才能辨证有规矩,施治有准则。

二、六经病的论治法则

1.六经病证中的基本治则

(1)治病求本,调和阴阳,为六经治则的精髓:《素问·阴阳应象大论》言"治病必求于本"，本即阴阳。《伤寒论》从治病求本的原则出发，提出了一系列的辨病、治病、防病的基本方法和规律。"阴平阳秘"是生理状态；阴阳失调是疾病发生的根本；阴阳存亡是疾病预后的依据；阴阳离决是死亡的标志。所以诊察疾病，当首辨阴阳。论治在于调和阴阳，使失于平衡的阴阳达到新的平衡与调和，而使病瘳矣。因此，治病求本，调和阴阳，为《伤寒论》治则的精髓。

（2）以平为期，严合法度，为治疗学的准则：六经病证的治则，不论扶正或祛邪，正治或反治，或是调和阴阳，随证治之，皆"以平为期"为原则。如邪在肌表，法当汗之，但必以微汗为度，"不可令如水流漓"；邪结腑实，法当攻下，当宜"得下，余勿服"；悬饮证，法当逐水，又须"得快下利后，糜粥自养"等，都遵守了"以平为期"的原则，使病邪"衰其大半而止"。可见仲景治病，严守经旨，既合法度，又创新意。

（3）标本缓急，主次分明，为治疗学的程序：病有标本，证有缓急，治分先后，主次有别，《伤寒论》形成了系统的治疗原则。一般情况下，重在治本，这是大法；特殊情况下，又当急则治标，这是活法；先表后里为常法；先里后表为变法；表里同治为权宜之法。总应圆机活法。

（4）祛邪扶正，分清主辅，为治疗学的主攻方向：祛邪与扶正是治则的统一整体，但有主次之分。六经病证中，三阳病，属表、热、实证，以阳证居多，正盛邪实为基本矛盾，治以祛邪为主；三阴病，属里、寒、虚证，以阴证为主，正虚邪恋为基本矛盾，治以扶正为主，扶正则可祛邪。故六经病证的法则，有扶正，有祛邪，或为主，或为辅，或先或后，然而确定扶正或祛邪的关键，在于病证的性质、邪正的关系。

（5）正治反治，依证而行，是治疗学的两种法则：正治与反治是治疗学上的两个基本原则，在《伤寒论》中得到充分体现与发挥。《伤寒论》的病证，绝大部分表象与本质相符，故正治法的应用最多。如三阳病的实热证，以"热者寒之"之法。三阴病的虚寒证，以"寒者热之"之法。实邪结于里的承气证、陷胸汤证，以"客者除之"之法。反治法是疾病的表象与本质不一致，或病邪过强，拒药而不受，顺其表象而治疗的方法，其实质仍然针对疾病的本质进行治疗。如《素问·至真要大论》云："必伏其所主，而先其所因，其始则同，其终则异。""从少从多，观其事也。"即根据病情，选择一定的从其病性药物，作为引导，以防其格拒，从而更突出了治病求本的精神。如通脉四逆加猪胆汁汤，仍以四逆汤回阳救逆，猪胆汁之性寒，可引导辛热药入阴，以防其格拒不受。

（6）随证治则，变化灵活，为治疗学的指南："观其脉证，知犯何逆，随证治之"，是针对六经兼变证而确定的原则。仲景随证治疗，灵活多变，据证而定，圆机活法，是论治的辩证法。

（7）三因制宜，各有侧重，为治疗学的客观条件：疾病的发生与发展，受多方面因素的影响，诸如时令气候、地理环境、个体差异等，因而治疗也要因时、因地、因人制宜，确定治则。

2. 六经病的基本治法

（1）六经论治，蕴含八法：汗、吐、下、温、清、补、和、消是治疗各种疾病的通用原则。六经病证虽以六经辨证为主体，但其兼变证复杂多端，故其治则也应随证而异。因此，六经病证论治为法之本，八法为论治之用。如太阳病之汗法，阳明病之清法、下法，少阳病之和法，太阴病之温法，少阴病之急温法，厥阴病之清、温、寒热兼用法。

因此，《伤寒论》中集中了麻、桂之汗法，瓜蒂之吐法，硝、黄之下法，膏、连之清法，姜、附之温法，参、草之补法，柴、芩之和法，虻、蛭之消法，可谓集八法之大成。

（2）六经论治，诸法汇集：六经论治中，包括了诸多疗法，如药物疗法、针灸疗法、调息疗法。药物疗法中又有汤剂、散剂、丸剂等不同剂型，择优而用。又有药物、针刺并用，针法、灸法并用，药物又有内服法和外用法等。汇集了中医治法之大成，上承《内经》，下启后世，旁涉诸家，开创论治之路，为临床治疗之圭臬。

三、六经辨治与临证意义

1. 六经辨证方法为诊病奠定基础

六经的实质是脏腑经络，而脏腑经络是人体不可分割的整体。六经病证的产生，又是脏腑经络病理变化的反映，而六经辨证方法，是以三阳经统摄六腑，三阴经统摄五脏，以概括脏腑经络的病理表现及营卫气血津液各种辨证的综合，它不单是外感热病的辨证方法，也广泛应用于临证各科的辨证治疗。如柯韵伯言："夫仲景六经，为百病立法，不专为伤寒一科。"六经辨证方法，以抓住主症为前提，辨别病程的演变为关键，并综观人体抗邪能力、病势进退缓急、邪正强弱、治疗得当与否等因素的综合辨证方法，从而辨出病变部位、寒热病性、邪正盛衰、预后吉凶。这种辨证方法也适用于临床各科病证，从而为临床各种病证的辨证，奠定了广泛的理论基础。

2. 六经病论治法则为疗病广开途径

六经病的基本治则，对临证各科疾病，具有普遍的指导意义。在广集八法的基础上，灵活应用，随证化裁出多种治法。如汗法有峻汗、小汗、微汗；吐法有催吐实邪法；下法有寒下、温下、急下、峻下、缓下、和下、润下、导下等；温法有温通心阳、温中散寒、温阳固涩、温阳利水等；清法有辛凉清热、清热生津、清热除烦、清热宣透、清热消痞、清热育阴等；和法有和解枢机、和解兼汗、和解兼下、和解兼温、和解镇惊等；消法有消瘀破结、行气消胀等；补法有温补法、消补法、攻补兼施法等。在八法运用上，或单用，或并行，或兼顾，或并重，变化多样，为治疗内、外、妇、儿各科疾病，提供了各种治法。同时，针药并举，内外兼治，又给疑难杂证广开治疗途径。

例如余曾诊治太阳下利证：马某，男，23 岁，1978 年 4 月初诊。患病数日，腹痛腹泻，稀便，日行三四次，病情逐渐加重。继则晨起泄泻为甚，腹痛，喜暖喜按，饮食欠佳，面色苍白，脉沉缓无力，舌淡苔白。西医诊断为节段性小肠炎，经服西药及清热解毒药未效，病情反增。证属太阴虚寒下利，治宜温中散寒止利，以理中汤加吴茱萸、五味子、补骨脂，服药6剂后，下利减少，腹痛亦轻，守方调治月余而痊愈。

此患下利日甚，继则晨泻，本属虚寒，脾阳不振，肾阳虚衰，而下利不止。前医依据"炎症"而投清热解毒重剂，以消炎为主，下利日甚，此为逆也。误在对症下药，忽视辨证。此证，遵"自利不渴者，属太阴，以其脏有寒故也，当温之，宜服四逆辈"之旨，改苦寒消炎为温中止利之法而收效。本例提示治病当首辨阴阳，再察表里，继分寒热虚实，以六经结合八纲，方不致误。

六经病传变途径与临证意义

六经病证，是《伤寒论》辨证论治的总纲，也是脏腑经络病理变化的临床表现。而脏腑经络之间，表里络属，彼此相关，故六经发病常处于运动变化之中，从而产生了六经病的传变。六经病传变表现复杂多端，其变化又直接关系着辨证论治的效果，因此，探讨六经病各种传变途径，是临床辨证诊断、论治取效的关键环节，具有十分重要的意义。

一、六经病传变途径

1. 太阳病传变途径

太阳发病，因感受外邪而起。太阳病不解，既可传入阳明，形成阳明热实证，又可传入少阳，形成少阳病证。至于先传阳明，或先传少阳，并无定局。太阳病亦可直接传入三阴经，其中传入太阴者，形成太阴虚寒证、脾家气血不和证；传入少阴者，形成少阴阳衰阴盛证，由于太阳与少阴为表里，故传入少阴尤为多见；传入厥阴者，形成厥阴热证、寒证、寒热错杂证。若太阳经邪不解，随经入腑，则形成蓄水证、蓄血证。此外，太阳病因误治、失治，引起疾病性质改变，形成各种变证。太阳病变证的出现，其发展趋势，若以部位而论，在上者有热扰胸膈证，在中者有心下痞证、结胸证；若以脏腑病位而论，有邪热壅肺证、邪迫大肠证、脾虚气滞证、心阳虚心悸证、胃阳虚水停证等。

2. 阳明病传变途径

阳明发病，既可由本经发病，又可由他经传变。太阳病、少阳病误治、失治，皆可传入阳明。阳明与三阴相较，阳明为腑，三阴属脏，阳明在三阴之外，因此，病邪由脏转腑，由阴出阳，其阳明又是三阴实邪的出路，故三阴病皆可转为阳明病。如太阴病，阳气渐复，邪从燥化，转属阳明；少阴病，邪从热化，脏邪及腑，传入阳明，形成实证。另一方面，阳明为三阴之外蔽，若阳明正虚，邪入三阴，形成阴证，其中阳明与太阴为表里，阳明虚则邪入太阴，太阴实则邪反出阳明，即所谓"实则阳明，虚则太阴"之意。此外，阳明病本经尚有传变，如阳明热盛，与湿相合，湿热郁蒸则为发黄证；阳明热盛，热与血结，形成阳明血证；阳明病过用寒凉，寒邪留中，则成为阳明中寒证。

3. 少阳病传变途径

少阳位居太阳、阳明之间，外邻太阳，内近阳明，为表里之枢，所以少阳病向外可兼太阳，向内可兼阳明，又常出现于太阳、阳明传变的过渡阶段。少阳除外邪直犯发病外，多由太阳、阳明传变而成。因此少阳病常兼太阳之表、兼阳明之里证。少阳又是阴阳之枢，故少阳正虚则邪入三阴，若病邪内涉太阴则形成少阳兼脾家寒证，或太阴证；若阳衰阴盛，邪传少阴，则形成少阴虚寒证。少阳厥阴为表里，故少阳易传厥阴；反之，厥阴阳复，病邪又能转出少阳，因此则有"实则少阳，虚则厥阴"之说。此外，少阳病误下，亦可形成大结胸、心下痞、惊悸等变证。

4. 太阴病传变途径

太阴病可由三阳病传变而成。因太阴、阳明为表里，故阳明病过用清下，损伤脾阳，则入太阴；太阴病过用温燥，或寒湿久郁化热，而转属阳明，此即"实则阳明，虚则太阴"之谓。若太阴病进一步发展，脾虚益甚，则邪入少阴或厥阴。

5. 少阴病传变途径

六经病，任何一经，久治不愈，皆可传入少阴。若少阴阳虚，抗邪无力，太阳之邪，飞渡少阴，则成少阴病，即所谓"实则太阳，虚则少阴"之意。若太阴脾阳虚衰，日久及肾，则病入少阴。总之，疾病由轻变重，由阳入阴，皆可传入少阴。少阴阳衰，病邪深入，甚则阴阳格拒，乃致阴阳离决，则现死证。少阴阳复，抗邪外出，病由阴转阳，或见邪及太阳，或见邪及阳明，或见邪及少阳，或见阳复病愈。

6. 厥阴病传变途径

厥阴病，多由传经之邪发展而成。太阴、少阴病延误可传入厥阴；少阳病失治，邪入厥阴；阳明病误下，邪入厥阴等。病至厥阴，其变化多有两种可能：一则"阴极阳衰"而现阴阳离决之死证；一则"阴极阳复"而见阳气来复，邪出少阳，或阳复病愈。

二、六经病转化的一般规律

1. 六经病的表里转化

六经病有表证、里证、经证、腑证、阴证、阳证，其变化规律，一般地说，凡病邪侵袭，邪气内传，则病由表及里，由阳入阴，标志病邪向纵深发展，病证由轻转重，甚则至危。如太阳病，汗出阳衰，邪入少阴；太阳病，误下邪陷，邪入太阴；阳明病过用寒凉，邪陷太阴、少阴等，皆为由表入里之变。若阳气来复，抗邪外出，则邪由里出表，由阴转阳，故病由重转轻，而渐向愈。如太阴阳复，大便变硬，转属阳明；少阴利止，邪留于表，厥阴阳复，厥热相当等，皆为病由里出表，由阴转阳之证。

2. 六经病的气血转化

六经病的病理变化，有在气在血之分；然"气为血之帅"，"血为气之母"，气血协调，机能正常，气血既病，相互影响。因此，六经病在气者，久则及血，如太阳变证、热扰胸膈，初病在气，继则及血，而见心中结痛；太阳蓄血证，初则热入及气，继则血瘀停蓄；阳明气分热盛，迫血致衄；少阴虚实久利，病及血分，则见便脓血证；厥阴病，阳复太过，而便脓血等，皆为邪入血分之象。反之病在血分，又常常影响气机不畅，而伴有相应的气机不利之证。

3. 六经病的寒热转化

六经病的寒热病理变化，是疾病性质的改变。由寒化热，或由热变寒，是六经病复杂多端的病理反映。如太阳之表寒内热证，太阳病伤津化燥而致之阳明热证或实证,少阳伤津而致之阳明内热证,少阴热化证等,皆是由寒化热的病理改变。六经病由热变寒的病理变化,也常常出现,如阳明热证,妄用攻下,阳伤阴竭,变为厥冷之候;阳明实证,过用寒凉,损伤脾阳,而致寒中。此外,大病瘥后,脾肺阳虚,而致喜唾,亦属由热变寒之候。

4. 六经病的虚实转化

六经病的虚实,标志了疾病过程中正邪双方的改变。疾病由实转虚,为病邪向纵深发展,如太阳过汗,而致表阳虚漏汗证、心阳虚心悸证、肾阳虚厥逆证、脾阳虚腹胀证等,皆是疾病转虚的不同变化。又如阳明病过下,或汗多津伤,而致气津两伤,亦是由实转虚之候。若阳气来复,邪气衰退,证由虚变实,也常有不同表现,如太阴病,阳气来复,大便硬者,是病邪转属阳明之兆;厥阴病,阳气来复,厥热相当,其病欲愈,若阳复太过,其热不除,必便脓血等,正是由虚转实的反映。

三、六经病转变的临证意义

1. 判断疾病的发展趋势

六经病传变的各种途径,是疾病发展趋势的反映,了解六经病的传变途径,必须严密观察疾病的复杂变化,判断其发展趋势,从而掌握主动,阻止疾病向纵深传变。如太阳病产生,当知太阳可向阳明、少阳及三阴传变,并可出现多种变证,临证时,应严密观察,防止变化,阻断传经,贯彻以防为先的治疗精神,使其不再传变而及早痊愈。

2. 辨证识病的重要依据

六经病传变的各种途径,是疾病发展转归的不同趋势,亦是辨证识病的重要依据。临证时,辨别证属何经,邪居何脏,必须观察传变后的脉证表现,如原文"伤寒一日,太阳受之,脉若静者,为不传。颇欲吐,若躁烦,脉数急者,为传也。""伤寒二三日,阳明少阳证不见者,为不传也。"可见太阳发病,即有传变的可能,然而如何确定传经与否,其重要的依据是脉证。若伤寒二三日后，症见胃家实之象，则为传入阳明。症见口苦、咽干、目眩、往来寒热等，则为传入少阳。若太阳病，汗下伤阳，见脉微细，但欲寐，则为传入少阴。若本太阳病，医反下之，症见腹满时痛者，则为传入太阴。又如阳明热证，汗多伤津，化燥成实，症见潮热、腹满便秘等，则为阳明腑实证。诸如此类，皆可说明六经病传变的不同途径和脉证表现，是辨证识病的重要依据，并具有十分重要的临证意义。

3. 论治用药的客观标准

六经病传变的不同证候表现，是病理变化的客观反映。这些证候，既是辨证识病的依据，也是论治用药的标准，二者紧密相关，其辨证识病越准确，论治用药则更恰当。因此，掌握六经病传变途径，对论治用药有两个指导作用：一是以"防"为首务，用针刺或药物，迎其传经方向而治，阻断传变，防止发展。一则以"治"为重点，关键在于治疗本经病证，使之速愈。遵照以上原则，指导临证，必收满意效果。这也正是探讨六经病传变途径的目的和意义。

病案举例

例一：桂枝加厚朴杏子汤证

马某，男，14岁，1987年2月初诊。

患者自两岁患肺炎后咳嗽，多于每年冬春季，反复发作，且每当外感风寒，咳喘必作。近日外感，身有微热，咳嗽痰多，伴有喘息，夜卧症剧，不得平卧，胸闷不适，不欲饮食，身见微汗，形体消瘦，面色暗黄，两肺可闻干啰音。舌尖略红，苔薄白，脉弦缓。治宜解肌祛风，降气平喘，取桂枝加厚朴杏仁汤加金银花、川贝母、桑白皮、五味子治疗，服药20余剂，咳喘基本消失而愈，咳喘未再发作。

按：本证病在太阳，为中风兼喘，治在调和营卫，宣肺定喘。若见表寒有化热之势，见苔中心淡黄隐显，或舌尖略红之象，则于本方加金银花等清热解毒之品；若表虚兼喘，卫阳虚甚，或素体易感，表虚不固，病久不愈，下及于肾之势，则于本方中加五味子，上可敛肺，下可滋肾，喘嗽即平。这种用药目的，一在于防，二在于治，故收良效。

例二：柴胡汤证

王某，女，48 岁，1990 年 3 月初诊。

病初起发热恶寒，关节疼痛，头痛咳嗽，周身汗不多，继则热多寒少，发热（体温 38℃），恶寒轻微，胸胁满闷，时见欲呕，苔根部淡黄，脉略浮数且弦。治宜和解少阳，兼以解表，方用柴胡解热汤（小柴胡汤加清热解表之品），服药 4 剂，汗出热减，惟见晨轻暮重，日晡小有潮热 2 天，故改用柴胡白虎汤，和解少阳，兼清阳明，服药 2 剂，热退病愈。

按：本证初起病在太阳，就诊时太阳证已不显，代之以少阳证，故据传经途径论治用药。若见太阳证罢者，是少阳兼太阳证，则取柴胡桂枝汤主治；若太阳证罢，而兼里实之象，是少阳兼阳明实证，则取大柴胡主治；若见日晡潮热而里未成实者，是少阳兼阳明热证，则取柴胡白虎汤主治。这种以防为先，重点在治的用药效果，十分显著。

例三：热入血室证

赵某，女，30 岁，1986 年 10 月 24 日初诊。

患者发热 1 周，初起发热恶寒，继则往来寒热，体温在 38℃～39℃之间，经水适来，经量不多，胸胁苦满，心中烦乱，睡卧不安，头晕头痛，舌苔白厚，根部淡黄，脉弦数。某院诊为"病毒性感冒"，经服抗生素及解表药治疗不愈。证属热入血室，治宜和解少阳，清热凉血，服小柴胡汤加丹皮、栀子、杭芍、生地黄，进药 3 剂，热退病愈。

按：从热入血室证的形成和表现而论，妇人中风或伤寒，病初起在太阳之表，症见发热恶寒，数日之后，表邪内传，太阳证罢，而见寒热发作有时。又逢经期，血室空虚，病邪乘虚内入，与血相搏，结于血室，形成热入血室证。热并于少阳，肝胆气郁，经气不利，热入血室，由气及血，故形成胸下硬满，如结胸状。邪结血分，扰及心神，而致昼日明了，暮则谵语，心烦不安等。治用小柴胡汤和解少阳，加丹皮、栀子、杭芍、生地黄等凉血活血之品，清解血室之热。

六经辨证与八纲辨证的关系

《伤寒论》是东汉张仲景所著,为中医学中一部理、法、方、药比较完善,理论联系实际的古典医籍。

《伤寒论》总结了秦汉以前的医学成就,创造性地把外感疾病发展过程中的错综复杂、变化多端的证候,归纳为六经辨证纲领,创立了六经辨证施治的独特体系,实践证明,它不仅是诊疗外感疾病辨证施治的纲领,同时成为中医临床各科疾病辨证施治的基础。

六经辨证与八纲辨证,临床上均广泛运用,二者关系极为密切,要了解二者的关系,必须先对六经辨证有初步认识。

一、六经辨证的概念

1. 六经辨证的来源

六经辨证是《伤寒论》中辨证施治的纲领,六经是指太阳、阳明、少阳、太阴、少阴、厥阴而言,它来源于《素问·热论》,并在此基础上,进一步发展完善起来。《素问·热论》只提出六经分证的纲领,而未论述施治的法则,只论六经热证,未论六经虚证、寒证。而《伤寒论》中,六经概括了脏腑、经络、气血生理病理的临床表现,依据正气的强弱、病势的缓急等,将疾病演变过程中的各种证候,进行综合、归纳,进而讨论病变部位,损及脏腑,寒热趋向,邪正盛衰,作为诊断治疗的依据,形成理、法、方、药比较完善的六经辨证施治体系。因此六经不仅作为辨证纲领,亦为施治准则。

2. 六经病证

将所属脏腑、经络病理变化表现的各种症状，根据部位、性质、病机、病势，加以分析归纳，分别定为某经病证，作为辨证施治的依据，此即为六经辨证。六经病证为《伤寒论》中的重要内容，是六经辨证的核心，兹分述于后。

（1）太阳病证：为外感热病初期的证候群。主要表现为发热、恶寒、头项强痛、有汗或无汗、脉呈浮缓或浮紧等，为太阳表证，治以解肌或发汗，解肌宜桂枝汤，发汗宜麻黄汤。若经邪不解，随经入里，内传膀胱，形成腑证。表现为发热、小便不利、消渴或水逆等，为蓄水证，治以化气利水，宜五苓散。若表现为少腹硬满、少便自利、如狂、发狂、脉沉结或沉涩，为蓄血证，治以逐血祛瘀，宜核桃承气汤。

（2）阳明病证：为外感热病过程中，阳亢邪热炽盛的极期阶段。表现为身热、汗出、不恶寒反恶热、烦渴引饮、脉洪大、舌苔黄燥等，为阳明经证，治以清热生津，宜白虎汤。若表现为潮热谵语、大便秘结、腹满而痛、濈然汗出、脉沉实等，为阳明腑证，治以攻下里实，宜承气汤。

（3）少阳病证：为外感病发展过程中，病邪既不在表，又未入里，而外邪居于半表半里的证候。表现为往来寒热、胸胁满、心烦喜呕、嘿嘿不欲饮食、口苦、咽干、目眩、舌苔薄白、脉弦等，为少阳证，治以和解表里，宜小柴胡汤。

（4）太阴病证：太阴病是三阴病之一，具有三阴病的共性，凡机体抗病力开始衰减，出现脾胃机能衰弱等证，为太阴病。表现为腹满时痛、吐利、不欲食、脉象缓弱等，治以温中散寒，宜理中汤。

（5）少阴病证：为疾病发展过程较为危重的阶段。表现为机体抗病机能显著衰减，心肾机能不足，全身虚衰之证。临床表现分为寒化证和热化证两大类型。寒化证是少阴虚寒本证，表现为无热恶寒、蜷卧欲寐、心烦吐利、四肢厥逆、脉象微细等，治以温经回阳，宜四逆汤。热化证为少阴变证，表现为下利口渴、心烦不得卧、咽痛、脉细数等，治以滋阴清热，宜黄连阿胶汤。

（6）厥阴病证：疾病发展最后一阶段，为寒热错杂证。表现为消渴、气上撞心、心中疼热、饥而不欲食，或厥热相间。据不同病机转归，分为上热下寒、厥热胜复、厥逆证、吐哕下利等四个类型，治疗原则根据不同类型，可上下兼治或寒热并用。

3. 六经辨证的方法

《伤寒论》中六经辨证具特有规律，运用过程中，应掌握以下几点：

其一，从各经主症来辨证。即从疾病发生发展的演变中，根据六经病证特征，即各经主症，进行分析判明病变部位，属于何经，结合八纲分析疾病性质及转归，从而做出明确诊断，依据辨证结果，提出确切治法。

其二，从疾病的发展演变中辨证。疾病的变化非常复杂，当临床证候有了改变，即反映出病机的相应变化，此时应据其改变重新辨证，采取新的治疗措施。故不但疾病初期要辨证，其发展演变中也要注意辨证，以便施治确切，如原文25条："服桂枝汤，大汗出，脉洪大者，与桂枝汤如前法。"26条："服桂枝汤，大汗出后，大烦渴不解，脉洪大者，白虎加人参汤主之。"此同为表病服用桂枝汤，其后病情出现了两种不同变化，前种情况虽为大汗出、脉洪大等类似表邪入里的变化，但未见里热烦渴之症，邪仍居表，故仍从太阳施治。后种情况为表邪已去，津液耗伤，里热炽盛，故须清热生津，宜白虎加人参汤。

其三，从不同的复杂的疾病演变中，找出共同之规律。如太阳中风及太阳伤寒两者均具有不同的自身特点，但不论中风或伤寒论，均属太阳病，故皆有脉浮、头项强痛而恶寒等症，故均宜辛温解表，或在其他经复杂的发病过程，见到这些证候时，也属表不解，仍可从表论治，此为异中求同之法。

再者从相似的症状中，找出不同的特点，据其不同的机制，指导处理疾病。如太阳病、阳明病均有头痛、发热，当须明辨，原文56条："伤寒，不大便六七日，头痛有热者，与承气汤；其小便清者，知不在里，仍在表也，当须发汗……宜桂枝汤。"故在其相同的症状中找出差别，分清属表属里，选择治则。此法称为同中求异之辨证方法。不论同中求异还是异中求同的辨证方法，均须掌握疾病内在矛盾，才能正确处理疾病。其辨证和施治关系密切，辨证为了施治，施治有赖于辨证，两者是辨证越精确，诊断越正确，施治方越有针对性，因而辨证是取得疗效的关键。

二、六经辨证与八纲的关系

八纲，即阴阳、表里、寒热、虚实，为辨证施治的理论基础之一，是在实践中总结形成的理论，再用以指导实践。因而对每一病的诊断，都须将四诊所得材料，通过分析疾病的阴阳、表里、寒热、虚实属性，作为指导治疗的准则。因此八纲辨证是对一切疾病的病位和证候性质的总概括。

六经辨证是《伤寒论》辨证施治的总纲领，六经病的不同证候贯穿着阴阳、表里、寒热、虚实八纲的基本内容，包括八纲的辨证方法，因而懂得六经分证的前提下，必须识得八纲，两者相互结合运用，才能辨证精确，施治恰当，因此六经辨证与八纲在辨证施治过程中，关系是极为密切的，应予以分别认识。

1. 六经辨证与阴阳的关系

阴阳属相对的概念，是八纲辨证的总纲，临床上，根据不同证候所表现的病理性质，将一切疾病分为阴阳两个主要方面，原文第7条云："病有发热恶寒者，发于阳也，无热恶寒者，发于阴也。"从其发热和恶寒的情况，概括为阴阳二纲，作为辨别疾病阴阳两大证型的总纲。其"发热恶寒者，发于阳也"概括了三阳证的共同特点，"无热恶寒者，发于阴也"说明了三阴病的一般规律。

在六经辨证中，从疾病属性来看，三阳病，多属表证、热证、实证，总归为阳证。三阴病多属里证、寒证、虚证，总归为阴证。从正邪盛衰关系来看，三阳病，正气旺盛，抗病力强，身体呈亢奋状态，此为阳证。若正气衰减，抗病力弱，身体呈虚衰状态，此为阴证。如太阳病，发热，恶寒，头痛，脉浮等。阳明病，身热不恶寒，烦渴，汗出，脉洪大等。从八纲分析属表证、热证、实证，均为阳证。如太阴病，腹满而吐，食不下，自利益甚等。少阴病，无热恶寒，蜷卧欲寐，吐利厥逆，脉微细等。从八纲分析属里证、寒证、虚证，均为阴证。

六经辨证中，处处贯穿阴阳，具体表现：其一，为审阴阳二纲，辨发病情况。原文 134 条："病发于阳而反下之，热入因作结胸；病发于阴而反下之，因作痞也。"以阴阳二方不同情况，概括了结胸证与痞证皆由太阳病误下而成。其二，为审阴阳盛衰，定治疗原则。原文 37 条："太阳病，发热恶寒，热多寒少，脉微弱者，此无阳也。不可发汗，宜桂枝二越婢一汤。"说明脉微弱，此无阳也，是为阳虚，即使有太阳表证，也不可发汗。原文 286 条："少阴病，脉微，不可发汗，亡阳也，阳已虚，尺脉弱涩者，复不可下。"说明少阴病，脉微阳虚者，不可发汗，汗之亡阳，尺脉弱涩，乃阳血虚少，复不可下，下之伤阴。故在阴阳两虚的状况下，汗、下之法，均当慎用。其三，为审阴阳消长，辨疾病进退。原文 346 条："伤寒六七日不利，便发热而利，其人汗出不止者，死，有阴无阳故也。"此阴盛于内，阳浮于外，阴盛阳亡之危候。又如原文 58 条："凡病，若发汗，若吐下，若亡血、亡津液，阴阳自和者，必自愈。"凡一般疾病经过治疗，倘如人体机能不衰，阴阳自趋调和，疾病自有向愈之机。

由此看出，在六经辨证中，以阴阳将六经证候分为两大类型，作为辨证总纲，而表里、寒热、虚实，是相互对立的，皆可以阴阳代表，这是一种执简驭繁的方法，在六经辨证中广泛应用。

2. 六经辨证与表里的关系

表里，是分析病位的纲领，分清病位所在，决定治疗。从表里分，三阳病属表，三阴病属里。从具体发病来看，邪在肌表，邪在经络，为病在表，太阳病即为表证。邪在脏腑，为病在里，阳明病即为里证。此为单纯病机，表里易察，治疗亦简。但疾病的发生，往往表里同病，证候错杂，须明辨病位，分清缓急，选择治法，甚为重要。表里同病时，尚有表病而里虚者，是以里虚为急，应先里后表。原文 93 条："伤寒，医下之，续得下利清谷不止，身疼痛者，急当救里；后身疼痛，清便自调者，急当救表。救里，宜四逆汤；救表，宜桂枝汤。"371 条："下利腹胀，身体疼痛者，先温其里，乃攻其表。"此乃以大便情况分辨表里缓急，而定先里后表之治则。若不顾里虚而先治表，邪必乘虚而入，病生他变。正如363条所述："下利清谷，不可攻表，汗出必胀满。"故表病而里虚者，须先救里，待正气增强，而后再治表。此即虚人病表单健其中之意。若表病而里实者，宜先表后里。原文109条："太阳病不解，热结膀胱，其人如狂，血自下，下者愈。其外不解者，尚未可攻，当先解其外。外解已，但少腹急结者，乃可攻之，宜桃核承气汤。"这是一般先表后里之规律。在里实较甚，病情较急的特殊情况下，亦可先攻其里。如表里病情均急者，亦可表里同治，如大青龙汤，即为表里双解之剂。

总之，辨清病位在表在里，为治疗提供依据，对指导临床实践，有着重要的意义。

3. 六经辨证与寒热的关系

寒热，是辨别疾病性质的纲领。疾病有单纯寒证和热证，寒热错杂证，及真寒假热与真热假寒证。辨别疾病的寒热性质，可从以下几方面考虑。

其一，从病因上认识寒热证候。三阳证多因热因实而致。原文128条："太阳病六七日，表证仍在，脉微而沉，反不结胸，其人发狂者，以热在下焦，少腹当硬满。……所以然者，以太阳随经，瘀热在里故也。"350条："伤寒，脉滑而厥者，里有热，白虎汤主之。"又如185条："阳明之为病，胃家实是也。"均为实热之证。三阴证则因寒因虚而成。如282条："少阴病，欲吐不吐，心烦，但欲寐，五六日自利而渴者，属少阴也，虚故引水自救。若小便色白者……以下焦虚有寒。"又如379条："……所以然者，胃中寒冷故也。"395条："大病瘥后……胸下有寒，当以丸药温之。"故发病有因寒因热之别。

其二，从病机上识认寒热证候。如同为下利病证，但有寒热之分。原文277条："自利不渴者，属太阴，以其脏有寒故也。"此自利是为内有寒邪凝滞，故属太阴，急当温之。若下利，渴欲饮水，为里有热邪炽盛，此属实热之利。原文372条："下利，欲饮水者，以有热故也，白头翁汤主之。" 373 条："下利，谵语者，有燥屎也，宜小承气汤。" 此均因热而致，急当清利。临床又有同一发黄之证，亦有湿热与寒湿不同。原文 263 条："伤寒瘀热在里，身必黄，麻黄连翘赤小豆汤。" 260 条："……身目发黄，所以然者，以寒湿在里不解故也，以为不可下也，于寒湿中求之。" 两者身黄表现相同，但病机截然不同。

其三，从病势上认识寒热证候。凡病势亢进，阳邪偏盛者，多属热证；病势沉静，阴邪偏盛者，多属寒证。因而三阳证，多热证、实证。原文 128 条："太阳病六七日……其人发狂者……" 187 条："阳明病……身热，汗自出，不恶寒，反恶热也。" 此为正盛邪实，阳邪亢盛，病势极进，是为阳证。而三阴证则多虚证、实证。原文 281 条："少阴之为病，脉微细，但欲寐也。" 295 条："少阴病，恶寒，身蜷而利，手足逆冷者。" 正虚病进，阴邪独盛，故病势多为衰竭沉静，是为阴证。

在寒热极盛之时，常常出现真寒假热或真热假寒的反常现象。原文 11 条："病人身大热，反欲得近衣者，热在皮肤，寒在骨髓也；身大寒，反不欲近衣者，寒在皮肤，热在骨髓也。" 前者为内有真寒、外有假热之真寒假热证，后者为内有真热、外有假寒之真热假寒证。诊察此类患者，不能仅凭体表的寒热现象，必须通过表面现象看其疾病的本质，其寒热显现表面者，多属标、属假，寒热陷于内里者，属本、属真。由于本质和现象表现不一，故须详察因证，细审病机，方不致误。

临证中寒热错杂之证亦常见，其表现为上热下寒或寒热交错。原文 178 条："伤寒，胸中有热，胃中有邪气，腹中痛，欲呕吐者，黄连汤主之。" 此为上热下寒，致脾胃升降失职。359 条："伤寒本自寒下，医复吐下之，寒格，更逆吐下，若食入口即吐，干姜黄芩黄连人参汤主之。" 此本自虚寒下利，又见食入即吐寒格之象，为寒热错杂，升降失常所致。

总之，寒热两纲是辨证施治的大纲领，阳盛则热，阴盛则寒，在施治中辨清阴阳盛衰与寒热消长的关系，为治疗提供依据，故经云"热者寒之，寒者热之"。辨寒热为辨证施治的重要内容。

4. 六经辨证与虚实的关系

虚实，是辨别邪正盛衰的纲领。《内经》云："邪气盛则实，精气夺则虚。"故虚是指正气虚，实是指邪气实。辨别邪正的虚实，一般为阳明邪实，少阴正虚。辨别邪正的虚实，是决定扶正或祛邪的关键。原文 70 条："发汗后，恶寒者，虚故也；不恶寒，但热者，实也，当和胃气，与调胃承气汤。"此为汗后虚实两种不同情况，前者为汗后阳虚，故不发热而恶寒。后者为邪盛内传，故不恶寒但热。又以 68 条补述治法，"发汗，病不解，反恶寒者，虚故也，芍药甘草附子汤主之。"以扶阳益阴之法，补其虚。汗后转实者，当微和胃气，清热去实。又 107 条："……潮热者，实也。……以柴胡加芒硝汤主之。"亦为此意。

实证之中又有急危重者，原文 254 条："伤寒六七日，目中不了了，睛不和，无表里证，大便难，身微热者，此为实也，急下之，宜大承气汤。"此为热邪伏盛，真阴将竭，病势危笃，必急下存阴。此外，实证之中亦见夹杂虚象，须当细审。原文 201 条："阳明病，法多汗，反无汗，其身如虫行皮中状者，此以久虚故也。"阳明病本因内有实热，迫津外出，法当多汗，今反无汗，是为正虚液亏，不能使汗畅达于表，此实证之中显示虚象，治疗之中尤当养津。又如 199 条："阳明病，不能食，攻其热必哕，所以者，胃中虚冷故也。"此时阳明实证之中，呈现中寒本象，治疗之时，切勿虚虚。

更有从症状表现分虚实，如 215 条："夫实则谵语，虚则郑声。"说明两种不同的症状，标志了不同的病机。

总之，辨别邪正虚实是治疗时选择扶正或祛邪的关键，辨明了虚实，而后决定或攻或补，治疗恰到其处，故古人提出"勿虚虚，勿实实"之谆谆教导。

在辨证施治过程中，只掌握六经辨证，不识八纲，便难于掌握疾病的属性，或者只依八纲，不识六经病证特点，亦难于准确把握疾病所在，因而在《伤寒论》中，六经辨证与八纲辨证紧密相连，二者相辅相成，六经辨证处处贯穿八纲的内容，故必须紧密配合，辨证施治才能取效卓越。

《伤寒论》病、证、症的结构与临床意义

　　《伤寒论》是一部辨证论治的专著，辨证论治是中医学的特点，病、证、症是辨证论治的重要组成部分，因此，探讨《伤寒论》病、证、症的层次结构，对临床具有重要意义。

一、《伤寒论》病、证、症的概念和关系

1. 病、证、症的概念

　　从《伤寒论》病、证、症的概念来看，这是认识疾病的过程，辨别疾病的核心内容，各有不同含义。从六经病而论，太阳主表，风寒侵袭于表，太阳首先受邪，正邪交争，则现脉浮、头项强痛、发热、恶寒等症状。这是太阳受邪，营卫失调的病理反映，称为太阳病。脉浮为太阳病主脉，具有诊断表证的重要意义；头项强痛，为太阳病的主症，恶寒为太阳病的必见症，发热、恶寒是太阳病的热型，具有鉴别诊断意义。这些症状是太阳受邪的病理反映，代表一定病理演变的过程。然而太阳病又有中风与伤寒两种不同的证候表现，还可传变为种种变证。因此，从太阳病的产生来看，其病、证、症是不同的。所谓病是反映疾病过程的本质，包括外在的致病因素、人体生理机能的异常改变、一定的病理演变过程、一定的规律性及其特定的临床症状。概而言之，疾病是在一定致病因素作用下，人体机能出现了异常变化，或机体脏器受到实质性损害，导致身体阴阳平衡失调，反映出病理演变的过程。所谓证候是在疾病发生演变过程的不同阶段，或不同类型病理本质的反映。因此，每一证候亦包含病因、病位、病性、病势等因素，所以证代表了疾病所处于不同阶段或类型的病理变

化，也就是对某一阶段或类型病理变化的概括。所谓症状是病人自己感觉到异常变化及医生诊察到的阳性体征（如舌苔、脉象）等，症状是病或证在病人形体上具体表现出来的病理反映。因此，在临床论治中，各自具有不同的临床意义。

2. 病、证、症的关系

病是人体内外环境失调而导致的病理变化的全过程，反映疾病本质变化；证是疾病在某一阶段病变的本质反映，是由一组具有固定病理变化，反映某一阶段疾病本质的症状组成；症状是病和证的病理变化的具体外在表现。每一种疾病都有它的基本症状，由基本症状又构成了某一阶段的证。因此这三者的关系是：症状是构成疾病和证的基本因素和外在表现；证是疾病不同阶段或类型的表现；病是症状和证候的病理本质概括。

二、《伤寒论》病、证、症的基本结构

1. 以"病"为纲

《伤寒论》以病为论述纲要。首先设有"辨太阳病脉证并治"等六经病纲要系统，每经病又提出辨证纲要。如"太阳之为病，脉浮、头项强痛而恶寒"为太阳病的辨证纲要，"阳明之为病，胃家实是也"为阳明病的辨证纲要，余可类推。《伤寒论》以六经病为纲，论述了外感热病的发病规律及其传变，同时论述了误治后的坏病。

2. 以"证"为目

六经病发展演变中具有变化多端的证候表现，故在六经病脉证并治的前提下，以证为目，分别论述不同的证候，如太阳病 34 条"太阳病桂枝证"则提示太阳病按方证分为桂枝汤证、麻黄汤证。42、44、146 条的"外证未解"代表了太阳病表证未解，46、124 条的"表证仍在"说明太阳病发热、恶寒、脉浮等表证仍在，这类条文所指"表证"与"外证"意同，又统称为太阳证，220 条的"太阳证罢"即是此例。74 条的"有表里证"是指太阳表证与太阳里证而言。里证指太阳变证，125 条太阳病身黄，

脉沉结，少腹硬，小便自利，其人如狂，是"血证谛也"，指出太阳腑证（蓄血证）的一组症状。论六经病传变中，第 5 条的"阳明、少阳证"说明太阳病的传经与否，以阳明证、少阳证的出现为标志。此外，太阳病变证中，132 条和 133 条的"结胸证"是太阳病变证之一；130 条的"脏结无阳证"说明脏结证以无阳证为特点，以上数例，皆为太阳病之"证"，为论治指明了方向。因此，就太阳病的辨证规律而言，则有太阳经证和太阳腑证。太阳经证称为表证，又称为外证，从病因和症状区别有中风证、伤寒证，如以方名称为桂枝汤证、麻黄汤证。太阳腑证即太阳里证，从病因和症状分为蓄水证、蓄血证。太阳病因误治或病邪自然传变，可形成坏病，或称为变证；以证候特点分又有结胸证、脏结证、心下痞等；如以病性而论又可分为寒、热、虚、实等不同证候。阳明病 182 条提出"阳明病外证"以"身热汗自出，不恶寒反恶热"为证候特征；204、237 条提出"阳明证"即指阳明实证而言。少阳病 101 条的"有柴胡证"、103 条的"柴胡证仍在"、149 条的"柴胡证具"均说明往来寒热、胸胁苦满、心烦喜呕等柴胡汤证仍在；267 条的"柴胡证罢"说明少阳病柴胡证已解。又如三阴病 302 条的"少阴病……无里证"，此处里证指少阴吐利等里虚实寒证；39 条的"无少阴证"说明不见少阴吐利恶寒、身蜷欲寐、脉微细等少阴阳虚阴盛证，以此作为鉴别诊断要点。概而言之，《伤寒论》是以病为纲，证为目，纲为体，目为用，有了证候的辨识才能遣方用药。

3. 以"症"为基本因素

《伤寒论》论病述证皆以症状为基本内容。如太阳病，必见发热、恶寒、头项强痛、脉浮等一组风寒束表的症状；少阳病，必见口苦、咽干、目眩等一组胆热气郁的症状；太阴病，必见腹满、呕吐、食不下、自利、时腹自痛等一组脾虚寒困的症状。可见论病是以症状为基本因素。论证也是以症状为基本因素，如见发热、汗出、恶风、脉缓等一组风邪外束肌表的症状，为太阳中风证；若见发热恶寒、无汗而喘、头痛身痛、骨节疼痛等一组寒邪外袭肌表的症状，为太阳伤寒证；若见小便不利、口渴欲饮水、微热等一组水蓄膀胱的症状，为太阳蓄水证；若见少腹急结、其人如狂、小便自利等一组热结血瘀的症状，为太阳蓄血证。综上可见，证亦由症状组成，症状可作为证候辨证的依据，根据广泛复杂的症状可寻求其发病的规律，探求其病理变化的本质反映。总之，《伤寒论》虽以条文形式写作，而论述的结构，则以病、证、症三个层次为中心，其结构完整，重点突出，层次分明，形成三层结构的基本体系。

三、《伤寒论》病、证、症的实践意义

1."病"是辨析的总纲

《伤寒论》辨析疾病首分阴阳，如第 7 条："病有发热恶寒者，发于阳也，无热恶寒者，发于阴也。"将六经病分阴阳两大类。以阳为纲，有太阳病、阳明病、少阳病；以阴为纲，有太阴病、少阴病、厥阴病。论述明确，条理清晰，举纲张目，层次了然，为临床诊断提出了辨识疾病的纲领，指明了辨别疾病的方向，明确了疾病的属性，确定了病变的部位，概括了所属的脏腑与经络，发病的特征与规律，疾病的传变与预后。

2."证"是辨析的核心

《伤寒论》辨证论治过程中，在明确病的前提下，再据脉证表现，分辨出不同证候类型，不同阶段的主要矛盾，找出病变的核心。因此，辨证的意义在于：①辨证是审查病因病机、确定病位病性的基础。如 277 条："自利不渴者，属太阴，以其脏有寒故也。""自利不渴者"是证候表现，"属太阴"标定病位，"脏有寒"明确病因病机及病变性质。②辨证是判断传变的依据。第 5 条："伤寒二三日，阳明少阳证不见者，为不传也。"以少阳、阳明证的出现与否，作为传经的依据。267 条："若已吐、下、发汗、温针、谵语，柴胡证罢，此为坏病。"以柴胡证罢，确认疾病本质已变。③辨证可确定论治的原则。16 条提出"观其脉证，知犯何逆，随证治之"的辨证论治原则，所谓"随证治之"即是依据证的本质和特点，确定论治的原则和治法。如 42 条："太阳病，外证未解，脉浮弱者，当以汗解，宜桂枝汤。"此以外证的存在，作为确定采用汗法的依据。149 条"柴胡证仍

在者，复与柴胡汤"，以柴胡证仍在，确定再使用小柴胡汤和解枢机，即是"随证治之"的典范。综上所述，辨证论治的核心在于辨证，辨证的关键在于辨别证候的本质，辨证的目的在于确立法则与治法，所以辨证是核心内容。

3."症"是辨析的具体内容

症状是组成病与证的基本单位和具体内容。辨证论治，必须通过症状的综合分析，才能得出病与证的概念，所以要重视"观其脉证"的基本方法。观察脉证，首先要抓住主症，再通过对主症及其变化的分析，逐步摸清证候的本质，证与证的传变关系，进一步探示其发展变化。所以，抓主症是辨证的关键。辨认主症的意义在于：①综合症状之间的联系，并找出它们之间的共性及反映病变的关键症状，升华出"病"与"证"的概念；②可辨认疾病与证候的本质；③可区别证与症之间的关系和规律；④可确定加减用药的标准。

总之，《伤寒论》病、证、症体系中，六经病只作为辨证的纲要，表示发病部位、所属脏腑经络的病理变化及其疾病演变的过程和规律，而大量的内容是论述六经病中的各种证候，确定治疗原则、遣方用药的依据，所以证是《伤寒论》的核心，贯穿于始终，成为全论的精髓，临证的圭臬。

《伤寒杂病论》脉法探要

一、脉法概要

　　《伤寒杂病论》包括伤寒和杂病两部分，平脉辨证乃其辨证论治之精髓。《伤寒论》凡22篇，其中《平脉法》《辨证法》两篇，着重论述了脉学的理论及实践；辨六经病各篇，含398条，113方，其中脉证并举的有135条之多，共叙述了60种脉象（单脉18种，相兼脉42种）。《金匮要略方论》共三卷25篇，包括40多种疾病，载方205首（其中4首只载方名而未见药味，不包括后三篇），脉证并举者有120余处（论述单脉18种，相兼脉51种），此书虽非脉学专书，但对脉象的论述已基本形成体系，它既不同于《内经》的理论阐述，又有异于后世诸家之论，具有理论与实践相结合之辨治特色。

1. 以阴阳为辨脉总纲

　　阴阳学说不但是辨证的总纲，而且也是辨脉之总纲。仲景首先将脉象分为阴脉阳脉，然后借以辨别阴证阳证，如《辨脉法》曰："脉有阴阳，何谓也？答曰：凡脉大浮数动滑，此名阳也；脉沉涩弱弦微，此名阴也。凡阴病见阳脉者生，阳病见阴脉者死。"又如"问曰：脉有阳结阴结者，何以别之？答曰：其脉浮而数，能食，不大便者，此为实，名曰阳结也……其脉沉而迟，不能食，身体重，大便反硬，名阴结也"。可见，仲景脉法首先以脉象分阴阳。如浮、大、数、动、滑为阳脉，沉、涩、弱、弦、微为阴脉。所谓阳脉，即以脉来有力，较平脉有余，为太过之脉；所谓阴脉，即脉来无力，较平脉不足，为不及之脉。有余之脉，多为阳证、实证；不足之脉，多为阴证、虚证。其次，诊脉部位分阴阳。以寸脉为阳，尺脉为阴，寸主上焦，尺主下焦。如寸口微，上焦阳不足，无以温煦肌表，故恶寒；尺脉弱，下焦阴不足，阴虚而发热。据此可诊为阴阳俱不足，而致恶寒发热（《辨脉法》）。还可以浮沉取法分阴阳，如阳浮而阴弱，辨寸口脉之浮沉，浮取为阳，沉取为阴，阳浮则为卫气强，故见发热，阴弱则为营气虚，阳不敛汗，故汗自出（《伤寒论》第12条）。总之，阴阳用之于脉法，可分脉象之阴阳、证候之阴阳、取脉部位之阴阳、取法浮沉之阴阳，从而辨别病在表、在里、在气、在营、在上、在下等不同情况，故阴阳为脉法之总纲。

2. 脉与四时相应

四时气候之变化，对人体生理病理有着一定的影响，脉象也有相应的变化，这种天人相应的观点，是中医整体观的内容之一。《内经》对此论述甚为详尽，在《伤寒杂病论》中，因时辨脉的思想也有论述。如《平脉法》曰："春弦秋浮冬沉夏洪。"又云："问曰：二月得毛浮脉，何以处言至秋当死？师曰：二月之时肺当濡弱，反得毛浮者，故知至秋死。二月肝用事，肝属木，脉应濡弱，反得毛浮者，是肺脉也，肺属金，金来克木，故知至秋死。他皆仿此。"从而体现了应时辨脉的特点。

由于四时气候不同，人体五脏各有当旺之时，故五脏气血盛衰于脉中亦可察见。四时脉象有微小的变化，这是正常的生理现象。如春主肝，其脉微弦；夏主心，其脉微洪；秋主肺，其脉微毛；冬主肾，其脉微沉。反之，若脉与四时不相应，有太过不及或相克脉象则为病脉，并可根据脉象以判断疾病之轻重和预后之吉凶。如春见纯弦无胃气之脉，为太过，是肝之真气伤，故预后不良；夏脉来微弱，脉去反大，为正气不足，邪气反盛，其病在里。凡此，皆说明五脏正常脉象受四时之气的影响。因此，无论外感或内伤，理应考虑四时不同气候对脉象产生的影响。

3. 因人辨脉

由于人的体质有肥瘦之殊，对脉象也有一定影响，故要因人辨脉。如《平脉法》曰："体肥人责浮，瘦人责沉。肥人当沉，今反浮，瘦人当浮，今反沉，故责之。"又如《金匮要略·中风历节病脉证并治》篇曰："盛人脉涩小，短气，自汗出，历节痛，不可屈伸，此皆饮酒汗出当风所致。"可见，人的体质肥瘦与脉有一定关系。肥盛之人，肌肉丰厚，其脉不易显露，故一般为沉脉；体质消瘦之人，肌肉浅薄，脉象易于显露，故一般多为浮脉，此乃正常现象。若肥盛之体，反见浮脉，消瘦之体，反见沉脉，皆属异常之象。但体质肥盛者，脉虽沉而气血充盛，其脉当沉而有力，如出现涩小或微涩之脉，亦为气血不足之象，每易感外邪而发历节痛。

4. 脉与证治并举

《伤寒论》以"辨××病脉证并治"、《金匮要略》以"××病脉证并治"为每篇题目，说明仲景诊疾论病是以脉、证、治三者相互结合的。原文中包括有病因、症状、脉象和治法，说明仲景法的特点在于平脉辨证，以定治则。如《伤寒论》42条"太阳病，外证未解，脉浮弱者，当以汗解，宜桂枝汤"，51条"脉浮者，病在表，可发汗，宜麻黄汤"等，既论述了桂枝汤和麻黄汤的脉证和治法，又可见两者脉、证之异。一属表虚证，一属表实证，故一以桂枝汤调和营卫，一以麻黄汤解表发汗，从而说明脉象对指导辨证治疗具有非常重要的意义。但是有时脉、证、治并非皆在一条原文论述，故需要前后互相参照。如《伤寒论》第35条重在论太阳伤寒之证治，而第3条则明确指出"脉阴阳俱紧者，名为伤寒"。《金匮要略》的论述亦与此类同。因此可以说，《伤寒杂病论》之脉法是以脉、证、治并举为特点，其所论脉比《内经》重在理论上的论述有所发展，也与后世脉学论脉有所差异，平脉辨证是其特长。

5. 诊脉部位多样

《伤寒杂病论》的脉法，是继承了《内经》和《难经》之脉法而又有所发展。在《内经》，有遍诊法（上、中、下，天、地、人）、人迎寸口对比诊脉法、少阴诊脉法、独取寸口诊脉法等不同，而《伤寒杂病论》则对独取寸口诊脉法有很大发展，在诊脉中占有绝大部分，并发展了寸尺脉对比诊脉法、寸口趺阳对比诊脉法以及尺脉趺阳对比诊脉法等，也有单独诊趺阳脉或少阴脉的方法，这对指导临床实践具有一定的意义。

二、仲景诊脉法归类

1. 寸口诊脉法

独取寸口诊脉法出于《素问·五脏别论》。在《伤寒杂病论》中，凡提到寸口脉或单提脉象者，皆属于诊寸口之脉法。其中不但在脉象上有充分的发挥（如提到 20 种脉象及 50 多种兼脉），而且在诊脉方法上，亦进一步突出了寸关尺三部及浮中沉九候取脉法，如《平脉法》曰："问曰：脉有三部，阴阳相乘，营卫气血，在人体躬，呼吸出入，上下于中，因息游布，津液流通，随时动作，效象形容……脉有三部，尺寸及关，荣卫流行，不失衡铨……三部不同，病各异端，太过可怪，不及亦然。"此段突出了寸口脉的诊法及其意义，反映了五脏六腑、上中下三焦之病变。这种诊法取脉方便，颇为实用。

2. 趺阳诊脉法

趺阳为足阳明胃脉，在足背冲阳穴处，胃为后天之本，诊趺阳脉可以候知脾胃之气。《伤寒杂病论》中应用趺阳诊脉法者甚多，常见脉象有 12 种，即浮、数、浮数、浮芤、浮涩、沉数滑、滑紧、微紧、紧数、微弦、伏、伏涩等。不同脉象，主病各异，如《金匮要略·消渴小便不利淋病脉证治》曰："趺阳脉浮而数，浮即为气，数即消谷而大坚；气盛则溲数，溲数而即坚，坚数相搏，即为消渴。"又如《伤寒论》第 247 条："趺阳脉浮而涩，浮则胃气强，涩则小便数，浮涩相搏，大便则硬，其脾为约，麻子仁丸主之。"《平脉法》曰："趺阳脉滑而紧，滑者胃气实，紧者脾气强，持实击强，痛还自伤，以手把刃，坐作疮也。"以上趺阳脉的不同表现，直接反映出了脾胃疾患的病理变化。

3. 少阴诊脉法

少阴脉指足少阴肾脉，位于太溪穴处。少阴肾为阴阳气血之本，《素问·三部九候论》中有"下部地，足少阴也"之论。但亦有指手少阴心脉者，其位在神门穴，脉之可候心气盛衰，《素问·三部九候论》有"中部人，手少阴也"之谓。少阴脉常见有细、紧、沉、滑数、弱涩、浮弱等6种脉象，甚者则现其脉不至，少阴心肾，为人体生命之根，病者精气虚损，如《金匮要略·水气病脉证治》曰："少阴脉细，男子则小便不利，妇人则经水不通。"又如《平脉法》曰："少阴脉不至，肾气微，少精血，奔气促迫，上入胸膈，宗气反聚，血结心下，阳气退下，热归阴股，与阴相动，令身不仁，此为尸厥。"可见诊少阴脉象，可辨心肾之气的盛衰。

4. 寸口趺阳诊脉法

寸口主五脏，为脉之大会，趺阳主脾胃，以候中焦，故寸口和趺阳脉合诊，即可诊断五脏之病，特别是心肺之气血的有余与不足和脾胃之气的强弱，二者合参，更为全面，辨证亦更准确。如《金匮要略·水气病脉证并治》曰："师曰：寸口脉迟而涩，迟则为寒，涩为血不足。趺阳脉微而迟，微则为气，迟则为寒。寒气不足，则手足逆冷……腹满肠鸣。"可见心肺俱虚，气血不足，则寸口脉迟而涩；脾胃气衰，则趺阳脉微而迟，又感于寒，阳不外达，则手足逆冷，阴寒内盛则腹满肠鸣，甚者影响膀胱而小便不利。

5. 趺阳少阴诊脉法

趺阳主脾胃，少阴主心肾。趺阳与少阴脉对比诊脉，可察后天之本与先天之根的弱强。如《辨脉法》曰："趺阳脉浮而涩，少阴脉如经者，其病在脾，法当下利，何以知之？若脉浮大者，气实血虚也，今趺阳脉浮而涩，故知脾气不足，胃气虚也；以少阴脉弦而浮才见，此为调脉，故称如经也。若反滑而数者，故知当屎脓也。"本段说明趺阳脉浮而涩，是脾胃气虚，故见下利之症。若是浮而大，当为有热，故应鉴别。同时少阴脉正常，为下焦无病。如果少阴脉出现滑而数之象，为下焦湿热伤及血络，故见下利脓血，自非中焦有热所致。

6. 寸部尺部对比诊脉法

寸口脉又分为寸关尺三部，因寸关尺三部脉象所主脏腑不同，故寸部与尺部相对比，对分别脏腑的不同病证，亦具有一定的意义。常见的脉象主病有数种，如寸尺脉平为缓，《辨脉法》曰："阳脉浮大而濡，阴脉浮大而濡，阴脉与阳脉同等者，名曰缓。"寸为阳，尺为阴，寸尺相等，无大无小，脉来和缓，不疾不躁，故为缓脉，即正常之象。又如有寸微尺弱、寸浮数尺涩、寸尺俱浮、寸微尺紧、寸浮尺涩、寸沉尺微以及寸尺脉独见等不同的情况，各自反映五脏六腑表里、寒热、虚实不同的病变，从而指导辨证论治。

7. 诊尺脉法

单诊尺脉多候下焦疾病，特别是对肾及妊娠等的病理反映，有着重要的参考意义。如《金匮要略·妇人妊娠病脉证并治》篇有对尺脉小弱的论述："妇人得平脉，阴脉小弱，其人渴，不能食，无寒热，名妊娠，桂枝汤主之。"育龄妇女，身无大病，但见呕吐，不欲饮食，无寒热见症，为妊娠恶阻，即所谓"身有病而无邪脉"。只见尺脉小弱为妇人胎气始成，经血养胎，胎气未盛之故，宜以桂枝汤化气调营，使脾胃和，胎气自安。妊娠多见滑数之脉，此处尺脉小弱，乃妊娠恶阻之征。

8. 尺脉跌阳诊脉法

尺脉主下焦，候肾，跌阳主中焦，候脾胃，故以尺脉与跌阳对比，可诊断脾胃及肾的疾患。如《金匮要略·黄疸病脉证并治》篇曰："……尺脉浮则伤肾，跌阳脉紧则伤脾，风寒相搏，食谷即眩，谷气不消，胃中苦浊，浊气下流，小便不通，阴破其寒，热流膀胱，身体尺黄，名曰黄疸。"尺脉浮为肾虚有热，跌阳脉紧为寒盛伤脾，脾湿内停，湿热相搏，则为黄疸。

9. 诊关脉法

关脉主中焦脾肾，故对诊断中焦脾胃病有一定的参考价值。如《伤寒论》154条曰："心下痞，按之濡，其脉关上浮者，大黄黄连泻心汤主之。"关脉候脾胃，浮脉又主阳热，故法以清热主治。又如《金匮要略·胸痹心痛短气病脉证治》篇曰："胸痹之病，喘息咳唾，胸背痛，短气，寸口脉沉而迟，关上小紧数，栝蒌薤白白酒汤主之。"寸口脉沉而迟为胸阳不振，痰饮上乘；关上脉小紧并见，为中焦痰饮积聚，故为胸阳痹阻。治以宣痹通阳，栝蒌薤白白酒汤为宜。

总之，《伤寒杂病论》诊脉法，理论充实，诊法多种，紧密结合实践，内容十分丰富。

《伤寒论》的治则与治法

《伤寒论》这部理、法、方、药俱备的医学巨著，论六经辨证之理，其意深奥，叙疾病治疗之法，广博而精详，开创了临床医学的先河，奠定了辨证论治理论基础，被历代医家奉为圭臬。

一、《伤寒论》的治则为后世奠定基础

治则，即治疗疾病的法则，是中医防病治病的一般规律。《伤寒论》在六经辨证论治的基础上，将常用的基本治疗法则，进行了细微的论述，为后世临床实践树立了典范。

1. 治病求本，调和阴阳，是仲景论治学的精髓

《素问·阴阳应象大论》说："治病必求其本。"本，即指阴阳。《伤寒论》在此基础上深入论述了"治病求本"的精神，提出了一系列的辨病、治病、防病的基本规律和方法。从阴阳上说，"阴平阳秘"是正常生理状态；"阴阳失调"，是疾病产生的根本；阴阳偏盛偏衰，进退消长，是疾病发展演变的基础；"阴阳存亡"，是疾病预后的依据；"阴阳离决"，是生命死亡的标志。所以诊察疾病，应首辨阴阳，即《素问·阴阳应象大论》所说："善诊者，察色按脉，先别阴阳。"《伤寒论》用三阴三阳将外感病分为阴阳两大类别，以辨别疾病的发生、发展演变的规律。如第7条说："病有发热恶寒者，发于阳也；无热恶寒者，发于阴也。"从"发热恶寒"或"无热恶寒"概括为病"发于阴"或"发于阳"，作为辨别阴阳两大证型的总纲，从而寻求疾病的根本原因所在，随后制定出针对疾病根本原因的治疗方案，以指导临床。

《伤寒论》六经病证以调和阴阳作为基本治疗法则。古人将疾病的发生，看作是阴阳失去了平衡状态，即阴阳出现了偏盛偏衰，形成了病理表现，治疗的目的，在于调和阴阳，使其达到新的平衡和协调，而恢复正常的生理功能。所以仲景治病以调和阴阳为治则。58条指出："凡病，若发汗，若吐，若下，若亡血、亡津液，阴阳自和者，必自愈。"可见疾病在亡血、亡津液之后，阴阳即失去了平衡，欲使疾病痊愈，必须求得"阴阳自和"。因此，"阴阳自如"是治疗疾病、调整阴阳的目的，也是达到痊愈的标准。然而此处所谓"阴阳自和"的含义，应当有二：一是指正气旺盛，依靠机体内部自身调节机能，使阴阳之气，不借药力而能趋于平衡，其病自愈；二是在药物的作用下，调整阴阳，促其调和，而使疾病痊愈。此外，《伤寒论》的治疗大法，又有调和营卫、调和气血、调和内外、调和脾胃以及扶阳抑阴、扶阳益阴等，也都属于调和阴阳的范围。所以治病求本，调和阴阳，实为《伤寒论》的治则精髓。

2. 有病早治，未病先防，是仲景论治学的预防原则

第8条"若欲作再经者，针足阳明，使经不传则愈"，指出了预防传经的方法。所谓"欲作再经"之意，是太阳之邪不衰，病情将要向里发展，欲要传经，故指出"针足阳明"，可迎而夺之，以泄太阳之邪，壮阳明正气，达到"使经不传则愈"。又如"见肝之病，知肝传脾，当先实脾"，"上工治未病"的原则，均体现了仲景在论治疾病时，强调脏腑、经络相关的整体观，也是预防医学思想的体现。

3. 以平为期，严合法度，是仲景论治学的取效标准

治疗疾病，不论采取扶正或祛邪，正治或反治，还是调和阴阳，随证治之，皆不失"以平为期"的原则。邪有肌表，本当发之，施以汗法，但使用汗法，又有严格的要求，如桂枝汤取汗，以"通身微似有汗益佳，不可令如水流漓"，"汗出病瘥，停后服，不必尽剂"。可见汗而发之，当以微汗为度，邪去则平。邪在阳明，燥结成实，据"实则泻之"，攻下为其正治，然承气汤攻下之时，又须掌握"得下，余勿服"。又如大结胸证，为水热互结留于胸胁，必当"攻之"，用大陷胸汤，峻逐水邪，但又应"得快下利后，余勿服"。悬饮证，水饮留聚胸膈，亦当"攻之""除之"，但须掌握"得快下利后，糜粥自养"。二者皆以快利为水邪去除的标志，水去为平，不可过攻。此外，胸中痰食证，据"其高者，因而越之"的原则，当服瓜蒂散，但服后又应"得快吐乃止"。诸如上述，不论是"实者泻之""留者攻之"，还是"其在皮者，汗而发之""其高者，因而越之"等，都遵守了"以平为期"的原则，使其病邪"衰其大半而止"，可见仲景时时以《内经》理论为指导，处处以经旨为依据，既合法度，又创新见。

4. 标本缓急，分清先后，是仲景论治学的次序

病有标本，证有缓急，所以治分先后，主次有别，这是《伤寒论》论述最集中的问题，形成了系统的理论。一般情况下，重在治本，这是根本法则，但某种情况下，标病若急，能直接影响病情发展或危及生命时，可以先治其标，后治其本，即所谓"急则治标，缓则治本"的法则。《伤寒论》中论述较多的要属表里同病治则，这是针对表里同病的不同情况而设。一为先表后里，是治疗常法。一般情况下，表里同病，应先解表，表解之后，方可攻里，否则易招致外邪内陷，造成变证，故仲景强调指出"太阳病，外证未解，不可下也，下之为逆""其外不解者，尚未可攻，当先解其外，外解已……乃可攻之"等，皆在反复强调应先表后里，切不可失误。这一原则的运用，多适于表里同病，而以表证为主时，如36条"太阳与阳明合病，喘而胸满者，不可下，宜麻黄汤"，32条"太阳与阳明合病者，必自下利，葛根汤主之"。二为先里后表，是治疗变法。表里同病，以里证为急者，当采取先里后表的治则。里证急，又有虚实寒热之分，治则又当据证而定。如里虚寒为急时，以回阳救逆为当务之急，只有阳复，才能祛邪外出。如里实热证为急时，则应攻下实热，治里为先。三为表里同治，为权宜之法。在单纯治表或单纯治里皆有弊端之时，可选用表里同治原则。如表寒兼内热者，宜大青龙汤；表寒兼内饮者，宜小青龙汤；太阳太阴同病者，宜桂枝人参汤；太阳少阴两感者，宜麻黄细辛附子汤。诸如此类，皆属表里同治。此外，"伤寒，医下之，续得下利清谷不止，身疼痛者，急当救里"，此以阳虚为急，故用四逆汤急救回阳；"少阴病六七日，腹胀不大便者，急下之，宜大承气汤"，此少阴燥热内结，阴液欲竭，故急下存阴为当务之急。这都是仲景论标本缓急治则的明训。

5. 祛邪扶正，明确主次，是仲景论治学的方向

祛邪与扶正是治则的统一整体，但须分清主次。祛邪是以祛除病邪为主，使邪去则正安；扶正是以扶助正气为主，使正气增强，抗邪外出。祛邪与扶正，两者之间，相辅相成，相互为用。从六经病证来说，三阳病属表、属热、属实，以阳证居多，正气抗邪虽然有力，但邪气亢盛，故治疗以祛邪为主。如太阳病，邪在肌表，当以汗而发之，用汗法发散表邪；阳明病，邪热炽盛，燥结成实，热则寒之，用清法为宜；结实则泻之，用下法为当；少阳病，枢机不利，以和解为主，兼用汗下等法，调和枢机，兼除表里之邪。总之，三阳病治则，皆以祛邪为先，外邪一去，正气得复，疾病痊愈。三阴病属里、属寒、属虚，以阴证为主，正气虚衰，邪气不除，故治疗以扶正为主。太阴病，脾家虚寒，寒者热之，虚则补之，故以温法、补法，健脾祛寒；少阴病，肾阳虚衰，阴寒内盛，当固本温肾，急救回阳，以消阴寒；厥阴病，寒热错杂是其本质，宜寒热并用，温清兼行。所以三阴病皆以扶正为先，通过扶正的手段，达到祛邪的目的。可见祛邪与扶正的选择，当依据病性而定。再从某经病证来看，每一经的病证，又有寒热虚寒之异，邪正盛衰之别。因此祛邪与扶正二法，亦当依据不同的证候性质选用。如太阳表虚证，因风邪袭表，"营弱卫强"，故以桂枝汤调和营卫，解肌祛风，祛除外邪，药后啜粥，以增谷气，益化源，助正祛邪；阳明病热盛津伤证，以白虎汤清热祛邪，加人参益气生津而扶正。由此观之，三阳病，虽以祛邪为主，但寓扶正之意，二者巧妙相合。又如少阴阳虚水泛证，以真武汤温阳为主，行水为辅，只有元阳恢复，祛邪方能有力，所以扶正之中，处处体现祛邪的目的。可见每一经病证的治则，又有扶正祛邪或主或辅、或先或后的分别。然而确定扶正或祛邪的关键，在于病证的属性不同，仲景的论述，理深意奥，非极力精研，不能悟其深意。

6. 正治反治，据证同行，是仲景论治学的大法

《素问·至真要大论》说："逆者正治，从者反治，从多从少，观其事也。"其正治与反治，在《伤寒论》中得到充分体现和具体发挥。

正治法，是逆其证候性质而治病的法则，亦是祛邪疗病的根本原则，它适用于疾病表象与本质一致的病证。《伤寒论》中所见病证，绝大部分表象与本质是一致的，所以正治法是六经病证应用最多的法则。《素问·至真要大论》所载"寒者热之""热者寒之""客者除之""结者散之""留者攻之""燥者濡之""损者温之"等皆为正治法。

"寒者热之"是治疗三阴病及六经虚寒性变证的主要法则，在这一治则的指导下，形成了理中汤、四逆汤、附子汤、真武汤等治疗三阴病的代表方剂。"热者寒之"是治疗阳明病及六经实热性变证的主要法则，遵此治则形成白虎汤、白虎加人参汤等清热法的典型代表。"留者攻之"是治疗一切实证的指导原则，如阳明腑实证、热实结胸证、悬饮证等所采用的攻下、逐水治法，皆源于此。"客者除之"又是《伤寒论》治病祛邪的指导思想。如其在皮者，用麻桂类，汗而发之；其高者，用瓜蒂散类，因而越之；其在下者，用抵当汤类，引而竭之等。此外，据"急者缓之"，选小建中汤，缓急止痛；"散者收之"，选桂枝甘草龙骨牡蛎汤，收敛心神；"惊者平之"，选柴胡加龙骨牡蛎汤，镇惊安神。诸如此类，皆是正治法的运用。

反治法，是顺从疾病假象而治病的法则。顺从疾病的假象治疗，实为针对疾病的本质而治疗的方法，更加突出了治病求本的精神。反治法主要有"热因热用""寒因寒用""通因通用"等。

"热因热用"，是用温热性药物治疗具有假热现象的病证，如少阴病阳衰阴盛之格阳证、戴阳证，内有真寒，外见假热，用通脉四逆汤、白通汤一类温热剂，治疗假热证，从现象上看是"热因热用"，从本质而论，仍不失"寒者热之"的法则。同时，在阴阳格拒状态下，并用反佐法，于通脉四逆汤、白通汤中加入猪胆汁、人尿等咸寒之品，作为引阳药入阴的向导。"寒因寒用"是以寒性药物治疗具有假寒现象的病证，如厥阴病之

热厥证，其"脉滑而厥者，里有热，白虎汤主之"。脉滑为阳热内盛，是其本；厥逆为格阴于外，为其标。此乃真热假寒证，此时用白虎汤治其假寒，称为"寒因寒用"。然而治疗的重点仍在清热，热除则假象消失，仍不出"热者寒之"的原则。"通因通用"是用通利的药物治疗具有实性下利的病证。在《伤寒论》中热结旁流是证治的典型。如少阳兼里实而见下利者，主以大柴胡汤、柴胡加芒硝汤，通下里实；阳明病燥热内结而下利者，主以承气汤，泻热攻实；少阴病，三急下证，见自利清水，为燥热内结，主以大承气汤。以上证例说明，仲景运用各种治则，既原则又灵活，遵古而不泥古，法古而有创新。

7. 随证治之，变化灵活，是仲景论治学的应变原则

《伤寒论》16条曰："观其脉证，知犯何逆，随证治之。"从此提出"随证治之"，这虽是针对六经病兼变证确定的治则，但从总的精神看，这一原则指导着一切疾病的治疗，并将"随证治之"贯彻于《伤寒论》的始末。以太阳病为例，如太阳经证，邪在肌表，当"汗而发之"，解表祛邪，已成定法；太阳腑证，邪留于下，当"引而竭之"，或行水或逐瘀；太阳变证，若见心阳虚心悸，烦躁者，针对阳虚，当温、补之，桂枝甘草汤为主方；又见心神浮越，则当"散者收之"，于桂枝甘草汤中加龙骨、牡蛎，收敛心神；若证见脾阳虚兼水气者，阳虚当温之，水邪当散之、除之，以苓桂术甘汤、苓桂枣甘汤温阳行水；若脾虚腹痛者，当据"虚者补之""急者缓之"的旨意，以小建中汤，补虚缓急；若证见邪热迫肺者，据"热者寒之"，又当以麻杏石甘汤，清热平喘；证见寒实结胸者，据"寒者热之""留者攻之"，温逐寒饮为其正治；证见寒热互结成痞，法当寒热并用，并兼以"散之""消之"。再以阳明病为例，如阳明病经表证，邪在于外，亦当"汗而发之"；阳明热证，法当"寒之"，采用清法；阳明实证，法当"攻之"，采用下法；阳明寒证，法当热之，采用温法；阳明虚证，法当补益，以益气生津为宜。又如少阴虚寒证，"温之""补之"为最佳治则，回阳救逆是第一治法；少阴热化证，"寒之"为基本原则，但少阴本虚，故兼以养阴、育阴。可见仲景运用"随证治之"，灵活多变，据证而定，圆机活法，贯穿于《伤寒论》始终，成为临证治疗的指南。

8. 三因制宜，各有侧重，是仲景论治学的客观依据

疾病的产生与发展，是受多方面因素影响的，如时令气候、地理环境、人体差异等，所以治疗疾病要根据因时、因地、因人的三因原则，确定治则。其中人的体质因素，对疾病的影响更有重大意义，所以仲景辨证立法，遣方用药，时时注意到体质的差异。首先在剂量上，若体质强者，采用大剂量，以取速效。如悬饮证所用十枣汤，其芫花、甘遂、大戟为散，"强人服一钱匕，羸人服半钱匕"；寒实结胸证所用三物白散，亦取"强人半钱匕，羸人减之"的原则。此外，四逆汤、通脉四逆汤中干姜、附子的用量，亦随人体质强弱而增减。二是用药禁忌上，依据体质的强弱，决定用药取舍，如瓜蒂散，对"诸亡血虚家"皆当禁用。所以体质强弱是决定用药的原则。此外，宿疾的有无，亦要因人制宜，仲景皆有论述。故不论治疗外感或杂病，均须因时、因地、因人制宜。

二、六经病证的治法集八法之大成

治法，是治疗疾病的方法，其中包括治疗大法及具体方法。《伤寒论》将八法蕴寓于六经病的治法之中，内容颇详，并一直指导着临床实践。

1. 广集八法，灵活运用

八法，即汗、吐、下、和、温、清、补、消，是治疗各种疾病的大法。六经病证，虽以六经辨证为基础，但其兼变证复杂多端，故其相应的治法，也当随证而异。所以六经病证的治疗大法，是以八法为基础的。如太阳病主汗；阳明病主清、下；少阳病主和；太阴病宜温；厥阴病宜清温，寒热兼用。所以八法在六经病证中的具体运用，或单行，或并用，或兼顾，变化多样，又皆依病证而异。就汗法讲，常用汗法既有峻汗、发汗、解肌、小汗、微汗等法，其代表方剂分别为麻黄汤、桂枝汤、麻桂各半汤、桂二麻一汤等，又有变通发汗法，如葛根汤的升津发汗法，麻黄附子细辛汤的温经发汗法，大青龙汤的解表除烦法，小青龙汤的解表化饮法等。吐法有瓜蒂散的催吐实邪法。如下法，按性质分有承气汤、大陷胸汤的寒下，三物白散的温下。按攻下的程度又分急下、峻下、缓下、和下、润下、导下等不同。其具体运用又有攻下热实，宜承气汤，依其攻下程度，可分别取大小承气汤、调胃承气汤；攻下瘀血，以桃核承气汤；攻逐水饮，以十枣汤、大陷胸汤；润下燥结，以麻子仁丸、蜜煎导；和解攻下，以大柴胡汤等。温法，如温通心阳的桂枝甘草汤，温中祛寒的理中汤、吴茱萸汤，温阳化饮的小青龙汤、苓桂术甘汤等，温阳固涩的桃花汤，温阳利水的真武汤，温阳救逆的四逆汤等，皆是温法的具体运用。清法，如白虎汤的辛凉清热法，白虎加人参汤的清热生津法，栀子豉汤的清热除烦法，麻杏石甘汤的清热宣肺法，大黄黄连泻心汤的清热消痞法，茵陈蒿汤的清热退黄法，猪苓汤的清热育阴利水法，白头翁汤的清热止利法，黄连阿胶汤的清热育阴法等。和法，如小柴胡汤的和解枢机法，柴胡桂枝汤的和解兼汗法，大柴胡汤的和解兼下法，柴胡桂枝干姜汤的和解兼温法，柴胡加龙骨牡蛎汤的和解镇惊法等。消法，如五苓散的分消利水法、厚朴生姜半夏甘草人参汤的行气消胀法等。小建中汤、炙甘草汤等，皆是补法的代表方剂。此外补法的运用还有温补法、消补法、攻补兼施法等。总之，《伤寒论》集中了麻桂的汗法、瓜蒂的吐法、硝黄的下法、知膏的清法、姜附的温法、参草的补法、柴芩的和法、虻蛭的消法等，可谓集八法之大成。

2. 多种治法，相辅相成

《伤寒论》中包括了多种治法，如药物、针刺、灸法等。①药物疗法：论中以药物疗法为主，全书用方分别有汤剂、散剂、丸剂等，又针对不同性质的病证，选用相应的剂型，发挥独特的作用。②针药并用法：由于病情的需要，可采用针刺和药物同时并用的治法，如24条"太阳病，初服桂枝汤，反烦不解者，先刺风池风府，却与桂枝汤则愈"，以针刺风池、风府，疏通经络，又服桂枝汤解肌祛风。③灸药并行法：即采用灸法与药物同时并行的治法，如304条："少阴病，得之一二日，口中和，其背恶寒者，当灸之，附子汤主之。"用灸法，以温阳散寒，并服附子汤，温阳固本，散寒除湿，以增回阳散寒之功。④内外同治法：即外治法与内服药同时并用，如原文 117 条："烧针令其汗，针处被寒，核起而赤者，必发奔豚，气从少腹上冲心者，灸其核上各一壮，与桂枝加桂汤。"此乃汗后阳虚，水寒之气上冲，而发奔豚证，采取外用温灸赤核，以散外寒，内服桂枝加桂汤，温阳平冲，内外治法同行。

总之，《伤寒论》集中医治则治法之大成，上承《内经》之旨，下启医学之思，旁涉诸家之见，开创论治之路。因此，《伤寒论》千百年来，长盛不衰，为临床治疗学的圭臬。

《伤寒论》治疗八法纲目

《伤寒论》汇集了汗、吐、下、和、温、清、消、补等治疗大法，突出了六经辨证主体，对八法灵活运用，妙意无穷，示医者以规矩，显治法之灵活。

一、汗法

太阳病篇突出了汗法的运用。汗法，是中医治疗八法之一。其作用是开发腠理，调和营血，发汗解表，祛邪外出。有关汗法，《素问·阴阳应象大论》记载："其有邪者，渍形以为汗；其在皮者，汗而发之。"仲景承此经旨，太阳表证以汗法治之，载方五首，皆为汗剂，正如清·柯韵伯曰："发汗利水是治太阳两大法门。发汗分层之次第，利水定三焦之高下，皆所以化太阳之气也。发汗有五法：麻黄汤汗在皮肤，是发散外感寒气；桂枝汤汗在经络，是疏通血脉之精气；葛根汤汗在肌肉，是升提津液之清气；大青龙汗在胸中，是解散内扰之阳气；小青龙汗在心下，是驱逐内蓄之水气。"可见麻、桂、大小青龙、葛根汤为五大发汗之剂，功效同中有异，此外，桂枝麻黄合剂、桂枝越婢合剂亦为汗法之剂。现对《伤寒论》汗法的运用探讨如下。

1. 汗法的适应证

汗法适用于病邪在表之太阳表证。如第1条："太阳之为病，脉浮，头项强痛而恶寒。"即为太阳表证的具体表现，是汗法的适应证候。由于人体禀赋及致病因素不同，其证候表现、病理机转亦有所差异，故太阳病中又有中风、伤寒、温病之分，三者的辨治方法，自当有别。

2. 汗法的分类与辨证

（1）解肌发汗：适用于太阳中风表虚证，见头痛发热、汗出恶风、鼻鸣干呕、脉浮而缓等，如12、13、24、57条。此为风寒侵袭，卫外不固，营阴外泄而致营卫不和，法用解肌发汗，以桂枝汤为代表方剂。

（2）解表发汗：适用于太阳伤寒表实证，见头痛发热、身疼腰痛、关节疼痛、恶风恶寒、无汗而喘、脉浮而紧等，如35、46、47、51条等。此为风寒侵袭，卫阳外闭，营阴郁滞而致，法用开表发汗，以麻黄汤为代表方剂。

（3）辛凉发汗：适用于太阳温病，或太阳表热证，见发热而不恶寒、口渴、脉浮而数等，如6条，此为风热温邪侵袭，或表证初起化热伤津，法用辛凉发汗，宜麻杏甘石汤或后世桑菊饮等。

（4）升津发汗：适用于太阳病表实兼项背拘急证，见发热无汗、恶风、项背拘急、脉浮等，如31、32条等，此为实邪束表，经输不利，法用升津发汗，宜葛根汤。

（5）蠲饮发汗：适用于太阳伤寒表实兼内饮证，见发势恶寒、无汗、干呕、咳而微喘、脉浮紧，即所谓"伤寒表不解，心下有水气"，如40、41条，此为寒邪外束，水饮内停，法用蠲饮发汗，以小青龙汤外散寒邪，内蠲水饮，表里两解。

（6）开闭发汗：适用于太阳伤寒表实兼内热证，见发热恶寒、身疼痛、不汗出而烦躁、脉浮紧等，如38、39条，此为风寒闭郁，表邪不解，阳郁不得宣泄，进而化热，内热扰心，法用开闭发汗，宜大青龙汤。

（7）小汗三法：适用于太阳病表郁轻证。见太阳病得之八九日，发热恶寒，热多寒少，其人不呕，清便欲自可，一日二三度发，如疟状，此太阳病八九天后，日久不愈，邪气未入少阳，亦未传阳明，仍在太阳之表，形成表郁轻证，如23、25、27条。太阳表郁轻证，出现三种病情，邪仍居表，法当以汗解之，但因邪郁日久，表证已轻，外邪亦微，虽需汗法，但宜轻剂。若太阳病日久，"面色反有热色者，未欲解也，以其不得小汗出，身必痒"，此为太阳表证日久不愈，微邪郁表不解之证，治当小发其汗，但因本证无汗，微邪怫郁不解，则非桂枝解肌所能解。身痒但不痛，也非麻黄汤峻汗之所宜，采取两方合用，小制其剂，方能符合病情。法用小汗轻剂，宜桂枝麻黄各半汤辛温轻剂，小发其汗；若太阳表邪郁而不解，发热恶寒，一日再发而似疟，此为营卫之间，尚有微邪，表郁未解，法用小汗微剂，宜桂枝二麻黄一汤，辛温微汗。若太阳病，发热恶寒，热多寒少，形成表邪内热轻证，法当微汗宣郁，兼清里热，宜桂枝二越婢一汤。

（8）滋阴发汗：适用于太阳中风表虚兼营阴不足身痛证，或阴虚外感，见发热汗出、恶风寒、身疼痛、脉沉迟或沉细等，如63条，此为汗后营阴不足，或营阴不足，复感外邪，法当滋阴发汗，宜桂枝新加汤，或用加减葳蕤汤。

（9）温阳发汗：适用于太少两感证，见寒重热轻、四肢不温、头痛无汗、脉沉等，如301条，此为少阴阳虚外感，本虚标实，法用温阳发汗，宜麻黄细辛附子汤或桂枝加附子汤。

3. 汗法的注意事宜

（1）辨别缓急：六经病证往往表里错综，证情复杂，有表里合病者，因此汗法的应用，须有表里先后缓急之序。一般规律有三：一是先表后里，一般表里同病，当先用汗法解表，表解后方可治里，此治疗常法；二是先里后表，若表里同病，里证较急，则当先治其里，后用汗法，此为治疗变法。三是表里同治，表里之邪同盛，若单用汗法，则里证不除，单治里证，则表证不解，故表里同治，于汗法之中兼用里药，如大青龙汤之解表兼清热，小青龙汤之解表兼化饮，皆为表里双解之剂。

（2）发汗适度：汗法要中病即止，不可过汗，亦不可不及，当以表解为度。发汗之要求，以"遍身漐漐微似有汗者宜佳，不可令如水流漓"为度。

（3）发汗禁忌：如原文所述，咽干、淋家、疮家、衄家、汗家、亡血家等，均在禁汗之列，当汗之时，须慎重从事，或配合温阳、滋阴、养血等扶正发汗之法，方为适宜。

二、吐法

吐法，是用具有催吐作用的药物，使停留在胃脘、胸膈等部位的宿食、痰涎、毒物吐出的一种治法。《素问·至真要大论》"其高者，引而越之"是吐法的主要治疗依据。

1. 吐法的辨证

"病在胸中，当须吐之。"即痰实之邪阻滞胸中之证，治应因势利导，以涌吐实邪为治。《伤寒论》中瓜蒂散是吐剂的代表方剂。瓜蒂味极苦，涌吐力较强，是吐剂的主药。赤小豆味酸苦，能行水消肿而解毒，与瓜蒂相伍，酸苦涌泄而却痰实之邪。适用于胸中痰实、宿食停于胃脘及食物、药物中毒之证。

2. 吐法的禁忌

吐法专为祛邪而设，故应用吐法时当须十分谨慎。禁忌有以下几个方面：

（1）虚不可吐：阴虚、阳虚、气虚、血虚之证，不可用吐法。

（2）出血之证：凡有出血之症，如吐血、衄血、便血者，皆当禁用吐法。

（3）非急禁吐：吐法主要适用于急症，一般情况下不用吐法。

（4）孕妇、产后禁用吐法。

总之，吐可伤阳，也可损阴，吐法逆生理而行，对人体有不利之处，所以在急而必需之时，方可选用。一般情况下慎而不用。

三、下法

下法，是通过荡涤肠胃中之积滞或积水、瘀血，使停留在胃肠中的实邪（如宿食、燥屎、结滞、结痰、停水、毒物等）从下窍排出体外，达到逐邪愈病目的的治疗方法。凡邪在胃肠而致大便不通，燥屎内结，或热结旁流，以及痰食停留、瘀血积水等正盛邪实之证，可以应用攻下法。但因病性有寒热、正气有虚实、病邪有兼夹，故下法又有寒下、温下、润下、逐水等不同，需辨证施行。

辨别阳明病之"实"是确立治疗阳明病法则的关键，泻实祛邪法也就成为阳明病的正治法。《伤寒论》继承了《黄帝内经》"中满者，泻之于内""其实者散而泻之""留者攻之"的理论，把泻下法理论与临床实践融为一体，创立不少行之有效的方剂，阐明了具体运用泻下法的适应证、禁忌证以及注意事项。

1. 下法的分类与辨证

（1）温下逐饮法：适用于寒实结胸证。如 141 条："寒实结胸，无热证者，与三物白散。"

（2）泻热逐水法：适用于热实结胸证。主症为胸胁、心下、少腹硬满而痛，按之石硬，大便秘结，小有潮热，或项强，苔黄厚，脉沉紧或沉迟有力等。治宜逐水泻热，方用大陷胸汤、丸。

（3）攻逐瘀血法：适用于蓄血证。症见少腹急结，硬满疼痛，如狂发狂，小便自利。轻者用桃核承气汤，重者用抵当汤、丸。

（4）峻下水饮法：适用于饮停胸胁，胸阳不宣，气机壅滞之证。如 152 条，"其人汗出，发作有时，头痛，心下痞硬满，引胁下痛，干呕短气，汗出不恶寒"，治宜十枣汤。

（5）苦寒泻下法：适用于邪热深入阳明之腑，或热邪灼津，波及少阴，而致燥屎内结，腑气不通，燥实津伤等证。然根据燥实里结的性质、程度之不同，又分为四种证型。

①急下存阴：见于阳明三急下证，大便燥结，"目中不了了，睛不和"，"发热汗多"，"腹满痛"等。为阳明燥热极盛，阴液将竭。以大承气汤急下热邪，釜底抽薪，保存阴液。

少阴三急下证，见"少阴病，口燥咽干"，"少阴病，自利清水，色纯青，心下必痛，口燥咽干"，"少阴病，腹胀不大便"等。为少阴之脏阴被腑热耗伤，阳明腑实与少阴阴虚并存，并以大承气汤泻腑热，存真阴。

②峻下燥实：主症为潮热，谵语，便秘或热结旁流，腹胀满硬痛或绕脐痛，拒按等。为阳明腑实燥结之重症，宜大承气汤攻下。

③通腑和下：主症为潮热汗出，腹满硬痛，拒按，不大便，甚则神昏谵语，或热结旁流等。为阳明里热，腑气失通，大便虽硬，尚未燥屎内结，宜小承气汤泻热通便，开痞除满。

④软坚缓下：主症为蒸蒸发热，口渴心烦，腹微满疼痛、拒按，不大便等。为胃肠燥实，热滞于胃，气滞不甚，宜调胃承气汤泻下燥实，调和胃气。

（6）缓通润下法：适用于因胃中燥热，脾之转输功能为燥热所约束，不能为胃行津，使肠乏津液而致大便秘结。症虽见便秘而无所苦，或微满小痛，小便数，舌红苔黄，脉浮涩等，宜麻子仁丸缓通润下。

（7）外导通便法：适用于津伤便秘，燥屎结于肠道，虽有便意而大便难以排出者。宜用蜜煎导，或土瓜根、大猪胆汁通导大便。

除上述七种方法外，尚有大柴胡汤、柴胡加芒硝汤、茵陈蒿汤等法。这些方法均针对实证而言。从仲景在本论中应用下法的范围看，虽然不局限于阳明病，但毕竟还是以阳明病为主，故阳明病以"胃家实"为提纲确实有其临床意义。但胃肠实邪又有水、痰、血、屎、食之区别，故临证时须辨证施治，或用温下，或用寒下，或用润下，或攻水，或逐瘀等。

2. 下法的应用与注意事宜

（1）禁下的基本原则：邪、热未成实，肠无燥实者，不可攻之。

表邪未解者，不可攻下。

病位在上，邪结偏高者，不可攻下。

中焦虚寒者，不可攻下。

津液亏损者，不可攻下。

内无实结者，不可攻下。

（2）注意事宜：运用下法，要考虑正邪两方面。正邪俱实者，攻下可行；邪实正虚者，攻邪则伤正，补正又留邪，此时可考虑攻补兼施之法，如温阳攻下、养阴攻下、益气攻下等，以恰到好处为宜。

攻下之法，易伤胃气，应得效即止，不可一攻再攻。

四、和法

和法，是通过和解或调和作用以祛除病邪为治疗目的的一种治法。和法不同于汗、下、吐之法的专主攻邪，亦不同于补法的专主扶正。《至真要大论》曰"和者平之"，故"和"有和谐、协调、调和之意。《伤寒论》和法之确立，在于调和，以和为法，调和机体之阴阳表里、营卫气血、寒热虚实，使人体机能处于阴阳动态平衡之正常状态。由此观之，和法包括了治则和治法，范围较大。细而分之，所谓"和法"，有广义与狭义之分。广义者是指扶其不足，达到祛邪愈病目的的一种治疗法则。狭义者，专指治法，即"八法"之一的和法，如和解枢机、调和营卫、调和升降、调和内外等。

1. 和法的分类与辨证

（1）调和阴阳：《素问·阴阳应象大论》曰："治病必求于本。"本，指阴阳，所以调和阴阳是《伤寒论》论治学的精髓，和法是治疗疾病的基本法则，不论采取扶正或祛邪，正治或反治，调和阴阳，皆"以平为期"，即达到平和目的。"凡病，若发汗，若吐，若下，若亡血、亡津液，阴阳自和者，必自愈。"说明误治津伤者，阴阳自和，才是病愈的机转。又如"大下之后，复发汗，小便不利者，亡津液故也。勿治之，得小便利，必自愈。"误治伤津以小便利否辨津液的恢复，并告之医者，不论是机体自愈，还是药物治疗，总以"阴阳自和"为目的。

（2）调和枢机

①和解少阳：适用于少阳病，见往来寒热，胸胁苦满，嘿嘿不欲饮食，心烦喜呕，口苦，咽干，目眩，脉弦细等，如96、97、263条等，此为少阳受邪，病居半表半里，少阳枢机不利而致，法宜和解少阳。或三阳证见，重在少阳，如99条，此为太阳外邪已微，阳明里热未盛，邪居少阳为主，法宜和解少阳。或阳明病，发潮热，大便溏，小便自可，胸胁满等，如229条，此为少阳、阳明同病而偏重少阳，故主以和解少阳。和解

之法，治在少阳，运转枢机，使病邪外达，诸症则愈，宜小柴胡汤。

②和解枢机：适于少阳枢机不利，三焦气机不畅之证。见头汗出，微恶寒，手足冷，心下满，不欲食，大便硬，脉细等，称为阳微结证，如148条，此为热郁在里，枢机不畅，既有表邪，复有里邪。或阳明病，胁下硬满，不大便而呕，舌上白苔等，如230条，此为少阳、阳明同病，病以少阳为主，枢机不利，三焦不畅，津不下达。故治从少阳，和解枢机，宜小柴胡汤，上焦得通，津液得下，胃气因和，身濈然汗出而解。

③和而兼汗：适于太阳少阳合病、太阳少阳并病。见发热，微恶寒，肢节烦痛，微呕，心下支结等，如146条，此为少阳病兼太阳表邪，治用和解兼汗法，表里双解，宜柴胡桂枝汤。

④和而兼下：适于少阳兼阳明里热实证。见柴胡证，呕不止，心下急，郁郁微烦，或伤寒发热，心中痞硬，呕吐而下利等，如103、165条等，此为少阳病兼阳明里热实邪，治用和解兼下法，宜大柴胡汤。

⑤和而轻下：适于少阳兼阳明里实热轻证。见柴胡证，胸胁满而呕，日晡所发潮热，下后微利等，如104条等，此为少阳兼阳明里实误下，燥热不除，治用和解轻下法，宜柴胡加芒硝汤。

⑥和而化气：适于少阳兼气化失常证。伤寒汗下后，胸胁满微结，小便不利，渴而不呕，但头汗出，往来寒热，心烦等，如147条，此为病入少阳，枢机不利，气化失常，三焦不畅，治用和解化气法，宜柴胡桂枝干姜汤。

⑦和而镇惊：适于少阳兼烦惊证。伤寒下后，胸满烦惊，小便不利，谵语，一身尽重，不可转侧等，如107条，此为病入少阳，枢机不利，表里三焦之气不和，治用和解少阳，兼清热镇惊法，宜柴胡加龙骨牡蛎汤。

（3）调和升降

①和而消痞：适于寒热杂错痞证。见心下痞，呕逆，肠鸣下利等，如149条，此为少阳证误下，脾胃受损，寒热错杂于中，升降失常，气机痞塞不通，治用和而消痞，宜半夏泻心汤。

②和而化饮消痞：适用于寒热错杂兼水饮痞证。见心下痞硬，胃中不

和，干噫食臭，肠鸣下利，胁下有水气等，如157条，此为脾胃不和，升降不利，寒热错杂于中，水饮食滞，气机痞塞不通，治用和而化饮消痞，宜生姜泻心汤。

③和而化痰消痞：适于痰饮内阻之痰气痞证。见心下痞硬，噫气不除等，如161条，此为脾胃虚损，运化失常，痰蚀内阻，气升不利，痞塞于中，治用和而化痰，降逆消痞，宜旋覆代赭汤。

④和而补中消痞：适于寒热错杂兼中虚痞证。见干呕心烦，下利日数十行，谷不化，腹中雷鸣，心下痞硬而满等，如158条，此为误下脾胃虚损，邪气内陷，升降失常，寒热错杂，胃中虚气上逆，治用和而补中消痞，宜甘草泻心汤。

（4）调和脾胃

①和则清温：适于上热下寒致腹中痛、欲呕吐证。见腹中痛，欲呕吐等，如173条，此为热邪居上，寒邪在下，胃之和降功能失常，治用和而降逆，清上温下，宜黄连汤。

②和而调中：适于寒热相格证。见呕吐下利，食入口即吐等，如359条，此为上热被下寒所格拒，脾胃升降失常，治用调和补中，清上温下法，宜干姜黄芩黄连人参汤。

③和而建中：适于少阳兼里虚实证。伤寒，阳脉涩，阴脉弦，腹中急痛等，如100条，此为少阳病，脾胃又虚，木邪乘土，治用先补后和之法，先与小建中汤，调和气血，建中止痛，即补土御木之法，后以小柴胡汤和之，是泄木邪而保中土之法。后世将小建中汤与小柴胡汤合方施之，则形成和而建中之法，方名柴胡建中汤。

④和而消补：适于汗后脾虚腹胀证。以腹胀满为主要症状，如66条，此为汗后脾虚，运化失常，痰湿内生，气机壅滞而致。本证腹胀满，虚实夹杂，治用补虚消胀，宽中行气之法，宜厚朴生姜半夏甘草人参汤。

⑤调和营卫：适于太阳中风营卫失和证。见发热恶寒、汗出恶风等，如12、13条等，此为风寒束表，营卫失和，卫外不固，营阴外泄，治用解肌祛风、调和营卫之法，宜桂枝汤。若见病常自汗出，或时发热、自汗

出等，如53、54条等，此为卫气不和，卫外固表失职，亦不与营气相协和，而致营卫失调，治当调和营卫，宜桂枝汤。吐利止，而身痛不休等，如387条，此为大病吐下之后，正气大伤，余邪未尽，肌表营卫不和，法当和解其外，宜桂枝汤小和之。

2. 和法应用有关事宜

（1）和法的应用优势：和法为法中之核心，立意深奥，其优势有三：

①和法，既是治则，又是治法。

②和法是法中之法。《伤寒论》对已用过发汗、攻下、涌吐等法而邪气未解的病证，多采用缓剂或峻剂小量的缓和治法，使病邪尽除，病愈而不伤正，此亦属和法。

③和法是治疗手段，亦是治疗目的。采用和法、和剂，通过调和阴阳，可使邪去正复，疾病痊愈，效果优良。

（2）和法要注重辨证：和法之用，皆为和其不和，调平元气，不失中和之贵，其应用范围之广、方式之活、变化之多、特长之优，为医家所公认。然应用和法，仍以辨证为要，当和者，以和法疗之。若病重势急，变化迅速者，当汗之祛邪、攻下逐实、急下存阴、急救回阳之时，务必当机立断，祛邪、扶正、救阴、救阳，谨守病机，要救治及时，切不可以和为守，贻误病机。

五、温法

温法，是用温热药物扶助阳气，祛散寒邪，以治疗寒证的治法。《医学心悟》曰："温者，温其中也。脏受寒侵，必用温剂。"《素问·至真要大论》"寒者热之""治寒以热"为温法的立论依据。《伤寒论》据此创制多首温剂，如四逆汤、理中汤等，应用颇广。

1. 温法的分类与辨证

（1）回阳救逆：适用于少阴阴盛阳衰证。见恶寒蜷卧，四肢厥逆，萎靡欲寐，下利清谷，小便清白，脉微细或沉微等，如29、91、92、225、

323 条等，法用回阳救逆，宜四逆汤。另如 61 条，为少阴阳衰阴盛，虚阳欲脱之证，故用急救回阳法，宜干姜附子汤。

（2）回阳破阴：适于少阴阳衰阴盛之格阳证、戴阳证。阴寒内盛，见下利清谷，手足厥逆，脉微欲绝，又见格阳于外之身反不恶寒，其人面色赤，汗出等，如 317、314、315 条等，此为少阴阳衰阴盛至极，阴阳格拒，出现真寒假热证。若见格阳证，法用回阳破阴，宣通内外，宜通脉四逆汤，甚则用通脉四逆加猪胆汁汤。若见戴阳证，法用破阴回阳，宣通上下，宜白通汤，甚则用白通加猪胆汁汤。加猪胆汁，功在引阳入阴，以防热药格拒。

（3）回阳益阴：适用于少阴阳虚阴伤之证。见四肢厥逆，下利烦躁，脉微细等，如 69 条，此为少阴阴阳两伤，法用回阳益阴，宜茯苓四逆汤。再者见恶寒，脉微，下利，利止亡血，如 385 条，此为亡阳脱液而致，法用回阳救逆，益气生津，宜四逆加人参汤。

（4）温阳利水：适用于少阴阳虚水泛证。见心下悸，头眩，身𥄱动，四肢沉重疼痛，浮肿，小便不利等，如 82、316 条，此为少阴阳衰阴盛，脾肾阳虚，水邪泛溢，法用温阳利水，宜真武汤。

（5）温阳除湿：适用于少阴阳虚寒湿身痛证。见口中和，背恶寒，身体痛，手足痛，手足寒，骨节痛，脉沉等，如 304、305 条，此为少阴阳衰阴盛，寒湿留滞，法用温阳散寒除湿，宜附子汤。

（6）温涩固脱：适用于少阳虚寒下利，滑脱便脓血证。见下利不止，便脓血，小便不利，腹痛等，如 306、307 条，此为少阴脾肾阳虚，火不暖土，阳虚不约，滑脱不禁，日久病由气及血，法用温阳固脱，涩肠止利，宜桃花汤。

（7）温阳化饮：适用于痰饮、水气上冲证。见咳逆，胸胁支满，目眩，或心下逆满，气上冲胸，起则头眩，脉沉弦等，如 67、65、40、41 条，此为脾肾阳虚，水饮停聚，水邪上逆，法用温化水饮。若痰饮或外寒内饮者，宜小青龙汤。若脾胃阳虚，水气上冲者，宜苓桂术甘汤；若心肾阳虚，欲作奔豚者，宜苓桂甘枣汤。

（8）温中降逆：适用于阳虚阴盛，阴浊上逆证。见食谷欲呕，或吐利烦躁，手足逆冷，或干呕吐涎沫，头痛等，如243、309、378条，此为胃中虚冷，或肝寒犯胃，浊阴上逆，法用温中降逆，宜吴茱萸汤。

（9）温中散寒：适用于脾阳虚弱下利证。见腹满而吐，食不下，时腹自痛，自利益甚等，如273、277条等，此为太阴中阳不足，脾胃虚寒，寒湿留滞，法用温中散寒，宜理中汤。

（10）温中解表：适用于脾气虚寒，而表未解证。见发热，恶寒，头痛，下利不止，心下痞硬，即所谓"协热而利"，如163条，此为太阳病，表证未解，而数下之，伤其脾胃，运化失职，而致表里皆寒之"协热下利"，法用温中解表，宜桂枝人参汤。

（11）温通心阳：适用于心阳虚证。见叉手自冒心，心下悸，欲得按，或躁烦，或惊狂卧起不安等，如64、118、112条，此为发汗过多，或用火法迫汗，损伤心阳，法用温通心阳。若心下悸，欲得按者，宜桂枝甘草汤；若烧针烦躁者，宜桂枝甘草龙骨牡蛎汤；若火劫亡阳，必惊狂，卧起不安者，宜桂枝去桂加蜀漆牡蛎龙骨救逆汤。

（12）温经养血：适用于血虚寒凝厥逆证。见手足厥寒，脉细欲绝者，如351条，此为素体血虚，阳气不足，复感寒邪，凝滞经脉，法用温经养血散寒，宜当归四逆汤。

（13）温经除湿：适用于风寒湿痹证。见身体疼烦，不能自转侧，不呕，不渴，脉浮虚而涩者，如174条，此为阳不外固，风寒湿邪痹着于肌表，法用温经除湿，宜桂枝附子汤。

（14）温经发表：适用于少阴病兼表证。见少阴病始得之，反发热，脉沉，如310条，此为少阴阳虚，复感外寒，而致太少两感，表里同病，法用温经发汗，表里两解，宜麻黄细辛附子汤。

（15）温经解表：适用于表虚漏汗证。见漏汗不止，其人恶风，小便难，四肢微急，难以屈伸者，如20条，此为太阳病过汗，导致阳虚漏汗而表证未解，法用温阳固表，调和营卫，宜桂枝加附子汤。

（16）温散表寒：适用于太阳伤寒证。见发热恶寒，无汗而喘，身痛，脉浮紧等，如35条，此为风寒束表，法用辛温散寒解表，宜麻黄汤。

2. 温法注意事宜

（1）温宜适度。《素问·至真要大论》曰："谨察阴阳所在而调之，以平为期。"温法应以调和阴阳，以平为度，使阴阳和调。

（2）温法既有温阳散寒之功，亦有刚燥伤阴之弊，临床必须谨守病机，把握病变，恰当选用，中病即止，不可过剂。

六、清法

清法，是通过清热泻火，以清除火热之邪的一种治法，适用于里热证。《伤寒论》依据《素问·至真要大论》"热者寒之"之理，将清法运用于六经病证，创制了诸多清解方剂，清法主要应用于阳明病之热证。

1. 清法的分类与辨证

（1）清透郁热：适用于伤寒汗、吐、下后虚烦证。见虚烦不得眠，反覆颠倒，心中懊侬，或胸中窒，甚者心中结痛，或胃中空虚，客气动膈，或饥不欲食，但头汗出等，如76、77、78、221、228条等，此为伤寒汗、吐、下后，郁热留扰胸膈，心神不宁，法用清热宣郁，宜栀子豉汤，清热宣郁而除烦。若兼少气者，为郁热耗气而致，宜加甘草益气补虚；若兼呕者，为郁热犯胃而致，宜加生姜和胃止呕。

（2）清热生津：适用于阳明热证。见身大热，多汗出，烦渴欲饮，脉浮滑或脉洪大等，如176、219、350条等，此为胃热炽盛，弥漫全身，津液伤损，法用清热生津，宜白虎汤。若津伤甚，大渴欲饮者，如168、169、222条等，此为胃热津伤，法用清热生津，兼以益气，宜白虎汤。若热病愈后，虚羸少气，气逆欲呕，法用清热生津，益气养阴法，宜竹叶石膏汤。

（3）清热育阴利水：适用于阳明热证。见发热，渴欲饮水，小便不利，脉浮等，如223、319条，此为阳明热证误下后，热入下焦，邪热与水相结，形成阴伤水热互结之证，法用清热利水育阴，宜猪苓汤。

（4）清热止利：适用于六经病证之热利。一是太阳病，里热夹表邪下利证，见身热，下利，汗出而喘，脉促等，如34条，此为太阳病误下后，既有表热未解，又有里热下利，即所谓"协热下利"，法用清热止利，宜葛根芩连汤。二是太阳少阳合病，邪偏少阳，热迫大肠而致之热利，因邪热郁迫，疏泄不利，气机不畅，其下利必有黏液，并见肛门灼热，腹痛甚则里急后重，如172条，法用清热止利，宜黄芩汤。三是厥阴热利证，见热利下重，渴欲饮水，甚则下利脓血，如371、373条，此为厥阴肝经湿热内蕴，热毒下迫大肠，形成热毒下利，法用清热止利，宜白头翁汤。

（5）清热宣肺：适用于邪热壅肺之喘证。见汗出而喘，无大热者，如63、162条，"无大热"是指太阳表热已解，又无阳明身热之言。本证邪热壅盛于肺部，郁热熏蒸，肺热蕴郁则喘，法用清热宣肺，宜麻杏甘石汤。

（6）清热化痰：适于小结胸证，见心下满闷，按之则痛，脉浮滑或弦数等。此因伤寒误下，邪热内陷，热与痰结，形成小结胸证，即138条所指"小结胸病，正在心下，按之则痛"。本证邪浅热轻，病位在于心下胃脘，虽曰"按之则痛"，但临床有不按亦痛者，须注意观察，法用清热化痰，宜小陷胸汤。

（7）清热逐水：适用于大结胸证。见结胸热实，心下痛，按之石硬，脉沉紧，甚则从心下至少腹硬满而痛，不可近触，舌上燥渴，日晡小有潮热等，如135、137条，此为邪热内陷，与痰水相结，邪深热重，病势急重，法用清热逐水，宜大陷胸汤。

（8）清热消痞：适用于热痞证。见心下痞，按之濡，其脉关上浮等，如154条，此为太阳病误下，邪热内陷，与无形气机相结，邪热聚于心下部位，形成热痞，法用清热消痞，宜大黄黄连泻心汤。本方服法，采取麻沸汤渍之，须臾绞汁，取其轻扬清淡之味，以利作用于中，避其苦寒泻下，是用法之妙也。

（9）清热退黄：适用于湿热发黄证。见身黄如橘子色，小便不利，腹满，口渴，头汗出，身无汗，齐颈而还等，如236、260条，此为阳明病无汗，或小便不利，湿热之邪不得外越，湿热相蒸，瘀热在里，浸淫肝胆，胆热液泄，身必发黄，法用清热退黄，宜茵陈蒿汤。若湿热郁结较轻，无表里证，仅见身热发黄，如 261 条，此为湿热郁蒸三焦，不得泄越而致发黄，法用清热退黄，宜栀子柏皮汤。若湿热发黄，病势偏表，见身黄、无汗、身痒等，法用清热退黄，宜麻黄连轺赤小豆汤。

（10）清热利咽：适用于少阴客热咽痛证。见咽痛，轻度红肿，痛轻不重，无寒热兼症，如 311 条，此为少阴感受外来邪热。客于咽部，法用清热利咽，宜甘草汤。若客热不除，咽痛不愈，可用桔梗汤，宣肺清热，以开喉痹。若邪热内蕴，灼伤咽喉，以致咽中生疮，不能语言，声不出声，法用除热利咽，涤痰敛疮，清润通声，宜苦酒汤。

（11）清热滋阴：适用于少阴阴虚阳亢不寐证。见心中烦，不得卧，如 303 条，此为素体阴虚阳盛，外邪从阳化热，形成少阴热化证，而致心烦不寐，伴有口燥咽干、舌红少苔、脉细数等，法用清热滋阴，宜黄连阿胶汤。

2. 清法应用注意事宜

（1）辨清病性：清法适用于里热证，用之恰当，药到热除。故运用清法，首当辨明虚实，里热证中有实热、虚热之分，一般规律，实热宜清泻，虚热宜清补，治法大相径庭。如清热生津之白虎汤、白虎加人参汤，对于"伤寒脉浮，发热无汗，其表不解者"，不可予服。

再者，辨明真假。寒热之中有真假之别。疾病至严重阶段，往往出现假象。如少阴病，阴盛格阳之时，出现真寒假热之象，清热药物绝对禁用。因此，少阴病寒化证，见下利脉微，呕渴心烦，面赤身热等，需要谨慎辨证，分清真假。

（2）用药恰当：清热药属于苦寒之品，苦寒伤阳，脾胃虚寒之人慎用。若必须用时，则当配伍用药，抑制寒凉之弊端。

七、消法

消法，是通过消食导滞、消坚散结的药物，消除气血痰食等积聚痞结的治疗方法。《素问·至真要大论》"坚者消之""结者散之"是消法的立论依据。《伤寒论》之消法有以下几种情况。

1. 消法的分类

（1）行气消胀：如厚朴生姜半夏甘草人参汤。厚朴苦温，行气消满，除湿宽中；生姜、半夏行气散结，化痰导滞；人参、甘草补中益气，而助消导行气。诸药联合应用，消补兼施，适用于汗后脾虚脾胀满证。《伤寒论》中常用厚朴、枳实等行气消胀，散痞开结。

（2）渗利水湿：如五苓散。以二苓、泽泻淡渗利水，白术健脾助运，桂枝化气开结，通阳利水，合之化气行水，以消蓄水，适用于太阳蓄水证。牡蛎泽泻散以泽泻、商陆根泻水消肿，蜀漆、葶苈开结逐饮，牡蛎、海藻软坚消痞，瓜蒌根滋润津液而利血脉，全方合之，软坚散结，逐水清热，适用于病瘥后腰以下有水气证。论中常用泽泻、甘遂、大戟、芫花等峻利水湿。

（3）消瘀破结：如抵当汤。水蛭、虻虫活血化瘀，桃仁行血化瘀，大黄泻热逐瘀，四药相合，血行瘀下，蓄血得消，适用于太阳病蓄血证。论中常用桃仁、虻虫、水蛭等治疗血瘀积聚。

2. 消法运用事宜

论中消法用方虽不多，但消法运用具有特点，将消法与其他治法合用，以增强疗效，可扩大适用范围。

（1）消法之用，恰当掌握：消法与其他法同用，须视病情而定，据辨证选择比例。如消补配合之厚朴生姜半夏甘草人参汤，消下配合之桃核承气汤、大陷胸汤，消清配合的小陷胸汤，消和配合的柴胡桂枝干姜汤，消温配合的苓桂术甘汤等，皆是以消法配伍的方剂。消法配合其他治法应用，有协同取效之长。

（2）消法之用，分清缓急：论中对消法的运用，方药效力有强弱不同，故消法有峻消和缓消之分。其峻消有节制，缓消有法度，祛邪而不伤正，固本亦不留邪，恰到好处。峻消之中，有十枣汤之遂水祛饮法、抵当汤之破血逐瘀法、大陷胸汤之逐水清热法等。缓消之中，有峻剂缓消法，如抵当丸、大陷胸丸等，即是据邪气的程度而用峻消之剂，依病势而施缓行之方，为后世应用此法，提供了良好的典范。

八、补法

补法，是通过滋养、补益人体气血阴阳治疗虚证的方法。《素问·三部九候论》曰："虚则补之。"《素问·阴阳应象大论》曰："形不足者，温之以气；精不足者，补之以味。"《素问·至真要大论》曰："损者益之。"皆是指补法而言。补法在于通过药物的补益作用，达到扶正补虚的目的。同时，在正气虚弱不能抗病或祛除余邪时，亦可以兼用补法扶正，达到扶正祛邪的目的。《伤寒论》中之补法，按方剂功效分为补气、补血、补阴、补阳法，亦有双补气血、双补阴阳之法。按补虚作用的大小，又可分为峻补、平（缓）补、温补、清补以及和补等法。

1. 补法的分类与辨证

（1）补气法：为治疗气虚的方法。一般多用于脾胃气虚之证。常用的补气药有人参、白术、甘草等。《伤寒论》113 方中用人参的方剂有 22 方，用甘草的方剂有 70 方等。太阳病 5 首解表方中均用生姜、大枣、甘草，具有和营卫、益正气之功。补气方中，常以黄芪为主药，多见于《金匮要略》中，即所谓"形不足者，温之以气"。补气剂中多合用桂枝汤类，调和脾胃，以益中气。如兼中气不足者，合用小建中汤；卫气不足者，合用桂枝汤。

（2）补血法：为治疗血虚证的方法。一般多用于肝血虚亏所致之证。常用补血药物有当归、白芍等。如养血散寒之当归四逆汤，当归、白芍养血和血，甘草、大枣益脾和营，桂枝、细辛温通经络，诸药合用，养血而通脉，适用于血虚寒凝厥逆证。

（3）补阴法：为治疗阴虚证的方法。用于津液亏损，阴液不足所致之心、肾、肺、胃、肝等脏腑阴津亏损，乃其阴虚内燥、阴虚内热证等。

1）滋阴清热：如黄连阿胶汤。方用阿胶、白芍、鸡子黄滋肾阴、养心血，补阴涵阳；白芍与阿胶、鸡子黄相配，酸甘化阴以滋阴；黄芩、黄连与芍药配，酸苦涌泄以清火。适用于阴虚火旺不寐证。

2）养阴柔肝：如芍药甘草汤。方用芍药酸寒，益阴补血有柔肝；甘草甘温，补脾益虚而缓急。二者相合，酸甘化阴，滋阴养血，柔肝缓急。适用于阴虚筋脉失养之拘急证。

3）润燥清热：如猪肤汤，为甘润平补之剂。猪肤即猪皮，味甘而微寒，滋阴润燥，清少阴浮火；白蜜、米粉养胃润燥。诸药合用，甘平凉润，滋阴清热，益胃和脾。适用于少阴热化证之阴虚咽痛者。

4）养阴清胃：如竹叶石膏汤。方用竹叶、石膏甘寒清热；人参、麦冬益气生津、滋阴润燥；甘草、粳米养胃益气；半夏降逆和胃；麦冬与半夏相伍，滋而不腻。此为清热养阴和胃之佳方，适用于病后余热未清，气阴两伤证。

（4）补阳法：为治疗阳虚证的方法。

1）温补心阳：如桂枝甘草汤，为辛甘理阳之法。桂枝入心助阳，甘草益气补中，温补心阳，适用于过汗伤阳心下悸证。桂枝甘草龙骨牡蛎汤，以桂枝、甘草辛甘温补心阳，龙牡潜镇安神，适用于火逆而致心阳虚损烦躁证。

2）温补肾阳：如附子汤，以人参补气生津，附子温阳，苓、术健脾化湿，芍药和血，诸药合用，温补元阳，散寒除湿，适用于少阴阳虚身痛证。四逆加人参汤，以四逆汤回阳，温补心肾，加人参益气生津，培元固脱，回阳救逆，益气生津，适用于阳亡脱液，利止亡血证。茯苓四逆汤，即四逆汤加人参、茯苓，四逆汤回阳救逆，人参、茯苓益气养阴，适用于阴阳两虚，阳虚烦躁证。

3）温补解表：如桂枝人参汤，以理中汤补益中焦，桂枝解太阳之表，适用于表里皆寒之协热下利证。桂枝加附子汤，以桂枝汤调和营卫，附子温经复阳，固表止汗，适用于阳虚漏汗表未解证。

4）温补中阳：如理中汤，以人参、甘草补脾益气，和中补土，干姜、白术温中散寒，健脾燥湿，诸药合用，温补脾胃，壮中焦之阳气，适于太阴虚寒下利证。

（5）气血双补法：气血双补法，是治疗气血两虚的方法。

论中有益气养营、调和营卫法，如桂枝加芍药生姜各一两人参三两新加汤。以桂枝汤加重芍药用量，以和营血；加重生姜用量，以宣阳气；加人参益气生津，和营养阴而补虚；桂枝得人参，大气周流，气血充足而百骸皆理；人参得桂枝，通行内外，补营阴而益卫阳。诸药合用，益气血，和营血，双补气血，适用于汗后营气不足身痛证。气血双补法，在临床应用时常有所侧重，气虚明显者，以补气为主，血虚明显者，以补血为主。

（6）阴阳双补法：阴阳双补法，是治疗阴阳两虚的方法。阴阳两虚证，论中有心阴阳两虚证、肾阴阳两虚证，皆用阴阳双补之法。

1）滋心阴、补心阳：如炙甘草汤。以炙甘草、补中益气，通经脉，利气血，为主药。《本草汇言》云：甘草"健脾胃，固中气之虚羸，协阴阳，和不调之营卫，故治虚劳内伤……其甘温平补，效与参、芪并也"。又配人参、大枣更补中焦，滋化源，生气血，以复脉之本。配生地黄、麦冬、阿胶、麻子仁补心血，滋心阴，以充脉之体。然阴不得阳则不生，阳不得阴则不长，故加桂枝、生姜通阳，以利血脉。更以清酒增强行血通脉之力，使滋阴而不滞。桂枝、甘草补心阳，且甘草多于桂枝，则无心阳过亢、心阴受损之弊。桂枝、生姜通阳复脉，因有阴柔之品制约，则无辛散走表之力。此方辛温助阳，甘寒养阴，则阳生阴长，阴阳双补，适用于心动悸、脉结脉之心阴阳两虚证。

2）扶阳益阴：如芍药甘草附子汤。方中芍药、甘草酸甘化阴，养营补血，以附子辛热，温经复阳，扶助卫气。诸药合用，益阴扶阳，阴阳双补，适用于脉微细、脚挛急、恶寒之阴阳两虚证。

2. 补法应用注意事项

（1）辨证进补：采用补法，当辨证施治，虚证当补，但必须辨气血、明阴阳、知表里、别寒热、识脏腑，方可补之有理，用药恰当，而收良效。

（2）不可滥补：补法用之恰当，补到病除，补到康健。然无虚不可滥补，以防因补为患，阴阳气血偏移，机体失去康健。如"内有湿热""大实羸状""年少体健"等情况，不可滥用补法，应铭记古人"勿虚虚，勿实实"之戒。

《伤寒论》之"和法"

　　《伤寒论》这部融理、法、方、药为一体的经典医著，论辨证之理，其意深奥，论治疗之法，博详精深，奠定了辨证论治的基础，尤其对"和法"的运用，更是变化多端，独具特长，被后世临床医学家视为圭臬。

一、《伤寒论》"和法"之涵盖范围

　　"和法"乃《伤寒论》中之治疗法则，它包括了治则和治法。和者，平也，和谐、协调、调和之意。《伤寒论》对和法之论述，体现在六经辨证之理、法、方、药中，散见于 397 条原文之内。仲景和法之确立，在于调和，调和机体之阴阳表里、营卫气血、寒热虚实，使人体机能处于阴阳动态平衡之正常生理状态。因此，和法涵盖范围较广，内容颇详，妙意深幽。细分析之，所谓"和法"，有广义与狭义之分。广义者，则指以调和的治疗作用，为祛除寒热，调其偏盛，扶其不足，达到祛邪愈病目的的一种治疗法则，包括治则与治法。正如《景岳全书·和略》之释："和方之剂，和其不和者也。凡病兼虚者，补而和之；兼滞者，行而和之；兼寒者，温而和之；兼热者，凉而和之。和之为义广矣，亦犹土兼四气，其中补泻温凉之用，无所不及。务在调平元气，不失中和贵也。"可见和法之涵盖范围，面广意深，治则治法兼在其中。狭义者，专指治法，即"八法"（汗、吐、下、和、温、清、消、补）之一的和法，是指通过和解的治法，如和解枢机、调和营卫、调和脾胃、调和升降、调和内外等，达到治疗目的。故狭义之和法，包括了治疗大法和具体治法。

二、"和法"为基本治则

治则，即治疗疾病的法则，是中医治疗疾病的一般规律和原则。《伤寒论》在六经辨证论治的基础上，对常用的基本治则论述详细，其中"治病求本，调和阴阳"，是仲景论治学的精髓。

《素问·阴阳应象大论》曰："治病必求于本。"本，指阴阳，即治病求本，调和阴阳。《伤寒论》在此基础上深入论述了"治病求本"的意义，提出一系列的辨病、治病、防病的基本规律与方法。人之机体，生老病死之规律，从阴阳上论，可谓"阴平阳秘"是人体正常生理状态，"阴阳失调"是疾病产生的根源，"阴阳盛衰"是疾病发展演变的条件，"阴阳存亡"是疾病预后的依据，"阴阳离决"是生命垂危的标志。所以诊察疾病，应首辨阴阳，即《素问·阴阳应象大论》曰："善诊者，察色按脉，先别阴阳。"因此，治病求本，调和阴阳，是《伤寒论》治疗疾病的核心。《伤寒论》用三阴三阳将外感病分为阴阳两大类别，亦是辨别阴阳两大证型的总纲，以归纳疾病的发生、发展、演变的规律。《伤寒论》以调和阴阳作为六经病证的基本治则。古人将疾病的发生，看作是阴阳失去了平衡状态，即阴阳出现了偏盛或偏衰的病理变化，形成了不同的临床表现。治疗疾病，在于调和阴阳，使失去平衡状态的阴阳达到新的平衡与协调，从而恢复正常生理功能。所以"和法"是《伤寒论》治病的基本治则。治疗疾病，不论扶正或祛邪，正治或反治，调和阴阳，以平为期，即达到平和为目的。58条指出："凡病，若发汗，若吐，若下，若亡血、亡津液，阴阳自和者，必自愈。"可见疾病在病理发展演变之时，阴阳失去了平衡，欲使疾病痊愈，必须求得"阴阳自和"，亦就是达到新的阴阳平衡，因此，"阴阳自和"是治疗疾病的目的。然而此条所谓"阴阳自和"的含义，应当有二：一是指正气旺盛，机体借自身的调节机能，使阴阳之气趋于平衡，其病自愈；二是在使用药物调和作用下，调整阴阳，促其和调与平衡，使疾病痊愈。可见本条突出了"和法"是论治六经病证的基本治则。

《伤寒论》中以和法为治则者，还有另一种情况，即对某些经过发汗、涌吐、攻下的疾病，或是并病、合病，而病邪未解的证候，采用缓剂、轻剂或峻剂小量，使病邪尽除而不伤正的治法，也都属于调和阴阳的范畴，皆为和法。如 70 条："……不恶寒，但热者，实也，当和胃气，与调胃承气汤。"此胃家实热，取缓剂之调胃承气汤，调和胃气，清热愈病。又如 208 条："阳明病，脉迟……此为欲解，可攻里也……若腹大满不通者，可与小承气汤，微和胃气，勿令至大泄下。"251 条："得病二三日，脉弱，无太阳柴胡证，烦躁，心下硬，至四五日，虽能食，以小承气汤，少少与微和之，令小安。"这两条论述阳明热实之证，仲景根据病情采用小承气汤少少与之，微和胃气，功效在于微和，乃和调之意，不取泻下，妙义无穷。又如 230 条："阳明病，胁下硬满，不大便而呕，舌上白苔者，可与小柴胡汤，上焦得通，津液得下，胃气因和，身濈然汗出而解。"此为阳明病而柴胡证未罢，阳明少阳两经同病，既有表邪，复有里邪，取小柴胡汤，调和内外，胃气因和，三焦畅达，枢机运转，一身皆和，汗出而解。"当消息和解其外"，指出外有表邪，不用汗法，而取桂枝汤调和营卫，即"小和"之意。如此等等，皆取和法为治则，达到愈病之良效。所以治病求本，调和阴阳，以平为期，确立以和法为基本治则，实为《伤寒论》治疗疾病的一般原则。

三、"和法"为基础治法

1. "和法"的代表方剂

《伤寒论》为"方书之祖"，其和法之用，广泛灵活，处处可见。关于和法的代表方剂，《伤寒论》原文 387 条曰："吐利止而身痛不休者，当消息和解其外，宜桂枝汤小和之。"本条论霍乱里和而表未解之证，此为吐利之后，阳气大伤，津液未复，虽表邪未尽，然不宜大汗，故当斟酌病情轻重，以和解其外为原则，用桂枝汤调和营卫，不须啜粥及温覆取汗，即所谓"小和之"，尚有不令发汗之意。仲景于此处明确提出"和解"之法，所用之方为桂枝汤。《绛雪园古方选注》将《伤寒论》之方剂分为和、寒、温、汗、吐、下六种方剂。把桂枝汤剂、柴胡汤剂皆列为和剂之中，并称"桂枝汤，和方之祖，故列于首"。这种将桂枝汤列为和剂之首的做法，正与原著387条"当消息和解其外，宜桂枝汤小和之"的记载合拍。桂枝汤为和剂之代表方。

《伤寒论》中仲景并未明确称小柴胡汤为和法之剂，亦未明言少阳证为半表半里证。将小柴胡汤作为和剂之代表方剂，始于宋代著名医学家成无己。《注解伤寒论》对于266条注解曰："太阳转入少阳，是表邪入于里……邪在半表半里之间……与小柴胡汤以和解之。"对96条注解曰："此邪气在表里之间，谓之半表半里证。"《伤寒明理论》小柴胡汤方下记载："伤寒邪气在表者，必渍形以为汗，邪气在里者，必荡涤以为利，其于不外不内，半表半里，既非发汗之所宜，又非吐下之所对，是当和解则可矣，小柴胡为和解表里之剂也。"可见成氏对和法的论述十分明确，将"和解"作为具体的治法，小柴胡汤作为和解剂的代表方，后世医家多遵从此说，并有所充实，有所发展，亦有争鸣，然皆见仁见智。因此认定小柴胡汤、桂枝汤为和法的代表方剂。

2. "和剂"组方的基本结构

和剂以小柴胡汤、桂枝汤为代表，兹分别论其组方的基本结构。

（1）小柴胡汤组方结构：本方由柴胡、黄芩、半夏、人参、甘草、生姜、大枣七味药组成。按药物性味不同，可分为苦降、辛开、甘补三组。一组，苦降之品，柴胡、黄芩，是本方的主药。柴胡味苦微寒，功用有三：解少阳经热，使半表之邪从外而解；疏肝，解少阳气郁；主心腹、胃肠中结气，消食化积，推陈致新。黄芩苦寒，清少阳腑热火郁，使半里之邪从内而解。柴、芩合用，表里同治，经腑共调，使气郁得畅，火郁得散，枢机和调。二组，辛开之品，生姜、半夏，功用有三：调理胃气，降逆止呕，为呕家第一圣药；佐柴、芩以逐邪；行草、枣之滞泥，在降逆止呕之中，又见泄满行滞之功。三组，甘补之品，人参、甘草、大枣，益气补脾，扶正祛邪。考仲景于解表剂中一般不用人参，而今取甘补之品，其意有三：①予保元气：病入少阳，正气有衰，故以此益中气，和营血，助正抗邪。②防邪内入：因少阳为"阴阳之枢"，正虚之时，外邪易入三阴，故遵"见肝之病，知肝传脾，当先实脾"之旨，以防为先，使邪气勿得内入。③抑制柴、芩之苦寒，以防伤害脾胃之气。本方药味不多，但配合默契，既有柴、芩苦寒清降，又有姜、夏辛开散邪，更配参、枣、草之甘补调中，七药相辅相成，而收卓效。

从方药分析得出，小柴胡汤组方是以苦降、辛开、甘补三组药物作为主体框架，巧妙用药，有规律地配伍，寒热并施，攻补兼用，使其药物功效充分发挥，既能疏利少阳枢机，又能调达气机升降，使内外宣通，气血畅达，将多种治疗方法综合于一方之中。此方苦降、辛开、甘补的组方结构，成为和解剂的基本结构。

（2）桂枝汤组方结构：本方由桂枝、芍药、甘草、生姜、大枣五味药组成。桂枝辛温，解肌祛风，温通卫阳，以散卫分之邪；芍药酸寒，滋阴和营，以固护营阴。桂枝配芍药，用量相等，于发汗之中有敛汗之意，于和营之中又有调卫之功。二者相配，既有桂枝发汗，又用芍药止汗，一散一收，一开一合，恰到好处。生姜辛散，佐桂枝发散解肌。大枣甘平，配芍药益阴和营。甘草甘平，调和诸药。

从药物功用分析，桂枝汤中桂枝、芍药为主药。其组方以桂、芍、草三味药为基础，分为二组：一组是桂枝配甘草，此乃辛甘理阳之法，更佐生姜辛甘以助卫阳；一组是芍药配甘草，此乃酸甘化阴之法，更佐大枣，酸甘以滋营阴。辛甘、酸甘相合，一阴一阳，一表一里，滋阴和阳，形成本方的主体框架，从而达到调和营卫、调和气血、调和脾胃、调和阴阳的治疗作用，故谓之和剂。

3."和剂"的演化网络

"和剂"组方严谨，用药精简，有规可循，有矩可守，从而为和剂的灵活加减变化奠定了基础。

（1）小柴胡汤的演化网络：小柴胡汤的演化有柴胡汤剂及泻心汤剂两组方剂。

1）小柴胡汤演化

①柴胡桂枝汤：为和而兼汗法，由小柴胡汤与桂枝汤合方而成。功在双解太阳、少阳，适于太阳、少阳合病或太阳、少阳并病。

②大柴胡汤：为和而兼下法，由小柴胡汤去人参、甘草，加枳实、大黄、芍药而成。功在和解少阳，兼通里实，适于少阳兼阳明里实热证。

③柴胡加芒硝汤：为和而兼下之轻法，由小柴胡汤加芒硝而成。功在和解少阳，兼清里热，适于少阳兼阳明里实热之轻证。

④柴胡桂枝干姜汤：为和而兼温法，由小柴胡汤去半夏、人参、大枣，加栝蒌根、牡蛎、桂枝，干姜易生姜而成。功在和解少阳，化气生津，兼温脾寒，适用于少阳兼气化失常证。

⑤柴胡加龙骨牡蛎汤：为和而镇惊法，由小柴胡汤去甘草，加桂枝、茯苓、大黄、龙骨、牡蛎、铅丹而成。功在和解少阳，镇惊安神，适用于少阳兼烦惊证。

2）泻心汤演化

①半夏泻心汤：为和而消痞法，由小柴胡汤去柴胡，加黄连，干姜易生姜而成。功在和调脾胃，降逆消痞，适用于呕而肠鸣下利之心下痞证。

②生姜泻心汤：为和而化饮消痞法，由半夏泻心汤减干姜之量，更加生姜而成。功在和调脾胃，化饮消痞，适用于干噫食臭、肠鸣下利之心下痞证。

③甘草泻心汤：为和而补中消痞法，由半夏泻心汤加重甘草用量而成。功在和调脾胃，补虚消痞，适用于干呕心烦、肠鸣下利日数十行、谷不化之心下痞证。

④黄连汤：为和而清温法，由半夏泻心汤去黄芩，加桂枝而成。功在和调升降，清上温下，适用于上热下寒之腹痛欲呕吐证。

⑤旋覆代赭汤：为和而化痰法，由生姜泻心汤去干姜、黄芩、黄连，加旋覆花、代赭石而成。功在和调脾胃，化痰降气，适于噫气不除、心下痞硬证。

⑥干姜黄芩黄连人参汤：为和而调中法，由半夏泻心汤去半夏、大

枣、甘草而成。功在调和中焦，寒温并用，适于寒格吐下、食入口即吐之证。

（2）桂枝汤的演化网络

①桂枝加葛根汤：为调和营卫、疏通经络法，由桂枝汤加葛根而成，适于太阳中风兼项背拘急证。

②桂枝加芍药汤：为调阴和阳法，由桂枝汤加芍药而成，适于太阴脾家气血不和之腹痛证。

③桂枝加附子汤：为调和营血、复阳固表法，由桂枝汤加附子而成，适于过汗阳虚漏汗证。

④桂枝新加汤：为调和营卫、益气养营法，由桂枝汤加芍药、生姜各一两，人参三两而成，适于汗后气营不足身痛证。

⑤小建中汤：为调和血脉、建中补脾法，由桂枝汤倍芍药加饴糖而成，适于里虚腹痛、心中悸而烦证。

⑥桂枝加桂汤：为调和阴阳、养心平冲法，由桂枝汤加桂枝而成，适于汗后阳虚奔豚证。

⑦桂枝加厚朴杏子汤：为调和营卫、下气平喘法，由桂枝汤加厚朴、杏仁而成，适于太阳中风兼喘证。

四、"和法"的应用优势

《伤寒论》集中医治则、治法之大成，其和法之用，独具优势。

1."和法"为法之核心，立意深奥

和法是重要的治疗原则，运用十分广泛，方法深奥巧妙，其优势有三：①和法，既是治则，又是治法。通过调和营卫、调和气血、调和升降、调和脾胃等法，治疗六经病证及杂病变证，皆有良效。②"和法"为法中之法。《伤寒论》对有些已用发汗、攻下、涌吐等法，而邪气未解的病证，多采用缓剂或峻剂小量的缓和治法，使病邪尽除，亦属于和法，这种治法可称为法中之法，妙意无穷。③和是治疗手段，亦是治疗目的。

《伤寒论》常采用和法、和剂作为治疗手段，通过调和阴阳，达到邪去正复，使阴阳得到新的平衡而病愈的目的。

2. "和剂"为方中之最，变化无穷

具有和解作用的方剂，即称和剂。《伤寒论》以用和剂著称。在论中和剂之多，比例之大，远非其他著作可比。和剂组方，药味精简，结构严谨，有规有矩，且变化无穷。故和剂具有十分重要的临床实用价值。

《伤寒杂病论》的组方特色

《伤寒杂病论》是我国第一部理论与实践相结合的临床医学巨著，在中医药学术发展史上具有辉煌成就。它对中医临床医学的贡献在于创立了独特的六经辨证理论体系及融理、法、方、药为一体的辨证治规律，既适用于外感，亦适用于杂病，为中医临床医学奠定了基础。随着时代的进步，社会人群疾病谱亦在不断地变化，因此，进一步发掘经方防治疑难病的潜力，对促进中医药治疗疑难病证水平的提高，具有重要的实用价值。

《伤寒杂病论》的组方特色如下：

1. 立法组方遵"方证相应"之宗旨

方证相应，是仲景组方的一大特点，其原则是以"凭脉辨证"为基础，根据四诊所获得的具体脉症，严格依据病证而确定立法组方。方证相应，乃是法依证立，方随法出，故要求组成方剂，必须与病证相对应。仲景指出："病皆与方相应者，乃服之。"可见病证是组方的依据，然病证又是病因、病机、病位、病性、病势等多种方面的概括，针对这些方面，确定组方要点，即祛除致病因素，防止病势发展，调和病机，恢复机体功能。可见仲景组方体现其"观其脉证，知犯何逆，随证治之"的严谨和方证相应的组方宗旨。

2. 遵《内经》组方配伍法则

仲景组方是在辨证立法的基础上，选择功能恰当、疗效卓越的药物，而且尊重《内经》所载"主病之为君，佐君之为臣，应臣之为使"的组方结构，故仲景所组之方，每首方剂之君、臣、佐、使层次分明，配伍协调，功能明确，充分体现了经方的特色，即组方严谨、药味精简、方以法立、法以方传的组方法则。

3. 辨证用方是恒定不变的原则

仲景运用方剂的恒定原理，是以"辨证"为前提，依据辨证结果，选用方剂。如风寒表证当发汗或解肌，则用麻、桂剂；里证热实，当攻下清里，则用承气剂；里证虚寒，当建中温里，则用建中、理中剂；表寒里饮、表寒里热，当表里双解，则用青龙剂等。此皆是先行辨证，继而立法，然后用方，这是恒定不变的原则。同时，在方剂加减变化时，亦严格遵守"方随证变"的原则，即在辨清主证的基础上，查明兼症，围绕主方加减变化。如太阳中风证兼喘，治以解肌祛风，兼以平喘，用桂枝加厚朴杏子汤；少阴病阴盛戴阳证，服白通汤发生格拒现象，治以破阴回阳，宣通上下，兼以咸寒反佐，用白通加猪胆汁汤；产后下利虚极证，治以清热止利，养血补中，用白头翁加甘草阿胶汤等。诸如此类，充分说明运用方剂及其加减变化，均以辨证为用方的前提。

4. 二方合一是合方论治之创举

"合方"之用，记载于《伤寒论》第23、25、27条。"合方"之词，始见于林亿等校注《伤寒论》时的按语中，合方是指两首或两首以上固有的方剂（经方或时方）相合而组成的方剂。《伤寒论》中合方之用有两种命名法：一是以合方之名直接标出者，如桂枝麻黄各半汤等；二是重新命名者，如大柴胡汤、黄芩加半夏生姜汤等，此虽无合方之名，但有合方之实。合方的产生，基于辨证论治的需要，合方的应用是方剂化裁的一种特殊形式。而合方的依据，须从两方面考虑，即病机的转化是合方的前提，方剂功效的对应是合方的条件。因此，合方论治的依据，必须是辨证与论治相对应，即病机与方药功效相合拍，故合方论治创出了组方的一种新途径。合方的优势，在于将不同的方剂相合之后，能扬长避短，既有原方功效的协同，又可产生新的功效，故合方论治是一种独到的论治方法，发挥着极大的作用，仲景合方论治堪称创举，是仲景组方原则的一大特色，对后世医学的发展影响深远。

5. 一方二途开综合调治之法则

仲景组方往往一方之中包括不同的治疗途径，以达到双向调节的作用，从而提高方剂的疗效。

（1）开合相济法：桂枝汤治太阳中风证，桂枝解肌发汗，开表祛风，芍药敛阴和营，固表止汗，桂芍相配，一开一合，相得益彰。

（2）寒热并用法：半夏泻心汤治痞，黄芩、黄连苦寒以泄热，干姜、半夏辛热以散寒，寒热并用。

（3）阴阳两补法：炙甘草汤治"脉结代，心动悸"，炙甘草、人参、桂枝益心气、壮心阳，生地黄、阿胶、麦冬、麻仁养心血、滋心阴，温热壮阳，寒凉滋阴，阴阳互根，两补皆受益。

（4）攻补兼施法：十枣汤治悬饮，甘遂、芫花、大戟逐水攻邪，大枣甘温益气而扶正，收攻补兼施之效。

（5）滋利共用法：猪苓汤治小便不利证，二苓、泽泻、滑石淡渗清热利水，阿胶益阴润燥，而收到利水不伤阴、滋阴不碍水（湿）的效果。

（6）润燥同治法：柴胡桂枝干姜汤治疗少阳病兼气化失常证，方中干姜、天花粉，润燥同施。

诸如上述，仲景组方往往使用一方二途，综合调节，以适应错综复杂的疾病或证候中存在着的相互矛盾的病理机转，而收卓效。这一组方方法，开拓了临床辨证和治疗用方的思路。

《伤寒杂病论》方药运用特色

《伤寒杂病论》是一部理、法、方、药融为一体的医学巨著，论辨证之理，其意深奥，叙治疗之法，广博而精详，组方用药，法则严谨，药味精简，奠定了辨证论治的理论基础，树立了组方用药的典范。

一、《伤寒杂病论》组方特色

1. 立法组方，严依病证

方证相应，是仲景组方的一大特点，其原则是以"凭脉辨证"为基础，根据四诊所获得的具体的脉症，严格依据病证而确定立法组方的原则。方证相应，乃是法依证立，方随法出，故要求组成方剂，必须与病证相对应，这就是仲景指出的"病皆与方相应者，乃服之"，可见病证是组方的依据。然病证又是病因、病机、病位、病性、病势等多种方面的概括，针对这些方面，确定组成方剂的要点，即祛除致病因素，防止病势发展，调和病机，恢复功能。可见仲景组方体现其"观其脉证，知犯何逆，随证治之"的严依病证的组方原则。同时，仲景组方是在辨证立法的基础上，选择功能恰当、疗效卓越的药物作为组方的基本药味，而且尊重《内经》"主病之为君，佐君之为臣，应臣之为使"的组方层次，故仲景所组之方，每首方剂之君、臣、佐、使，层次分明，配伍协调，功能明确，充分发挥其卓越效果。

2. 辨证用方，原则恒定

仲景运用方剂的恒定原则，是以辨证为前提，将辨证结果作为论治基础，以此选用方剂。如风寒表证当发汗或解肌，则采用麻桂剂；里证热实，当攻下清里，则采用承气剂；里证虚寒，当建中温里，则采用建中、理中剂；表寒里饮、表寒里热，当表里双解，采用青龙剂等。此皆是先行辨证，继而立法，然后用方，这是固定不变的原则。同时，在方剂加减变化时，亦严格遵守"方随证变"的原则，即在辨清主证的基础上，查明兼证，在主方基础上加减变化。如太阳中风证兼喘，治以解肌祛风，兼以平喘，采用桂枝加厚朴杏子汤；太阳病误下，胸阳不振，脉促胸闷，治以解肌祛风，通阳散邪，采用桂枝去芍药汤；少阴病阴盛戴阳证，服白通汤发生格拒之象，治以破阴回阳，宣通上下，兼以咸寒反佐，采用白通加猪胆汁汤；产后下利虚极证，治以清热止利，养血补中，采用白头翁加甘草阿胶汤等。诸如此类，充分说明运用方剂及方剂的加减变化，均以辨证为恒定原则。

3. 一病用数方，一方治多病

仲景运用方剂，灵活多变，这充分体现了"同病异治""异病同治"的精神。同是一种疾病，但由于人的体质或病机上的差异，或是病位的不同，故治法上有所区别。如同一胸痹，病机有偏实、偏虚的不同，故论治用方有别。如阴邪偏盛，阳气不虚者，治宜通阳开结，泄满降逆，采用枳实薤白桂枝汤；若阳气已虚，当从缓治其本，治以补中助阳，采用人参汤。又如同是溢饮病，治疗"当发其汗，大青龙汤主之，小青龙汤亦主之"，就是针对溢饮的具体病情采用不同的汗法。可见同一种疾病，可以采用二三首不同的方剂辨证施用，从而体现了"同病异治"的精神。另一种情况是，有时一方可以多用，多种不同的疾病，由于病因病机或病位相同，故虽病名有异，症状不同，但其治法及用方亦可以相同。如原论中用肾气丸者有五：①治脚气上入，少腹不仁；②治虚劳腰痛，少腹拘急，小便不利；③治短气微饮，当从小便去者；④治男子消渴，小便反多，以饮一斗，小便一斗者；⑤治妇人烦热不得卧，饮食如故之转胞不得溺者。以上五种病名不同，症状有异，然其病机皆属于肾阳虚衰，气化不利，故皆采用肾气丸以扶助肾气。又如五苓散，既可用于痰饮，亦可用于蓄水之消渴，这二种病证虽有差异，但皆属水邪为患，故同用五苓散。葶苈大枣泻肺汤，既可用于肺痈，又可用于支饮，前者属于风热为病，后者属于饮邪为患，病因虽异，病机皆是痰涎壅塞于肺，故均采用葶苈大枣泻肺汤。以上均属一方可以辨证用于多种不同病证之例，从而体现了"异病同治"的精神。《金匮要略》中将同一首方，用于治疗不同病证，反复用两次以上者，即有18首之多。除以上所举者，还有大小承气汤、小柴胡汤、小建中汤、防己黄芪汤、桂枝加黄芪汤、当归芍药散、蒲灰散等，均可一方用于不同的病证。可见仲景运用方剂，一病可用数方，一方可治多种病证，然而形式上虽然表现不同，但实质上仍然反映了辨病与辨证相结合的论治精神。

4."合方"法则，堪称创举

"合方"是指两首或两首以上方剂合并使用，是方剂加减化裁的一种特殊方式。这种合方论治的理论和运用，出自于《伤寒论》，可以说是仲景组方之心法。在《伤寒论》第23、25、27条明确提出了桂枝麻黄各半汤、桂枝二麻黄一汤、桂枝二越婢一汤以及柴胡桂枝汤等。"合方"是在应用原有单一方剂出现某些不适应或效果不佳的情况下而产生的。如桂枝麻黄各半汤，是麻黄汤与桂枝汤两方相合，各取其剂量之半，即1:1用量合方，用于太阳病表郁邪轻之桂麻各半汤证。因为邪郁于表，不得汗出，但不宜麻黄汤峻发其汗，而桂枝汤调和营卫，又难以开其表闭，因此采取两方相合，集两方之功效于一方之中，既可解表发汗，又能调和营卫，刚柔相济，恰到好处，而收小汗解邪之效，故形成辛温轻剂之小汗法。桂枝二麻黄一汤，为辛温轻剂之微汗法；桂枝二越婢一汤，是桂枝汤与越婢汤相合，为微汗宣郁清热之剂。此外，柴胡桂枝汤，是小柴胡汤与桂枝汤两方相合，取其两方各用半量而成，用于太阳、少阳并病，可收太阳、少阳双解之功。可见合方的原则，须根据病因病机与所合方剂的功效而定。至于合方时所采用方剂的比例，则应根据病情的需要，决定其在合方中的主辅或均等关系，使所合方剂在合方中发挥应有的疗效。仲景合方创出了组方的一种新途径，两方相合，作用协同，功效相加，同时可以在某些方面产生新的功效，故合方法对后世医学产生了极其重大的影响，而且延续至今，形成"合方"的三种形式，即经方与经方、经方与时方、时方与时方相合。以小柴胡汤举例而言，有《素问病机气宜保命集》的柴胡四物汤（小柴胡汤合四物汤）、《景岳全书》的柴平散（小柴胡汤合平胃散）、《伤寒蕴要》的柴胡建中汤（小柴胡汤合小建中汤）等。以承气汤举例而言，有《伤寒直格》的三一承气汤（三承气汤合方）、《温病条辨》的承气陷胸汤（小承气汤合小陷胸汤）、《温疫论》的承气养营汤（小承气汤与四物汤合方）等。此外，如八珍汤（四君子汤合四物汤）、胃苓汤（五苓散合平胃散）等，后世这些合方的产生，无疑均源于《伤寒论》的启迪。仲景合方法的研究在日本亦受到重视，如《皇汉医学》的柴苓散（小柴胡汤合四苓散）、柴陷汤（小柴胡汤合小陷胸汤）等。可见仲景合方理论为后世医学尤其是方剂学的发展奠定了基础。

5. 一方二途，综合调节

仲景组方往往一方之中包括不同的治疗途径，以达到综合调节的作用，从而提高方剂的疗效。一部分经方具有综合调节作用，概括有以下几种：

（1）开合相济法：见于桂枝汤治太阳中风证。以桂枝解肌发汗，开表祛风，芍药敛阴和营，固表止汗。桂、芍相配，于发汗之中寓有敛汗之意，和营之中具有调卫之功，发汗以止汗，一开一合，相得益彰。又如防己黄芪汤用于风水表虚证，黄芪益气固表，防己利水祛风，亦开合相济。

（2）寒热并用法：见于半夏、生姜、甘草泻心汤治寒热错杂痞。以黄芩、黄连苦寒以泄热，干姜、半夏辛热以散寒，寒热并用，辛开苦降，清热不伤正，散寒不助热，相得益彰。

（3）阴阳两补法：如炙甘草汤治"脉结代，心动悸"，以炙甘草、人参、桂枝益心气、壮心阳，生地黄、阿胶、麦冬、麻仁养心血、滋心阴，温阳而不损阴，寒凉滋阴而不伤阳，阴阳互根，两补皆受益。芍药甘草附子汤治汗后恶寒之虚证，芍药、甘草酸甘化阴，附子辛热，温经复阳。肾气丸治虚劳证，以地黄、丹皮、山茱萸、山药、泽泻、茯苓补阴之虚以生气，以附子、桂枝暖肾益火，助阳之弱以化水，此乃温阳益阴之良剂。

（4）攻补兼施法：如十枣汤治悬饮，以甘遂、芫花、大戟逐水攻邪，大枣甘温益气而扶正，乃收攻补兼施之效。鳖甲煎丸治"结为癥瘕，名曰疟母"，以桃仁、䗪虫、鼠妇、葶苈、瞿麦、芒硝、大黄等祛瘀通滞行水，人参、阿胶补气养血，并配柴胡、桂枝、半夏等品调寒热，畅气机，此亦攻补兼施之剂。

（5）滋利同用法：如猪苓汤治阴虚水热互结证小便不利，以二苓、泽泻、滑石淡渗清热利水，阿胶益阴润燥，而收利水不伤阴、滋阴不碍湿的效果。

（6）宣降共调法：如半夏麻黄丸治"心下悸"，伴有喘、呕等饮盛阳郁致悸者，以麻黄通阳宣肺，半夏蠲饮降逆，此宣降同调，宣而不逆，降而不陷，恰到好处。

（7）润燥同治法：栝楼瞿麦丸治下寒上燥之"小便不利者，有水气，其人若渴"，此方用栝楼根、薯蓣清热生津润燥，附子温阳燥湿，瞿麦、茯苓淡渗利水，此方配伍附子温燥而不耗津，栝楼根寒润而不伤阳，而能温阳化气，使津液上承，水气下利，达到润燥同治。又如柴胡桂枝干姜汤治疗少阳病兼气化失常证，方用干姜、栝楼根，亦具有润燥同治之功。

上述实例说明，仲景组方往往使用一方二途，综合调节，以适用疾病或证候中相互矛盾的病理机转，而收到更好的治疗效果。这一组方方法，开拓了临床辨证治疗用方的思路和方法。总之，仲景组方法的特点，可概括为组方严谨，药味精简，法依证立，方随法出，方证相应，原则明确，化裁灵活。

二、《伤寒杂病论》用药特色

1. 重视单味药的功效

仲景针对病机，专病使用专药，充分发挥单味药的主治功能，如用茵陈退黄、黄连泻火、苦参杀虫、蜀漆祛痰疗疟、鸡矢白治转筋入腹等，均突出了单味药的临床应用意义。

2. 重视配伍，发挥"药对"功效

药物的配伍，主辅作用的发挥，不同功能的协同，尤其是"药对"协同作用的发挥，更是其一大特长。例如桂枝应用于不同方剂之中，可发挥多种不同的作用。如桂枝汤之桂、芍相配，调和营卫；麻黄汤之桂、麻相伍，增强发汗之力；黄连汤之桂枝、干姜相伍，温中逐寒；五苓散之桂、苓相伍，化气行水；桂枝人参汤之桂、参相伍，补虚解表；炙甘草汤之桂枝、生地黄相伍，滋阴补阳；桃核承气汤之桂枝、大黄相伍，化瘀泄热。此外，桂枝加桂汤、桂苓五味甘草汤，用以下气降逆；小建中汤、黄芪建中汤，用以健运中气；桂枝乌头汤，用以散寒止痛等。又如附子的配伍应用，配干姜回阳救逆，配白术温散寒湿，配薏苡仁缓急止痛，配大黄温阳通便，配乌头峻攻阴邪等，不胜枚举。如上所述，药物的原有功能，经过配伍，既可增强疗效，又能扩大应用范围，从而形成许多"药对"，这是仲景用药的一大特点，亦为后人开创了用药配伍的门径。

3. 方剂中药物加减变化灵活

仲景用药既有按法立方、据证用药的严格原则，又有化裁的灵活变化。唐容川曰："仲景用药之法，全凭乎证，添一证则添一药，易一证亦易一药。"这正是仲景加减用药的原则。对药物的变化采用如下方法：①药味增减：如治胸痹病，解除胸痛，只选用栝蒌薤白白酒汤；若见水饮上逆，而不得卧者，则加半夏、形成栝蒌薤白半夏汤。如太阳中风证，用桂枝汤调和营卫，解肌发汗。若兼阳虚漏汗者加附子，形成桂枝加附子汤；若兼项背拘急不舒者，加葛根，形成桂枝加葛根汤等。②药量增减：如桂枝加桂汤，加重桂枝以平冲降逆，小建中汤倍芍药以缓急止痛，通脉四逆汤重用干姜以温阳散寒等，均是通过药物剂量的改变而增强或扩充了方剂的作用。

4. 重视药物炮制煎服事宜

仲景对药物的炮制、煎服方法，皆以病证需要而选用。如附子的用法，生用则回阳救逆，炮用则温经止痛。甘草炙用则补气，生用则泻火等。又如大黄酒洗，水蛭须熬，皆在炮制之列。对方药的煎服法要求更是

考究，如药物煎法，有先煎后下、煮去上沫、去滓再煎、煮丸冲散，煎药溶剂有水、水酒各半、甘澜水、潦水、清浆水、苦酒等。药物服法有温服（一升，日服二三次）、顿服、少少温服、少少含咽、先食而服、平旦服等，药后护理有服后啜粥、温覆取汗、多饮暖水、汗多温粉等，药后宜忌有禁食生冷、黏滑、肉面、五辛等。上述皆视病情需要而取之。

5. 观察药效，严守法度

服药后须严密观察病情，对药效的发挥，掌握"以知为度"，不可太过，亦不可不及，仲景在"方后注"中常有注明，大致分为不效继服或中病即止。如服桂枝汤后，"汗出病差"，见效停药，"不汗更服依前法"，并缩短服药间隔；大陷胸汤，"得快利，止后服"；大承气汤，"得下，余勿服"；桃核承气汤，"当微利"；牡蛎泽泻散，"小便利，止后服"；桂枝去桂加茯苓白术汤，"小便利则愈"；五苓散，"汗出愈"等，均说明见效停药，中病即止，不可过剂。再如抵当汤，"不下复服"；理中汤，"腹中未热"须增加药量；十枣汤，病不除者，可增加药量等，均是谨守病机，严守法度，以平为期。可见对药效的观察，具有很高的科学性、法则性、规律性、实用性，临床不可忽视。

6. 创制了多种药物剂型

如有酒剂、饮剂、煎膏剂、醋剂、洗剂、浴剂、熏烟剂、熏洗剂、滴耳剂、吹鼻散剂、外用散剂、舌下散剂、软膏剂、阴道栓剂、肛门栓剂等，可施以不同的病证。上述仲景用药的丰富经验，通过实践证明，皆行之有效，为制剂学增添了丰富的内容，也确实是值得开发的技术。

经方药对的配伍应用

在药简效宏的经方中包含有很多功效卓著的药对，其用法独具特点，经验十分丰富，时至今日，仍有其重要的实用价值。

一、药对的概况

1. 药对的含义

药对又称对药，由相对固定的两味药物组成，是药物配伍的基本单位，又是方剂特殊的配伍形式，可发挥独特的优势。

2. 药对与方剂的关系

药对与方剂，皆由单味药在辨证论治原则指导下，按一定配伍原则和规律组成，二者密切相关，又有各自的体系和特征。因此为了易于应用，有必要进一步讨论其差异。

（1）以组成药物论：药对由两味中药组成；方剂则由一味至多味中药组成。

（2）以组成原则论：药对组成依据中药的性能、病情的需要，以药对的特定功能与作用而组合；方剂组成则是在辨证立法的基础上，选择适当的药物组合成方，其组方原则须遵《素问·至真要大论》之"君一臣二，制之小也；君一臣三佐五，制之中也；君一臣三佐九，制之大也"的指导精神，以君、臣、佐、使作为方剂的框架，并有特定的剂量、用法和剂型等规律。

（3）从功效作用论：药对着重于对药之间的配伍关系，发挥最佳相辅相成的特定功效；方剂则是按固定原则组成，充分发挥方剂内群体药物的最佳配伍关系，同时药物之间具有主从不同的地位。

此外，有时药对可以独立成方，但更多的是包含于方剂中，在不同的结构中发挥着药对应有的功能。

3. 药对的模式

经方药对模式有两种：一是以药对为方，即一组药对独自成方。如干姜 - 附子，即为干姜附子汤，功在大辛大热，急救回阳；栀子 - 豆豉，即为栀子豉汤，功在清宣郁热。二是药对含于方中，即一首方中可以含有一组或两组以上药对。如茯苓四逆汤中含有干姜 - 附子、甘草 - 干姜，桂枝甘草龙骨牡蛎汤中含有桂枝 - 甘草、龙骨 - 牡蛎，皆为两组药对。

二、药对的组成依据

药对组成有两大基本原则：一是药物性能，即依据中药的性味归经、升降浮沉等特有的性能配伍药对；二是证治法则，即以辨证论治原则为前提选择药物，将二者紧密结合，以取得最佳效果为目的，配伍各类药对。

1. 药对与药物性味归经

（1）药对与四气：四气指药物的属性，即寒、热、温、凉四种药性。寒与凉，功主清热解毒，其性属阴；温与热，功主温中散寒，其性属阳。依据《素问·至真要大论》"寒者热之，热者寒之"的用药规律进行药对配伍是必然的原则。临床应用一般是阳热同类相伍，阴寒同类相伍，或阴阳寒热错杂成对。

（2）药对与五味：五味指酸、苦、甘、辛、咸五种气味，是药物不同功用的概括，酸能收敛固涩，苦能泄燥坚阴，甘能补益缓急，辛能发散通行，咸能软坚散结。此外，有的药物尚有淡、涩之味。药味的属性，辛、甘、淡属阳，酸、苦、咸属阴。关于药味与脏腑关系，一般规律为：酸味入肝，苦味入心，甘味入脾、辛味入肺，咸味入肾。药对的组成，是利用单味药之特性与功能进行配伍，一般组合形式有同味相配与异味相合两种方法。如同味相配药对有二辛相配、二甘相配、二苦相配等；异味相配药对有酸甘相伍、辛甘相伍、辛苦相伍等。此外，有些药物同时具有几种性味，组合药对，必须注重主导药味的作用。

（3）药对与归经：归经是指药物对机体某些脏腑、经络病变有着明显的选择性作用。同时药物治疗的范围亦不同，如寒性药物皆可清热，但作用范围有清肺热、脾热、肝热的不同。因此，药物归经是影响组合药对的重要因素。值得指出的是，某一脏腑、经络的病变，可有寒热虚实之分，同归一经的药物，又有温、清、补、泻之别，所以对药物的选择，可采取同归一经的药物相伍，亦可采取分别归属两经的药物相伍。

总之，组成药对需要考虑药物的四气、五味及归经，综合协调，采取最佳配伍，才能充分发挥药对功效。

2. 药对与药物升降浮沉

升降浮沉，是中药的性能之一，标志着药物作用的方向。升与降、浮与沉是相对的，升者上行，降者下降，浮者外散，沉者内泄。药物的升降浮沉与药物本身的气味及其质地轻重有一定的关系，一般是有升浮之性的药物，大多味属辛、甘，其气温热，质地轻扬；有沉降之性能的药物，大多味属酸、苦、咸，其气寒凉，质地重沉。一般可采取升浮同功，沉降共用，或取升降、浮沉双向相配，使异曲同工。可见药物的升降浮沉亦是药对组成需考虑的一个因素。然而升降浮沉之性，寄寓于四气五味之中，故临床选用药对，一般应以药物气味功能为主导因素。

3. 药对与药物毒性

药物有无毒与有毒之分，故药对的组成要注意药物的毒性。为了减低毒性，清除不良反应，缓和烈性，提高疗效，临床可选择具有相互制约、拮抗等功用的药物组成药对。

综上所述，药对的组成须以中医理论为基础，以辨证论治为前提，以中药性能与"七情"配伍关系为原则，筛选药物进行组合。

三、药对的组成形式

经方药对的形式，主要有寒凉、温热、寒热、补泻、敛散、刚柔、燥润、协同、制约、阴阳、表里、气血等。兹归纳如下：

1. 寒凉相伍

采用寒凉双重药性组成药对，取其性味相同，同气相求，功效相似，相须为用。如石膏 – 知母，清热泻火（白虎汤）；石膏 – 竹叶，寒凉清热（竹叶石膏汤）；栀子 – 黄柏，清热利湿退黄（栀子柏皮汤）；黄芩 – 黄连，苦寒清热（葛根芩连汤、半夏泻心汤）；大黄 – 黄连，清热泻痞（大黄黄连泻心汤）；栀子 – 大黄，清热除烦消积（栀子大黄汤）等。

2. 温热并进

采用温热药与温热药的并用组合，使两热相得，相辅相成，增强药力，功专效宏，突出主攻方向。如桂枝 – 附子，温经散寒（桂枝阳子汤）；附子 – 干姜，急救回阳（干姜附子汤），回阳救逆（四逆汤），逐寒止痛（乌头赤石脂丸）；麻黄 – 附子 – 细辛（麻黄附子细辛汤），三热相并，温阳散寒解表，效力尤专。

3. 寒热并施

取寒凉药与温热药联用，以相异药性并施取效。如石膏 – 麻黄，散寒清热(麻杏石甘汤、大青龙汤)；栀子 – 干姜，清上温下（栀子干姜汤）；黄连 – 干姜，清热温中（黄连汤、三泻心汤、干姜黄芩黄连汤）；黄连 – 附子，泄热扶阳（附子泻心汤）；大黄 – 附子，温下里实（大黄附子汤）等。

4. 消补同行

补虚泻实并举，各取特长。如厚朴 – 人参，益气消胀（厚朴生姜半夏甘草人参汤）；葶苈子 – 大枣，逐痰安中（葶苈大枣泻肺汤）等。

5. 散收结合

辛温燥散之品与酸敛而收之味联用，各取其功。如乌梅 – 蜀椒、细辛

（乌梅丸），乌梅酸涩而收，蜀椒、细辛大辛，其性温燥而散，合用之则蛔虫"得酸则静，得苦则下，得辛则伏"，为治蛔厥的有效方剂。五味子 – 细辛、干姜，散饮敛肺（小青龙汤、苓甘五味姜辛汤）等。

6. 刚柔相济

刚柔之药，其性相辅相成，刚药之性，刚躁而猛，柔药之性，缓而平和。如附子 – 白芍（真武汤），附子得芍药，辛温回阳而不燥；芍药配附子，阴柔养血而不寒，刚柔相济，互补其长。附子 – 当归（乌梅丸），辛温回阳，甘柔养血，刚柔互济。附子 – 地黄（肾气丸），辛燥扶阳，甘柔滋阴，协同互补。

7. 燥润共用

辛燥与滋润药物联用，互补其短。如半夏 – 麦冬（竹叶石膏汤），半夏辛温而燥，麦冬甘寒而润，半夏得麦冬，缓燥而降逆，麦冬得半夏，滋润而不滞。黄连 – 阿胶，清热泻火，滋养心肾（黄连阿胶汤）；干姜 – 栝蒌根，辛燥温阳，甘寒生津（柴胡桂枝干姜汤）等。

8. 相畏制约

一种药物能抑制另一种药物的毒性，二药同用，互相牵制，减低毒性，减少副作用。如生姜 – 半夏（泻心汤、小柴胡汤等），生姜可解半夏之毒。半夏 – 生姜，又为小半夏汤，半夏辛温有毒，降逆止呕，生姜，辛而微温，和胃止呕。此方为止呕方之祖，故可用于多种病证之呕吐。半夏降逆，长于止呕，生姜配之，既协同止呕，又约制毒副作用，一举双收。

9. 相须为用

取两种性能功效类似的药物配合应用，可以增强其原有疗效。如大黄 – 芒硝（大承气汤、大陷胸汤、调胃承气汤、桃核承气汤），苦寒泻下，软坚清热，协同增效，清下尤速；黄连 – 黄柏，苦寒清热，坚阴止利（白头翁汤、白头翁加甘草阿胶汤）；龙骨 – 牡蛎（桂枝加龙骨牡蛎汤、柴胡加龙骨牡蛎汤），平肝潜阳，共用效佳；猪苓 – 茯苓（五苓散、猪苓汤），共奏淡渗利水之功等。

10. 表里协同

太少两感，表里同时受邪，采用表里同治之法。如麻黄 – 附子（麻黄附子细辛汤），扶阳解表，麻黄辛温散寒而解表，附子辛热扶阳温里，助麻黄而散寒。桂枝 – 干姜（桂枝人参汤），桂枝解表，干姜温中。

11. 气血同调

气分药与血分药相配，用于气血相关、气血同病或气病及血之证。如桂枝 – 白芍（桂枝汤），调和营卫气血。桂枝性温，辛散卫阳，调和卫气；白芍酸寒，滋阴和营，护固营血，使卫气营血和调同治。又如当归 – 桂枝（当归四逆汤），治血虚寒凝之厥，当归补阴养血，桂枝温行散寒，气血同调，使厥逆得回。

12. 阴阳同调

具有发表、通阳、行气、活血等功用的药，属阳性药物，具有收敛、止呕、补益等功用的药，属阴性药物。阴阳两种药物相配，阴中有阳，阳中有阴，相互制约，具有调畅气血、和调阴阳的功效。如当归 – 白芍（当归四逆汤），当归活血行血，主动而属阳，白芍酸收养血，主静而属阴，二者相配，具有活血养血之功。又如桂枝 – 麦冬（炙甘草汤），桂枝温通心阳，麦冬滋养心阴，二者相配，使心之阴阳气血，盈而和平，脉复得康。此外尚有桂枝 – 甘草（桂枝甘草汤）、甘草 – 干姜（甘草干姜汤），辛甘理阳之法；芍药 – 甘草（芍药甘草汤），酸甘化阴之法等。

13. 升降相伍

以升浮性的药物与沉降性的药物相配伍，取其升降、浮沉不同的治疗作用，调理气机，调和升降。如桔梗 – 巴豆（三物白散、桔梗白散），载药上浮，攻逐泻下；麻黄 – 杏仁（麻杏石甘汤、麻黄汤、麻杏苡甘汤），宣降肺气；黄芪 – 防己（防己黄芪汤），一升一降，一补一泻，共奏益气升阳、利水消肿之功。

四、药对的功用优势

按中医理论组合配伍的药对，将发挥药物的最佳疗效。

1. 增强药效

药对的两种药物性味、功能基本相同，协同应用，则直接增强药物功效。如大黄与芒硝协同成对，则增强苦寒清热、攻里泻下之功。附子与干姜协同成对，则增强辛温散寒、回归救逆之功。

2. 相互辅助

药对的两种药物的功能，有相同点或有某种联系，配对协同应用，相互辅佐，相得益彰，发挥更佳疗效。如龙骨与牡蛎协同成对，两药均为质重沉降之品，又皆有敛阳潜阳、镇惊安神、收敛固涩之功。龙骨归心、肝之经，以镇惊安神、收敛浮阳为长；牡蛎归肝、肾之经，以益阴潜阳、软坚散结为专。二药配对，相须为用，镇潜固涩，益阴摄阳，阴得敛可固，阳得潜不浮，从而达到阴阳和调之效。

3. 相互制约

两种药物同时应用，互相制约，扬长避短，使药效得到充分发挥，而提高疗效。如附子与芍药相配，附子辛温而刚燥，芍药苦酸而阴柔，刚柔相济，扬长避短，恰到好处。

4. 减毒消副

药物的毒副作用，可通过药对配伍，相互牵制，以减低毒性，或减少副作用。如生姜与半夏相配，生姜可消除半夏之毒性。

经方药对配伍有多种形式，在不同的方剂中发挥各自特长，临床应用于治疗疑难杂病，皆有良效。

"方证相应"论
——兼论苓桂剂方证

方即方剂,证即病证,"方证相应"乃方剂与病证相对应之谓。方证相应创源于张仲景,始见于《伤寒论》第317条,通脉四逆汤方后注曰:"病皆与方相应者,乃服之。"

一、"方证相应"的意义

1. 方证相应是组成方剂的原则

《伤寒论》立法组方,严依病证,其原则是以"凭脉辨证"为基础,据四诊所得具体脉症,严格依据病证而确立组方原则。方证相应,是法依证立,方随法出,故要求组成方剂,必与病证相应,故"方证相应"亦为组方的基本原则。

2. 方证相应是辨证论治的依据

张仲景运用方剂是以"辨证"为前提,将辨证结果作为论治的依据。所以临床诊疗疾病,定要将方与证对应,才可收到佳效。

方证相应是辨证论治准确的基本要求。

只有在辨证论治的前提下,方证互相对应,其药乃可"服之",所以"方证相应"不是简单地将方剂与病证对应,而必须通过四诊、八纲进行辨证,分析病位所在,病性所属,病势所向,依此明确诊断,确立治法,选方用药,以达到方证相应的结果。

二、苓桂剂"方证相应"的特点

苓桂剂是以茯苓、桂枝为主药的一组方剂,专于治疗水气病为其特征。包括苓桂术甘汤、苓桂枣甘汤、苓桂姜甘汤、苓桂味甘汤、五苓散等方剂。以下综合分析和探讨苓桂剂方证相应的规律。

苓桂剂以温阳、化气、行水为组方基本原则,其药味以茯苓、桂枝、甘草为各方的共同药物,根据3味药配伍作用,可分为二组:一组是茯苓、桂枝相配。茯苓在方中作用有四:一为利水渗湿以消阴翳;二为养心安神而止悸动;三为健脾培土而防水泛;四为甘平入肺,行治节之令而利水道。故茯苓为方中第一主药。桂枝作用有三:一为通阳化气而渗湿;二为下气平冲而降逆;三为入心补中而制水。是方中第二主药。苓桂相伍,相辅相成,专主通阳化气,利水祛湿。另一组是桂枝、甘草相伍。炙甘草甘平,入十二经,旨在补脾益气,调和诸药,桂甘相合,乃辛甘理阳之法,温通心阳之桂枝甘草汤即其例。这两组药物为苓桂剂的基础药物,也是治水气的主要药物。由于脏腑病变不一,水邪停蓄部位不同,其药物配伍,可视其病变机理,特异证候表现,辨证立法,依法组方,选用不同药物。如脾虚水停,伍用白术,协茯苓健脾利水,则为苓桂术甘汤,此乃苓桂方剂群的代表方剂。

三、苓桂剂方证分析

1. 苓桂剂核心方证

(1)苓桂术甘汤:本方主治心下逆满,气上冲胸,起则头眩,小便不利,心悸气短,吐痰涎,脉见沉紧。证属脾阳不运,水饮内停,冲逆于上。其病机在于脾虚,故以白术温阳健脾,利水平冲,合苓、桂、甘为治疗水气、痰饮之主要方剂。

(2)苓桂甘枣汤:由茯苓、桂枝、甘草、大枣组成。主治脐下悸,欲作奔豚，小便不利。因汗后心阳虚弱，镇摄无权，肾水上泛，阴来搏阳，处在欲发而未作之时。其病理关键在于心阳虚，肾水欲动。治当温阳利水平冲。方中大枣补脾益气，重用茯苓利水宁心，大枣与茯苓相伍，既能补益心阳，温化肾气，培土制水，又能平冲降逆，而使心阳复，水气化，悸动得止，而奔豚痊愈。

（3）苓桂姜甘汤：由茯苓、桂枝、生姜、甘草组成，又称茯苓甘草汤。主治心下悸，伴有振水音，按之如囊裹水之状，或伴有水吐，口不渴，甚则手足厥逆。本证在于胃阳不足，水邪停蓄，治以温胃化饮，通阳行水。方中生姜温胃散寒化饮，与苓、桂、甘三者相合，共奏温阳化饮之功。此乃治疗水气内停，不烦不渴，而见心悸肢厥的良方。

（4）苓桂味甘汤：由茯苓、桂枝、五味子、甘草组成。主治支饮服小青龙汤后，出现气从少腹上冲，直至胸咽，四肢麻木，其面翕热如醉状，或见头眩如冒，小便难等。由于素日下焦阳虚，支饮上盛，下虚上盛，若单用小青龙汤温散，易于发越虚阳，引发肾气不摄，气不归原，故治当温阳敛气而平冲，方用五味子收敛冲气，潜虚阳于下。

2. 苓桂剂基础方证

（1）苓桂干姜汤：由茯苓、桂枝、干姜、甘草组成，出自《未刻本叶氏医案》。主治"利止咳发，气逆火升，中脘尚痛，阴亏于下，气阻于中，先和其中，续摄其阴，是其治也。"此病起于下，气阻于中，逆而作咳，故先温阳而和其中，干姜配甘草乃理中汤之半，可温中散寒，续后再调其阴。

（2）苓桂术姜汤：由茯苓、桂枝、白术、生姜组成，出自《未刻本叶氏医案》。主治"胀后成痞，清阳失旷，饮邪内阻"，"阳因失旷，胸闷腰痛"，"中阳困顿，湿邪内阻，脘痛飧泄咳嗽"，"痰饮内阻，清阳失旷，背痛心悸"。病在中焦，故用苓、桂配白术，健脾利湿，生姜温胃散饮，治在中焦。

（3）苓桂姜蜜汤：由茯苓、桂枝、姜汁、白蜜组成，亦出自《未刻本叶氏医案》。主治"阳失流行，胸背痹痛"。由于胸阳不宣，气滞痹阻，故为胸背痹痛，以生姜汁发散行痹，白蜜甘润，补中缓急，止心腹肌肉诸痛，与桂、苓相伍，温阳缓急，止痛尤佳。

（4）苓桂杏甘汤：由茯苓、桂枝、杏仁、甘草组成。主治水气上冲，肺气不降，治节不行，水道不通。症见咳嗽气逆，面目浮肿，小便不利，脉弦，舌苔水滑。本证病理关键在于水邪犯肺，肃降失司。方中用杏仁下气平喘，协苓、桂、甘草，温肺行水。

（5）苓桂姜萸汤：由吴茱萸、桂枝、茯苓、生姜、干姜组成，出自《未刻本叶氏医案》。主治"阴寒下着，腹痛形寒"。本方实为苓桂剂与吴茱萸汤化裁而成，适用于阴寒为病，浊气上逆之证。此合方应用，为苓桂剂另辟一径。

（6）苓桂杏苡汤：由茯苓、桂枝、杏仁、薏苡仁、生姜、甘草组成，见《未刻本叶氏医案》。主治"饮阻阳郁，形凛背痛"及"饮邪作咳"。此乃水饮停阻，阳虚不宣，饮邪逆肺而咳。方中杏仁下气利肺，薏苡仁利水渗湿，入肺消痈，协同苓、桂，温阳利水，而治水气病。

3. 苓桂剂相关方证

（1）五苓散：为苓桂剂相关方之一，为治疗太阳蓄水证的主方。蓄水证乃因太阳病经邪不解，表邪由经内并于腑，邪入膀胱，以致膀胱气化失调，津液不行，水蓄于下，因而小便不利，消渴，渴欲饮水，水入则吐。其表证尚有发热、头痛、脉浮。下焦蓄水伴有少腹满，"必苦里急"。气机升降失常，痞塞于中，故可致"水痞"。蓄水证的病理关键，在于邪与水结，停蓄膀胱。方中苓、桂温阳化气，淡渗利水，并配用猪苓、泽泻、白术。猪苓淡渗而利水，二苓相须，增强利水蠲饮之功；泽泻甘寒，最善利水道，直达膀胱，为利水渗湿之主药，二苓得泽泻则利水之功倍增；白术燥湿健脾助土，为治水湿之要药。诸药相合，通阳化气，渗湿利尿，凡见气化失常，小便不利，水停下焦者，不论有无表证，均可用之。

（2）真武汤：由茯苓、芍药、白术、生姜、附子组成。主治心悸，腹痛，下利，小便不利，四肢沉重疼痛，甚则水肿，或咳喘或呕等。因太阳病过汗损伤少阴肾阳，或少阴病邪深入，肾阳衰弱，不能制水，致水邪泛滥。其病理关键在于肾阳虚水邪泛滥，治当温阳化气利水。方中附子辛热以壮肾阳，补命门之火，使水有所主；白术苦温，燥湿健脾，使水有所制；术附同用，还可温煦经脉以除寒湿；生姜宣散，佐附子助阳，是于制水中有散水之意；茯苓淡渗，佐白术健脾，是于制水中有利水之用；芍药活血脉，利小便，又可敛阴和营，制姜附刚燥之性，使之温经散寒而不伤阴。诸药合之，温肾阳以消阴翳，利水道以祛水邪，共奏温阳利水之效。凡由于心肾阳虚、水邪泛滥所引起之水肿、痰饮、泄泻、虚劳、眩晕、惊悸、痛证、痹证、痿证、呃逆、喘证等，均可用本方加减治之。

《伤寒杂病论》合方法则的优势

《伤寒杂病论》是一部理、法、方、药俱备的经典著作，书中所论理、法、方、药的运用规律具有独到的优势，经过不同历史时期的实践检验，长盛不衰。合方法则即是其一，所谓合方法则，乃指将不同方剂合用，而产生具有综合性新意的论治法则。"合方"之用，记载于《伤寒论》第23、25、27条原文；"合方"之词，始见于林亿等校注《伤寒论》时的按语中，从此"合方"法则便实用于临床，发挥其独到的优势，逐渐被后世医家采用与重视。

一、合方法则释

1. 合方的概念

合方是指两首或两首以上固有的方剂（经方或时方）相合而组成的方剂，这是方剂加减化裁的一种特殊方式。《伤寒论》中合方之用有两种命名：一是以合方之名直接标出者，如桂枝麻黄各半汤等；二是重新命名者，如大柴胡汤、黄芩加半夏生姜汤等，此虽无合方之名，但行合方之实。合方法则，是指不同方剂相合之后，既有原方功效的协同，又可产生新功效的论治法则，是一种独到的论治方法，可发挥更加良好的作用。

2. 合方的方法

组成合方之法，仲景论述内容十分丰富。①从方法而论，有"先合后煎"与"先煎后合"两种用法。"先合后煎"指将原有方剂的药物，按一定原则和剂量，混合成一方同煎，见于桂枝麻黄各半汤等方。"先煎后合"指将两方分别煎煮，各取一定比例药液相合而成，见于桂枝麻黄各半汤。如23条注语曰："本云，桂枝汤三合，麻黄汤三合，并为六合，顿服。"25

条方后注曰："本云，桂枝汤二分，麻黄汤一分，合为二升，分再服。"②从药物剂量而论，有两种计算法：一种是将两方药物剂量各按一定比例相合，重复药味取两方相加之量，如桂枝麻黄各半汤；另一种是将两方药物剂量各按一定比例相合，重复药味以一方为准，不取两方相加量，如柴胡桂枝汤。③从药味而论，合方可以原文药味不变而相合，亦可据病情加减药味后而相合，如厚朴七物汤是桂枝汤去芍药与小承气汤合方。④从合方比例而论，合方所选方剂，可有主辅或平等关系的不同，合方治疗复杂病证时，应掌握所选方剂在合方中所占的比例，据病情决定其平等或主辅比例，如桂枝麻黄各半汤是取相同比例，桂枝二麻黄一汤是取桂枝汤为主，麻黄汤为辅。总之，合方的方法与形式多种多样，均须依据病机、病证及方剂功效的对应而取舍。

3. 合方的依据

合方的产生是辨证论治的需要，合方的应用是方剂化裁的一种特殊形式。合方的依据，须从两方面考虑：其一，病机病证的转化是合方的前提。由于经络相连，脏腑相关，故疾病处于动态的传变之中，病机、病证随之出现转化，辨证论治原则应当谨守病机，因此，疾病论治的需要是合方应用的前提与依据。如桂枝二越婢一汤证，"太阳病，发热恶寒，热多寒少"，反映了寒邪束表，日久不解，已有部分化热入里，其病机为表邪不解，内热生成。此为表寒里热之轻证，故将桂枝汤与越婢汤以2∶1合方，以桂枝汤解表，以越婢汤清里，合方发挥微汗宣郁兼清里热之功，此为表里双解之轻剂。其二，方剂功效的对应是合方的条件。若单一方剂的功效不能完全适合病情，或单一方剂不能取得更佳疗效，则采用合方法则组成新方，以适应辨证论治的需要，故方剂功效必须与病机、病证相对应，这是合方论治的基本条件。总之，合方的依据必须是辨证与论治相对应，即病机、病证与方药功效相合拍，故合方法则创出了组方的新途径。

二、合方法则的特色与优势

1. 合方法则的特色

合方的出现，是疾病辨证论治的需要，合方法则的特色集中体现并突出了中医辨证论治的精华。合方法则的特色在于：

（1）合方法则的辨证，突出抓主症为先的辨证原则：辨证，首先需要抓住主症，因为疾病的主要症状出现改变时，说明病机已经转变，辨证必须依据现有脉症，才能确立相应的论治法则，所以先抓主症，从而突出辨证的重点，选用合方论治法则。如桂枝麻黄各半汤证，本证为太阳病日久不愈，现有的主症，与桂枝汤证、麻黄汤证比较都有了相应的变化，但又未见病性的改变，现有症状见"发热恶寒，热少寒少，如疟状，其人不呕，清便欲自可……面色反有热色，未欲解也，以其不得小汗出，身必痒"，故仍用汗法。但因微邪郁表，治当小汗，而不宜麻黄汤峻汗，桂枝汤功在解肌，又难开其表闭，故取合方法则论治，麻桂相合，药到邪除。

（2）合方法则的运用，体现辨证的整体观与恒动观：人是有机的整体，其脏腑、经络、营卫气血密切相关，故疾病常处于演变之中，因此辨证更要注重从疾病的发展演变过程中，动态地观察病机病证的发展趋势。如桂枝二越婢一汤证，即说明表邪向里传入，尚未形成阳明之证，病邪处在动态变化之中，据病机病证选择桂枝二越婢一合方，正中病机，恰到好处。

（3）合方法则的确立，体现了方证对应观：病证是病理机转变化的概括，方剂的功效必须与病机病证相对应，才能显示出论治的最佳效果。合方法则是方证对应观的明确体现。如柴胡桂枝汤证的辨证论治，方证相应，环环相扣，"伤寒六七日，发热微恶寒，支节烦疼，微呕，心下支结，外证未去"，证候表现说明，太阳表证未尽，少阳之证已现，提示病邪已传入少阳。从动态变化观察，本证为先病太阳，其邪未解，又病少阳，属于太阳、少阳并病之证。论其治法，若单以桂枝汤汗之，则有碍少阳之邪不解，单以柴胡汤和之，又恐太阳之邪不尽，故取柴胡、桂枝汤合方而用，以合方法则治在太阳、少阳两经，取表里双解之效。

2. 合方法则的优势

（1）合方作用，扬长避短：合方法则据辨证而定，其论治效果，既可集所合方剂功效之长，又可避所合单方疗效之短，正是突出表现了合方法则的优势。如麻桂合方，用麻黄汤，既扬麻黄开表发汗之长，又防峻汗之弊；用桂枝汤，既扬桂枝解肌和营卫之长，又避难开表闭之短。

（2）两方协同，功效累加：合方的功效，是两首或两首以上方剂相合，其功效可以是所合方剂功效的累加或协同，一举完成双方的功效。如柯韵伯所言："两汤相合，犹水陆之师，各有节制，两军相为表里，异道夹攻之义也。"正说明合方功效累加的意义。

（3）合方相伍，产生新效：所合方剂的药物与功效，经过合方之后，药物可产生新的配伍关系，促使原有方药的功效向深广发展，并增加新的效果，可以出现两个单方均不具备的功效，这是合方法则的最大优势。如《金匮要略》水气病篇用于治"心下坚，大如盘，边如旋杯，水饮所作"之桂枝去芍药加麻辛附子汤，此方是桂枝去芍药与麻黄细辛附子汤合方，桂枝去芍药汤见于《伤寒论》21条，主治"太阳病，下之后，脉促胸满者"，麻黄细辛附子汤见于301条，主治"少阴病，始得之，反发热，脉沉者"。两方单用均无治水饮功效，但合方使用既产生了协同作用，又增加了治水之功，扩展了方剂的功效，即桂枝去芍药汤振奋卫阳，麻黄细辛附子汤温发里阳，两阳相协，能通彻表里，使阳气通行，阴凝解散，水饮自消。同时合方之后，方剂中药物的重新配伍，又形成了两个治水之方，一个是桂枝去芍药汤中的甘草与麻黄细辛附子汤中的麻黄相配，正是治疗"里水"的甘草麻黄汤，另一个是治水气病（正水）的麻黄附子汤，可见合方扩展了方剂的功效，这更是合方法则的优势。

（4）经方相合，法为上策：经方的特点，组方严谨，药少而精，功伟效宏。采用经方相合，方药精而不杂，君臣明确，佐使恰当，故经方相合，取效简捷，似锦添花。

三、合方法则的影响与发展

仲景的合方法则堪称创举，对后世医学发展产生了极其重大而深远的影响，历代医家遵合方之法，承仲师旨意，有所阐述，更有发展。现据历代医学名著、中外名家之见，结合个人临床经验，对合方后世发展表现出的多种形式概括如下：

1. 经方与经方相合

经方是指张仲景之方。经方与经方合用，源于伤寒，仲景已做出榜样，这种合方之法，是指两首或两首以上经方合用，如刘完素《宣明论方》的三一承气汤，是大、小、调胃承气汤合方，通治阳明腑实证，其效甚速；吴绶《伤寒蕴要》的柴胡建中汤，是小柴胡汤与小建中汤的合方，具和解枢机、益气建中之功；吴瑭《温病条辨》的承气陷胸汤，是小承气汤与小陷胸汤合方，具导结泻热、清肺除痰之功。笔者临证以经方合用治疗杂病，如柴胡吴茱萸汤，由小柴胡汤与吴茱萸汤合方，具解郁和胃降逆之功，用于慢性胃炎等；柴胡茵陈汤，由小柴胡汤与茵陈蒿汤合方，具和解少阳、清热退黄之功，用于急慢性黄疸型肝炎；柴胡栀子汤，由小柴胡汤与栀子豉汤合方，具和解清热除烦之功，用于外感热病；葛根黄芩汤，由葛根芩连汤与黄芩汤合方，具清热止利之功，用于急性肠炎等。上述之例，遵仲师之意，将经方相合，新方辈出，经实践检验，其效卓越。

2. 经方与时方相合

时方乃指经方以后之方。时方尊经方为祖，承扬仲景学术之源，发展壮大，故时方之中上乘之品不胜枚举，与经方齐名。经方与时方相合，取两者之长，疗众多痼疾，为治疗疑难重症开辟了新途径。如刘完素《素问病机气宜保命集》的柴胡四物汤，是小柴胡汤与四物汤合方，具和畅气机、补血调血之功；张景岳《景岳全书》的柴平汤，是小柴胡汤与平胃散合方，具和畅气机、祛湿和胃之功；吴谦《医宗金鉴》的凉膈白虎汤，是凉膈散与白虎汤合方，治肺胃热盛，表现为喘急、口干舌燥作渴、面赤唇红。笔者常以经方与时方相合，治多种杂病，如柴胡四君子汤，由小柴胡汤与四君子汤合方，具疏肝和胃健脾之功，用于溃疡病、慢性胃炎、慢性肝炎等；柴胡良附汤，由小柴胡汤与良附丸合方，具疏利肝胆、解郁止痛之功，用于慢性肝胆疾患、慢性胰腺炎等。

3. 时方与时方相合

后世医学将两首时方相合组成新方剂，这种组方之法，是受仲景合方法则的影响而产生的。如刘完素《宣明论方》的双解散，是益元散与防风通圣散合方，治风寒暑湿，饥饱劳役，内外诸邪所伤。薛己《正体类要》的八珍汤，是四君子汤与四物汤合方，具调畅营卫、滋养气血之功。时方相合，临证时常见，其组方之旨，源于仲圣。

合方法则的运用，在日本受到汉方医家的重视，研制出大量的合方之剂。如柴陷汤，是小柴胡汤与小陷胸汤合方；柴朴汤，是小柴胡汤与半夏厚朴汤合方；柴苓汤，是小柴胡汤与四苓散合方等。这说明日本医家对仲景合方法则的研究，取得了很大的进展。

仲景合方法则的理论，是仲景学说的重要内容，亦是仲景组方原则的一大特色，有着极大的实用价值。从实践来看，不论是经方还是时方，均是前人智慧与经验的结晶，又经过历代医家的实践检验，长盛不衰。中国医学，历史悠久，名方佳剂，层出不穷，如能以合方法则为指导，将这些方剂采用合方形式组创新方，使其发挥更大的效价，可谓是上策。合方应用，能借鉴前人的经验，是将前贤的已有成果直接用于实践，远比以药物自组方剂要来得更简捷、更速效。因此，研究合方法则具有十分重要的意义，这将促进仲景组方原则的研究向纵深发展，更加丰富仲景学说的内涵。合方法则的研究，将为临床医学提供防治疑难病的措施，创出可行的方法。研究合方，将为方剂学研究开辟新的领域，这正是方剂学亟待深入研讨的课题。

《伤寒论》厥逆症证治

厥逆指手足逆冷，重则手冷过肘，足冷过膝。它是一个症状而不是一个病名，可出现在多种疾病的不同阶段。从病因病机而言，有因寒、因热、因虚、因实之异。《伤寒论》对厥逆症，论述颇详，兹加以整理，以期对临床有所指导。

一、厥逆的病因病机

导致厥逆的原因甚多，有因汗、吐、下、误治，耗津亡阳而致者；有因热郁于内，阳气不能外达而致者；有因胃寒肝热，蛔虫扰动而致者；有因血虚寒凝而致者；也有因痰饮等原因而致者。仲景指出："凡厥者，阴阳气不相顺接便为厥，厥者，手足逆冷是也。"说明厥逆的病机，不外乎阴阳偏盛，不相维系，不相顺接为致厥的关键。

二、厥逆症证治

1. 寒厥

寒厥证，多见于少阴病。手少阴心，足少阴肾，在正常生理情况下，心火下蛰于肾，肾水上奉于心，心肾相交，水火既济，则心火不亢，肾水不寒。若由于外邪直中，或由误治，损伤心肾之阳，阳衰而不外达，则为寒厥之证。

《伤寒论》388条"吐利汗出，发热恶寒，四肢拘急，手足厥冷者"，354条"大汗，若大下利而厥冷者"，353条"下利厥逆而恶寒者"，以及

295 条"少阴病，恶寒，身蜷而利，手足逆冷者"等，指出了寒厥的临床表现，即因寒邪侵袭，或汗、吐、下后，阳气虚衰，阴寒内盛，阴阳气不相顺接而致。病至此阶段，有阴阳离决之虞，治当回阳救逆，宜四逆汤。若见阴寒内盛，格阳于外之证，如 317 条"少阴病，下利清谷，里寒外热，手足厥逆，脉微欲绝，身反不恶寒，其人面色赤……通脉四逆汤主之。"若有"阳亡阴竭"之势，则宜通脉四逆加猪胆汁汤或白通加猪胆汁汤，于回阳救逆之中，佐以咸寒苦降，益阴和阳。

寒厥者严禁攻下，《伤寒论》曰："诸四逆厥者，不可下之，虚家亦然。"又禁发汗，如"少阴病，但厥无汗，而强发之，必动其血。"说明少阴但厥无汗，为阳亡阴亏，若强发其汗，必导致"下厥上竭，为难治"。

寒厥常出现在各种疾病的危重阶段，伴有循环衰竭，或机体处于休克状态。

2. 热厥

多见于热病高峰期。阳热盛，邪热深入，使阳气郁伏于里，不能外达于四肢，致手足厥冷。《伤寒论》350 条："伤寒，脉滑而厥者，里有热，白虎汤主之。"脉滑属本质，厥逆为现象。故热厥者，其手足虽厥冷，但胸腹灼热，或见潮热，不恶寒，反恶热，口舌干燥，烦渴引饮，此为无形热邪伏郁在里所致。若热邪深入与肠中糟粕相结，则见腹满硬痛、大便不通等实热燥结之证，此为有形热邪伏郁于里而成。热厥甚者，则出现神昏、谵语等症。

热厥的手足厥逆，常见先发热，后现厥逆。如《伤寒论》说："厥者必发热，先热者后必厥。"既指出热厥的特征，又说明热盛与厥逆的因果关系。热厥有轻重不同，热邪伏郁较重者，厥逆也深，热邪伏郁较轻者，厥逆也浅，即"厥深者，热亦深，厥微者，热亦微"之谓。热厥治法，以清热或攻下两法为主。若为无形之热邪伏郁在里，当以白虎汤辛、甘、寒而清热。若热盛伤津，烦渴不已者，酌加人参，以益气生津。若热厥而内有实邪恶者，当以承气汤攻下，使郁热实邪下夺，仲景所说"厥应下之"即指此而言。在中西医结合治疗热性病及抢救感染性休克患者时，常运用治疗热厥的"清""下"两法，确有一定作用。

3. 蛔厥

蛔厥是指蛔虫病引起的四肢厥冷。《伤寒论》338 条曰："蛔厥者，其人当吐蛔。……蛔上入其膈，故烦，须臾复止，得食而呕又烦者，蛔闻食臭出，其人常自吐蛔。蛔厥者，乌梅丸主之。"指出蛔厥的临床表现为呕吐，或吐蛔，心烦，甚则腹痛，得食后蛔虫扰动更甚，故心烦、呕吐、疼痛等症加剧；若蛔虫安伏，诸症遂减。若蛔虫窜扰，痛甚则气血流行不畅，阴阳气不相顺接，故四肢厥逆。以乌梅丸治之，此方苦、酸、辛、热并用，既能温脏安蛔，又能补虚。

蛔厥证，包括现代医学的胆道蛔虫症，因蛔虫的机械刺激而产生剧烈性疼痛。痛甚则引起肢厥，并常伴有恶心、呕吐等症，用乌梅丸主治，疗效颇好。

4. 水饮厥

《伤寒论》356 条："伤寒，厥而心下悸，宜先治水，当服茯苓甘草汤，却治其厥，不尔，水渍入胃，必作利也。"此证由水饮停蓄心下，胸阳被遏而不达四末则厥，其临床特点为指尖凉，心下悸，口不渴，小便不利等。此厥与心下悸均为饮邪所致，故当先治水，使水饮温化，下输膀胱，水去悸止，厥逆可回，故宜茯苓甘草汤。

5. 血虚寒凝之厥

《伤寒论》351 条："手足厥寒，脉细欲绝者，当归四逆汤主之。"又352 条："若其人内有久寒者，宜当归四逆加吴茱萸生姜汤。"此证之脉细欲绝，由血少脉道不利所致；厥逆为血虚寒凝所致。此一脉一症，概括了血虚寒凝致厥的本质。其临床特征，除手足厥寒、脉细欲绝外，可伴有头痛，怕冷，肢体酸痛，腹挛痛，在妇女可有经水不调，经前腹痛、腰痛，自觉腹中冷或腰背冷，舌淡白，脉弦细而迟，或弦而涩，无热象。此手足厥寒不同于阴盛阳虚之寒厥，亦不同于热盛阳郁之热厥。此证关键在于血虚感寒，故治疗当用活血散寒、温通血脉之当归四逆汤。

本证多起于血虚感寒，气血郁阻，血脉运行不畅，临床常见于痛经、寒疝、脱疽、冻疮、寒痹等病，或见于肢端动脉痉挛病。

6. 痰、饮、食郁结胸中之厥

《伤寒论》355 条："病人手足厥冷，脉乍紧者，邪结在胸中，心下满而烦，饥不能食者，病在胸中，当须吐之，宜瓜蒂散。"又如 166 条："病如桂枝证，头不痛，项不强，寸脉微浮，胸中痞硬，气上冲喉咽不得息者，此为胸有寒也，当吐之，宜瓜蒂散"。《金匮要略·腹满寒疝宿食病脉证》篇云："宿食在上脘，当吐之，宜瓜蒂散。"由上三条合而观之，实邪郁结在胸中亦可见手足厥冷。此实邪可以是"寒"或"食"或"痰"或"饮"。因邪结胸中，阳气不得宣通，故手足逆冷。临床特征是气上冲喉咽，欲吐不得吐，胸中痞塞，烦满不安，或饥不能食，手足厥冷，寸脉浮，按之紧。根据"其高者，因而越之"，治当吐之，宜瓜蒂散。

7. 气郁厥

《伤寒论》318 条："少阴病，四逆，其人或咳，或悸，或小便不利，或腹中痛，或泄利下重者，四逆散主之。"此条与少阴虚寒之四逆汤证，截然不同。此证之四逆由肝气郁结，阳郁于里，不能通达四末而致。临床表现为手足厥逆与肝郁侮土之证并见，出现心悸、腹痛、泄利等，故宜用四逆散，宣达郁滞，畅通气机。气郁之厥，临床每见于七情所伤，用四逆散，疏肝解郁，通达气机，效果颇佳。

8. 寒浊犯胃致厥

寒浊犯胃，浊阴上逆，升降失常，中阳受阻，不能通达四末，致手足厥逆。《伤寒论》309 条："少阴病，吐利，手足逆冷，烦躁欲死者，吴茱萸汤主之。"再参照"干呕吐涎沫，头痛者，吴茱萸汤主之。"其临床表现为呕吐频繁，或干呕吐涎沫，头顶痛，或胸痛，因呕吐甚或痛甚而手足不温。故不可作阴盛阳微之少阴病论治，因本质有别。由于干呕频繁，头痛甚或胸脘痛甚，阳气受阻，致手足不温，治用吴茱萸汤以祛寒温胃暖肝，降逆止呕，宣通阳气，手足可转温。

现代医学之胃神经官能症常有此症状，用吴茱萸汤疗效良好。

总之，仲景所述厥逆证，论述精详，阐发了《内经》的理论，记录了临证的实际情况，有指导临床作用，对研究现代医学中各种休克、微循环障碍、末梢血管功能失调等甚有参考价值，故加以综合，进行讨论。

《伤寒论》"厥不可下"与"厥应下之"

在厥证的治法中，有应下与不可下之分，这主要是由于形成厥证的病机不同。《伤寒论》330条："诸四逆厥者，不可下之，虚家亦然。"提出了"厥不可下"，为寒厥的禁忌。335条："伤寒一二日至四五日，厥者必发热，前热者后必厥，厥深者热亦深，厥微者热亦微。厥应下之，而反发汗者，必口伤烂赤。"提出了"厥应下之"，作为热厥的治则之一。由于阴阳气不相顺接，阳气不达四末，而成手足厥逆。然而，阴阳气不相顺接而致厥逆的原因，却有虚寒与实热之别。寒厥，因阴寒内盛，阳气衰微，阳虚不能温煦四末所致，故见四肢厥逆，恶寒蜷卧，下利清谷，脉微欲绝等，治疗应急温回阳，以四逆汤为主。若误用下法，则损伤阳气，阴寒更甚，导致不良后果。因此，"诸四逆厥者，不可下之"，是指虚寒之厥而言，非指一切厥证，文中的"虚家亦热"，即说明了这一点。推而广之，一切虚寒之证，均禁忌用攻下法。热厥，因热邪深伏，阳气被阻，不能布达于四肢所致，故肢厥寒象与胸腹灼热、口燥苔黄、脉滑数有力等里热实证并见，或兼有腹满、便秘等燥实之证。四肢虽厥而内有郁热，此即所谓"真热假寒"。若热邪越深重，厥逆亦越明显，故曰："厥深者热亦深，厥微者热亦微。"治应清泄里热，或攻下里实，宜白虎汤或承气汤之类。如误用温法或汗法，势必劫伤津液，助热为患，火热上攻，则口伤烂赤等变证丛生。"厥应下之"，应视为包括清泄里热等法在内，是治疗热厥的原则。

《伤寒论》中"热结"与"津竭"大便硬的区别

"热结"与"津竭"均可导致大便硬，然而二者的病理机转不同。前者是因热邪深入阳明之腑，与胃肠糟粕壅结成实，因而大便硬。如《伤寒论》208条："阳明病，脉迟……手足濈然汗出者，此大便已硬也，大承气汤主之。"238条："阳明病，下之，心中懊憹而烦，胃中有燥屎者，可攻。"214条："阳明病，谵语，有潮热，反不能食者，胃中必有燥屎五六枚也。"临床表现多为大便硬，腹满硬痛；蒸蒸发热，或见潮热；汗出，或见濈濈然汗出；甚则谵语，或独语如见鬼状；若剧者，发则不识人，循衣摸床，惕而不安，微喘直视；更有剧者，目中不了了，睛不和等。因此，"热结"所致大便硬，治当以攻下实热、荡除燥结为主，宜承气汤之类，药用硝、黄、枳、朴等苦寒清下、行气破结之品。

"津竭"为肠中津液亏竭，大便因而结硬。如《伤寒论》247条曰："趺阳脉浮而涩，浮则胃气强，涩则小便数，浮涩相搏，大便则硬，其脾为约，麻子仁丸主之。"此为胃强脾弱，脾不为胃行其津液，而致津液偏渗膀胱，因而肠中干燥，大便结硬。临床表现为大便虽硬，但无腹满硬痛、潮热谵语等阳明腑实热证，故244条指出"不更衣十日，无所苦也"，此与"热结便硬"迥然有别。

此外，尚有因肠中津液内竭，大便结硬，干涩难解者，与阳明腑实及脾约证均不相同。如233条："阳明病，自汗出，若发汗，小便自利者，此为津液内竭，虽硬不可攻之，当须自欲大便，宜蜜煎导而通之，若土瓜根及大猪胆汁，皆可为导。"此为津液内竭，燥屎结于直肠，故虽硬不可以承气汤攻之，待自欲大便之时，采用清热润燥、利窍通便之法，蜜煎导、猪胆汁均可用之，因势利导也。

《伤寒论》衄血论治

《伤寒明理论》曰："伤寒衄者，何以明之，鼻中血出者是也。杂病衄者，责热在里，伤寒衄者，责热在表。"指出了伤寒与杂病衄血的不同机理。伤寒之衄血，又有太阳表不解、阳明经脉之邪郁、少阴衄血而为"竭""厥"之变者。

一、太阳衄血

太阳表证不解，不论中风或伤寒，均可见衄血。有见于服解表剂之后者（46、56 条），有见于未经解表者（47、55 条），亦有见于"火劫"迫汗，风火相搏，阳盛致衄者（114 条）。但衄血的机理大致相同，总不外乎表热闭郁，阳气亢盛，或营血有热，迫血上行所致。如程郊倩说："大抵伤寒见衄者，由其人荣分素热，一被寒闭，荣不堪遏，从而上升矣。"衄后的转归，亦非一致，大体有三：

1. 衄后表解

太阳表证致衄，有"自衄者愈"或"衄乃解"，故表证衄后有向愈之机。这是由于表闭阳郁过甚，服麻桂解表之后，表邪未得尽解，又借药力，与邪相争，阳郁奔迫于上，故其人发烦，目瞑；若剧者，阳郁夹邪上冲，血为热搏，阳络受损，因而致衄。汗后随之而衄，则营分之热方尽，表邪亦因衄而解。至于未经解表而衄者，为表闭邪气被遏，借衄血而开泄邪之路，故衄后热随而散。正如徐灵胎说："热甚动血，血由肺之清道而出，与汗从皮毛而泄同，故热亦解。"可见衄可代汗，故前贤称为"红汗"，即有血汗同源之意。至于"红汗"除邪之理，前人已有论述，如山田正珍说："凡伤寒热甚者，刺络取血，其热乃解，若自衄者，谓之天然刺络也。"可见衄血寓有泄热之理。以此类推，凡针刺少商、商阳、十宣等穴而出血泄热，可谓义同此理。余治一青年，体魄健壮，每患外感之际，发热头痛，多发鼻衄，或在药前，或在药后，血量时少时多，衄后方舒，头痛亦减，热亦渐退。此与仲景所论衄血之意，甚为吻合。所谓衄后表解，即在"红汗"之后，而见脉静热退身和，方可视为向愈之兆。

2. 衄后表证仍在

太阳伤寒本当发汗祛邪，若当汗不汗，表邪未解，郁迫阳络而致衄。此虽衄，但邪未得解，故仲景仍以麻黄汤解表。然而对此有人提出疑义，仲景既言"衄家不可发汗""亡血家不可发汗"，此处何以麻黄汤解表，岂不自相矛盾？如柯韵伯就将原文改为"伤寒脉浮紧者，麻黄汤主之，不发汗，因致衄。"我们深知麻黄汤本治太阳表实证，今虽衄，但表实证仍在，麻黄汤证未变，故仲景仍曰"麻黄汤主之"。至于误认麻黄汤治衄，则非仲景之意，如成无己指出麻黄、桂枝"是发散经中邪气耳，若邪气不得发散，壅盛于经，逼迫于血，则因致衄。即非桂枝、麻黄专治衄也。"再者，衄家、亡血家与外感之衄，不可混为一谈。表证之衄，缘于表热失汗而致，为续发证，必出血不多，正如陈修园说："伤寒脉浮紧，不发汗因致衄者，其衄点滴不成流，虽衄而表邪未解，仍以麻黄汤主之，俾玄府通，衄乃止，不得以衄家不可发汗为辞。"既称之为"衄家"，则谓久衄、常衄之人。况且久失血者，津血已亏，对夺血者，岂有再汗之理？纵有麻黄汤证在，亦当权宜施治。至于衄后，是否仍用麻黄剂，则大有商榷之必要。若衄后表证仍在，乃可用之。

确定解表原则时，需要掌握以下几点：①审证的关键，在于衄后脉证未变，太阳表证仍在。若表实者，宜麻黄汤；表虚者，宜桂枝汤。②确无热入营血之征兆，亦无亡血之迹象者，方可议解表。③小便清白，确无里热证。④若为风热表证之衄，则又应别论，而非此范围。审清以上几点，方可取发汗之法，使热越表解，病愈衄止。倘若必须发汗解表时，亦当慎之。因此《医宗金鉴》指出："衄后身凉知作解，不解升麻犀角清。"说明衄后身热不解，无汗者，可用升麻葛根汤合犀角地黄汤，透邪以清血分之热。而徐灵胎更有卓见，指出衄后"再用辛温汗剂，何异抱薪救焚，合变化黑膏汤主之"（黑膏汤：生地、荆芥穗、连翘、茯神、川贝、生楂肉、蝉衣、丹参、生甘草、西河柳），此乃疏解存阴之剂，施于衄后，亦值得重视。

3. 衄后病变

衄血之后，常有病邪传变之虞，若出现身灼热，脉数急，舌绛红，苔燥黄等，表明脉证已变，疾病性质已与衄前不同，热已入里，则速应其变；若热入营血，则当清热凉血，切不可妄投辛温，可与犀角地黄汤清营凉血。

总之，太阳病衄血，责之为表郁，但情况各异，亦当详查脉证，方不致误。

二、阳明衄血

邪入阳明，而致衄者，为阳明衄血。盖阳明之脉起之鼻，络于口。若阳明热邪，壅盛于经，不得外越，势必内迫营血，随经上逆，则为鼻衄。如脉浮发热，口十鼻燥，为阳明经热炽盛。热在于经，故脉浮发热；热随经脉上扰，熏灼津液，则口干鼻燥；热盛于胃则能食（230 条）。此类脉证，皆是邪热偏盛于上所致，故张令韶说："阳明经脉燥热也。"又如阳明病，见口燥，但欲漱水不欲咽等，可视为"必衄"之兆（207 条）。这是热在血分之特征。盖血属阴，其性濡润，血被热蒙，荣气上潮，口虽燥但不欲饮，故与热在气分之大渴饮引迥然有别。病在阳明，热郁于经，迫血妄行，理应泻热，凉血止衄。故丹波元简选用犀角地黄之类，《医宗金鉴》则用犀角地黄汤加黄芩、黄连。而张路玉云："漱水不欲咽者，胸中无实热也，如阳明身热目疼，此热在经，欲作衄也，犀角地黄去生地加甘草、桂枝。"诸如此说，可供参考。

三、少阴之衄

若病入少阴，但厥无汗者，已为阳衰阴盛之重证，如强发其汗，必伤阳气，又竭阴液，以致阳亡阴脱，必动其血，随经而出。少阴之脉循喉咙，夹舌本，系目系。故衄血或从口鼻出，或从目出，以致阳气厥于下、阴血竭于上的"下厥上竭"。"下厥"非温不可，"上竭"又不可温，故为逆中之逆，仲景称为"难治"。对此难治之证，宜扶阳益阴为主。故《伤寒论辑义》中提出："惟景岳六味回阳饮（人参、附子、炮姜、炙甘草、熟地、当归），滋阴回阳两全，以为合剂矣。"张路玉亦云："误发少阴汗，下厥上竭，口鼻耳目出血者难治，与当归四逆汤。"可作参考。

上述仅为《伤寒论》中衄血证治的简要概括，临证时必须抓住病机，掌握关键，详加分析，以便于辨证论治，提高疗效。

《伤寒论》中"小便不利"的证治

《伤寒论》中有关"小便不利"的论述达 50 余条之多。这一证候，对辨证论治十分重要，因此，笔者就此做一初步探讨。

一、水候分类

1. 水邪内蓄

太阳表邪不解，随经入腑，气化不利，水邪内蓄，致小便不利，烦渴，甚则渴欲饮水，水入则吐，形成"水逆"。若水停少腹，必苦里急；表证不解，故脉浮发热（第 71、72、74、127 条）。治宜五苓散，内输水府，外解表邪。

2. 水热互结

阴虚有热，热与水结，以致小便不利（第 223、319 条）。此证或因阳明热盛伤阴，在下焦与水相结，则见脉浮、身热、口渴而小便不利；或因少阴阴虚，邪从热化，水热互结，则心烦不得眠而小便不利。病因虽异，阴虚水热互结则一，故治法不殊，宜猪苓汤，育阴清热而利水。

3. 枢机不利

邪传少阳，三焦不畅，枢机不利，可使决渎失职而小便不利，如小柴胡汤证兼见小便不利（第 96 条），治宜小柴胡汤去黄芩加茯苓。又如柴胡加龙骨牡蛎汤证的小便不利（第 107 条），为伤寒误下，邪热内陷少阳，兼及表里，三焦决渎不利，水气内蓄，胸满烦惊，治以清热镇惊，输转气机，以利水道。还有四逆散证的或见小便不利（第 318 条），为少阴阳郁于里，气机不畅，水气不化，故见四逆，或见小便不利，治宜四逆散加茯苓，宣通阳气，转输气机，淡渗利水。

4. 亡津脱液

由于汗、吐、下、误治，或热邪炽盛伤津，均可导致津液亏损而小便不利。如桂枝加附子汤证的小便难（第 20 条），为发汗过多，亡阳脱液所致。阳虚不固，漏汗不止，汗出脱液，水源乏竭。故治以固表止汗，复阳敛液，待汗止津生，小便自利。大承气汤证的小便不利（第 242 条），为阳明腑实证，本应小便利，大便硬，今病人小便不利，大便乍难乍易，时有微热，喘冒，不能卧，是燥屎内结，胃热壅盛，内耗阴液。故治宜攻下燥屎，泄热救阴。又如太阳病，火劫发汗，亡津脱液，证见阴虚小便难（第 111 条），以及少阴病，火劫强责其汗，使津液内竭，故小便必难，如此等等，皆源于亡津液之故，治当观其脉证，护阳救阴为宜。

5. 阳虚水停

阳虚气化失职，津液内停，则小便不利。如桂枝去桂加茯苓白术汤证的小便不利（第 28 条），为汗下之后，水结中焦，太阳之腑气化不行，则发热无汗，心下满微痛，小便不利，故治以本方，行太阳之水，气化水行，则小便通利。又如苓桂术甘汤证，亦为阳虚水停，水气上冲所致。虽未明言小便不利，但在《金匮要略·痰饮咳嗽病脉证并治》苓桂术甘汤方后自注："分温三服，小便则利。"据此可知，本证当有小便不利，治宜健脾利水。

6. 湿热蕴结

湿热相搏，蕴郁于内，而致小便不利。如茵陈蒿汤证（第 236、261、199 条），为阳明病湿与热结，水湿不得下行，故身热无汗，身目黄染，口渴而小便不利，治以苦寒泄热，逐湿退黄，使湿热之邪，从小便而出。此外，阳明被火，湿热互阻（第 200 条）；阳明病，面合色赤（第 206 条），热在于经，误施攻下，以致热邪入里，湿热相合，均可导致小便不利，身黄，亦宜茵陈蒿汤主治。

7. 寒湿郁阻

中焦阳虚，寒湿郁阻，气化不行，导致小便不利。如阳明中寒，脉迟，食难用饱，饱则微烦，头眩，小便不利（第195条）。又如寒湿发黄证的小便不利等（第259、278条），治当温寒利湿。此外，尚有风寒湿邪滞表，留于关节，水湿不行，气化不利的小便不利（第175条），可与甘草附子汤，缓祛寒湿，以固卫阳。

8. 阳衰阴盛

阳气虚衰，阴寒内盛，以致水邪停蓄。如真武汤证的小便不利（第319条），乃少阴阳气先衰，不能制水，使水邪泛滥，蓄停于下，故腹痛，小便不利，四肢沉重疼痛，治宜真武汤，温阳化气而行水。桃花汤证的小便不利，为脾肾阳虚，下焦不固，滑脱不止，则下利便脓血；阳虚不化，阴津亦伤，则小便不利。故治宜温中固脱止利。

9. 水谷不分

脾肾阳虚，水谷不分，水液不能渗入膀胱而致小便不利。如阳明中寒，不能食，小便不利，手足濈然汗出，欲作痼瘕（第191条），治宜理中汤、真武汤之类。

综观《伤寒论》中小便不利的各种论治，集中体现了中医学辨证求因、审因论治的特点，正以"谨守病机，各司其属，有者求之，无者求之，盛者责之，虚者责之"为理论指导，为后世辨证论治的发展，奠定了理论基础。

二、辨证意义

小便来源于体液，其生成和排泄与肺、脾、肾、三焦、膀胱等脏腑功能直接相关。通过小便的正常与否，来判断脏腑的盛衰，证候的寒热，正邪的虚实，对指导临床实践具有十分重要的意义。综合论中文意，约有如下几点：

1. 审病机

小便不利可作为审查病机的依据。如第199条："阳明病，无汗，小便不利，心中懊侬者，身必发黄。"第200条："阳明病，被火，额上微汗出而小便不利者，必发黄。"文中明确提出无汗及小便不利，是导致湿热发黄的主要原因，正如柯韵伯所说："无汗，小便不利，是发黄之原。"反之，若小便自利，湿邪下泄，则不发黄。因此仲景断言："小便自利者，不能发黄。"（第278条）故小便不利，既是疾病的见症，又是审查病因病机的依据。

2. 察病位

以小便不利辨别水邪停蓄的部位。如第127条说："太阳病，小便利者，以饮水多，必心下悸；小便少者，必苦里急。"此论述饮水过多所致的水停中焦或水蓄下焦两种病变，并以小便的利与不利辨别水停的部位。

3. 辨病性

依据小便利与不利，可以辨别疾病的性质。如蓄水和蓄血是太阳腑证的两大证候：若邪与水结，膀胱气化失职，证见脉浮，发热，消渴，小便不利，必苦里急，则为蓄水证；若邪与血结，其人发狂，少腹硬满，小便自利，脉微而沉，则为蓄血证。其关键在于小便自利或不利。故第125条说："太阳病，身黄，脉沉结，少腹硬，小便不利者，为无血也。"本条以"小便不利"断言为"无血"。反之，"小便自利，其人如狂者"，则为血证已成。可见少腹硬满一症，关系蓄水与蓄血两种疾病，而小便利之与否，则鉴别了病性。其他诸如气痞与水痞（第156条）、燥屎与痼瘕（第191条）亦然。

4. 定治法

治法必须依据辨证，方可确定。津亏者，待津液自复（第59条）；水蓄下焦者，行气以利水；阳虚者，温阳以利水；阴虚有热者，育阴清热以通利。如此等等，皆体现了法以证立。

5. 慎禁忌

《伤寒论》中的"存津液，保胃气"为确定治则的要领。小便与汗同为津液所化生，故有所谓"汗溺一液"之称，因此，对小便难、小便不利或"淋家"等津亏液少之证，不得轻投"利小便"之剂。如第224条说："阳明病，汗出多而渴者，不可与猪苓汤，以汗多胃中燥，猪苓汤复利其小便故也。"此条论猪苓汤的禁忌证，即是例证。

"利小便"本为治法之一，但必须掌握其适应证，不可妄自通利，以免导致亡阴变逆之误。如牡蛎泽泻散为治腰以下有水气之小便不利，方中采用牡蛎软坚入肾行水，泽泻渗湿行水，蜀漆、葶苈逐水泄水，更配商陆专于行水之品，共使水邪从小便而去，故此方去水之力甚强，因而方后自注云："得小便利，止后服。"明言告诫，切勿过服。

6. 观疗效

小便通利与否，也是药物发挥疗效的标志之一。如茵陈蒿汤方后注明"小便当利"，而且指出"尿如皂荚汁状，色正赤"的，则明确为"黄从小便去也"。反之，若始终表现小便不利，则标志药效尚未发挥，同时说明疾病未见向愈之机。

7. 断预后

小便通利与否，又可判断预后。若小便不利变为小便利者，则为向愈的佳兆。如第109条："伤寒发热，啬啬恶寒，大渴欲饮水，其腹必满。"此证为肝气乘肺，水不得行，故"刺期门"以泻肝气。肝肺气平，水散而津液得还，外作"自汗出"，内则"小便利"，其病为欲解。又如太阳中风，以火劫强发其汗，风邪与火热相熏灼，津液亏乏，则小便难，若阴阳俱虚竭，但头汗出，齐颈而还，腹满微喘，口干咽燥，或不大便者，为正虚阳邪太盛，甚则谵语及哕，手足躁扰，循衣摸床，证情十分危笃，仲景指出"小便利者，其人可治"。由此可知，若津液尚未告竭，阴阳虽然大虚，仍有治疗之机。否则小便全无，化源终绝，也难于为之治疗。因此，以小便的有无，判断预后的顺逆，不但是可靠的客观依据，也有重要的科学内涵。

《伤寒论》中"乍"字用法析

《伤寒论》这部经典著作,成书于东汉末年,其文辞古奥,医理深幽,并结合实践,诚可谓文以载道之典范。书中用"乍"字多处,其文圆活,医理深蕴其中。历来虽有注释,但不乏顺文而未诠释其义者,令人难以理解,故有必要深发其意,再行分析,以求明意。

1. 乍字的含义

书中原文应用"乍"字有多条,见于 24 条、39 条、43 条、48 条、110 条、242 条、355 条,共出现 12 次之多。其用法灵活,皆代表一定含义,蕴寓着较深的医理,有明确的辨证意义。概括论之,其用法的含义有二:一作副词,表示出现迅速,亦可表示动作或状态的时隐时现,释为"忽然"。另一作代词,为虚指,其义与"或"相同,可释为"有时""有的人"。据此分析原文,认识医理,更有裨益。

2. 乍字用法分析

(1)用作副词:即有"忽然"之意,表示症状的出现及变化较速,见如下各条。

"乍静乍乱"见于《辨脉法》24 条:"脉浮而洪,身汗如油,喘而不休,水浆不下,形体不仁,乍静乍乱,此为使绝也。"本条论述五脏及生命将绝之脉证。脉浮而洪与身汗如油、喘而不休等同见,说明脉之浮洪涌盛,此为邪气盛之故,加之汗如油,喘不休,此乃正气欲脱之兆。水浆不下,胃气绝也;形体不仁,乃因荣卫绝,肌肤失于充润所致。故肌肤不仁,痛痒不知,神志失常,乃濒死危候之脉证。"乍静乍乱",系指病人神志错乱,忽而安静,忽而烦乱不宁。"乍"字用作副词,表示病人临危时神志的变化无常,变化较快。

"乍白乍赤"见于《平脉法》43条，本条论述羞愧时的色脉变化。羞愧之情必动于心，心动则色脉必有异常变化，神色荡而不定，气血紊乱，故其脉见浮。气上则血荣于面，面色忽而见赤；气下则面无血荣，故面色忽而见白。此"乍白乍赤"表示人在羞愧时面色的迅速变化，可作"忽然""忽而"解，为暂时现象，不能当作疾病的面色变化。

"乍数乍疏"见于《伤寒例》110条："脉至乍数乍疏者死；脉至如转索，其曰死。"本条从脉象来判断死候。脉来"乍数乍疏"是心气已竭，脉律紊乱的表现，此乃正气已衰，邪气盛实，导致荣卫之气将欲断绝，为危重之死候。此处以"乍数乍疏"表示脉来忽快忽慢的变化状态，提示病情恶化。如果脉来弦急如转索，绝无柔软之象，失去柔和有神之态，提示胃气已绝，故为死证。病情危重之时，其脉象异常是多种多样的，其变化也是较速的，故"乍"释为"忽然"为宜。

（2）用作代词：表示症状时隐时现，可释为"有时"，见于下述各条。

"乍有轻时"见于太阳病篇39条，本条论述太阳伤寒兼内热的表现与治法。"伤寒脉浮缓，身不疼，但重，乍有轻时"，反映表邪郁闭，既不得外解，又未传变入里，而现寒欲变热之征兆。寒邪渐趋化热，脉则由浮紧渐变为浮缓，症则由身疼痛变为身不疼但重。表闭阳郁不宣，壅于肌表，气机不利，故身重；又因邪气有传入之势，处在进退于表里之间，故身重常见有时减轻。同时又无少阴证。本证具备伤寒表实兼内热的基本特点，治宜大青龙汤。从本证病变特点而论，"乍有轻时"之"乍"，释作"有时"更为贴切。

"乍在腹中，乍在四肢"见于太阳病篇48条，本条论述二阳并病的成因、脉证及治疗。二阳并病的原因，由于太阳病初得时本应发汗，但汗之不彻，达不到祛邪外出的目的，表邪不得外泄，反而入里化热，其太阳证罢，见汗出，不恶寒，是转属阳明。若太阳表证不罢，仅有部分外邪入于阳明，此为二阳并病，若发汗不彻，阳气怫郁不得越，阳郁过甚，则其人烦躁；阳气怫郁不解，营卫之气运行涩滞不利，故有疼痛之感，有时在四肢，有时在腹中，按之又无明确的疼痛部位，即所谓"不知痛处，乍在腹中，乍在四肢，按之不可得"。此非为有形之邪作痛，而为汗出不彻，阳气怫郁所致，同时亦反映了烦躁的征象，故治当更发汗则愈。"乍在腹中，乍在四肢"，既往有作"忽而在腹中，忽而在四肢"解，也有作"或在腹中，或在四肢"者，亦有顺文而过者。但据本条所论述之证，结合临床，"乍"字释为"有时"更符合证候机理。今之临床所谓胃肠型感冒即常有如此表现。

"脉乍紧者"见于厥阴病篇355条。本条论述痰实致厥证，其手足厥冷乃因痰实有形之邪凝结，郁遏胸中阳气不达四肢而致。在手足厥冷之时，脉乍见紧象乃是实邪内阻、气血运行不畅而致。紧脉主实。正如《金匮要略·腹满寒疝宿食病脉证》曰："紧脉如转索无常者，有宿食也。"可见脉乍紧之象乃因痰食之邪阻滞而成，同时，实邪郁遏，结在胸中，气机不畅，则见心下满而烦，知饥而不能食。对此"脉乍紧者"，不少注家均是顺文而过，对"乍"字未明释其意。亦有作"忽然"解者，但《伤寒论三注》则提出"脉乍紧"，则有时不紧，而兼见之脉不一，意在言外。在痰实致厥之证，据其病机，"脉乍紧者"之"乍"释作"有时"为宜。

（3）既可作副词，又可作代词：条文中作为副词，释为"忽然"，但依文又可作为虚指代词，其义同"或"，释为"有的"。如"乍难乍易"出于阳明病篇242条："病人小便不利，大便乍难乍易，时有微热，喘冒不能卧者，有燥屎也，宜大承气汤。"本条论述阳明腑实内结，大便乍难乍易的证治。阳明燥屎内结，热盛耗津，故见小便不利，大便乍难乍易，时发潮热；燥屎内阻，腑气不通，导致肺气不利，故伴有喘冒不能卧之候。本证病机关键在于"有燥屎也"，故宜用大承气汤。对"大便乍难乍易"的"乍"字，有顺文未释者，亦有释为"忽而困难，忽而容易"者。据原文所述证候，结合临床，"乍"字可有两种解释：其一，作为副词释为"忽然"，即大便燥结，难于排下，热结旁流时，则大便通畅，易于排出。因此"乍"字作"忽然"解与病情较为合拍。目前中西医结合治疗急腹症不完全性肠梗阻及高位肠梗阻时，可有大便乍难乍易的表现。其二，亦可作为代词（虚指代词）释为"有的"。阳明腑实，燥屎内结，病人小便不利，潮热，喘冒不能卧，大便有乍难者，亦有乍易者。大便"乍难"，燥结难下，是"有燥屎也"，宜大承气汤，此为阳明腑实证的常见证候，易于理解。但也有的大便"乍易"，即见于热结旁流，大便通畅，易于排下，此因燥热在里，迫津下注旁流，而燥热反结不下所致，关键亦因"有燥屎也"，宜大承气汤。如原文321条及374条，皆论燥屎内阻，热结旁流的证治。结合临床来看，阳明腑实证，可以见燥屎内结，大便难下，亦可见燥屎内结，热结旁流，大便易下，大便表现虽有难易之时，但"有燥屎"则一，故治法不殊。

张仲景治未病四层含义

治未病思想在仲景学术中已形成较完整的体系，其中包括有未病先防、既病早治、已病防传、未变防变、已变防逆、初瘥防复等。其含义分为"治未病""治欲病""治已病""治愈病"四个层面。

治未病思想是中医学独特的预防医学理论，最早起源于《黄帝内经》，仲景在《黄帝内经》的基础上继承并发展了这一理论，将治未病的学术思想贯穿于《伤寒杂病论》全书的始终。其中《金匮要略》把"上工治未病"列为全书之首，为开篇之纲。《伤寒论》中虽无"治未病"之明文，然六经辨证理论体系，理、法、方、药运用规律，处处体现着这种预防医学精神，治未病是仲景指导临床辨证论治的重要原则之一。

一、"未病先防"是"治未病"的预防原则

治未病的核心内容是重视预防，提倡养生。《金匮要略》指出："夫人禀五常，因风气而生长，风虽能生万物，亦能害万物。……若五脏元贞通畅，人即安和，客气邪风，中人多死。"提示注意养生是预防疾病的首要条件。如何养生？仲景所论颇多，笔者归纳为四个方面。

1. 调神养心

仲景倡导"恬淡虚无""精神内守"，责怪"惟名利是务"，认为必须重视调养心神，方是"保身长全，以养其生"的关键。

2. 四时养生

仲景重视四时养生，如《伤寒论·伤寒例》曰："君子春夏养阳，秋冬养阴，顺天地之柔刚也。"主张"若人能养慎，不令邪风干忤经络"，即是

说当顺应四时，外避邪风，养护健身，方能防患于未然。

3. 择选饮食

仲景曰："不闲调摄，疾疢竞起。"指出饮食养生的重要意义。又明言道："凡饮食滋味，以养于生，食之有妨，反能为害……所食之味，有与病相宜，有与身为害，若得宜则益体，害则成疾。"强调了饮食合理，是健身防病的关键。故在《金匮要略》开篇即云："服食节其冷、热、苦、酸、辛、甘，不遗形体有衰，病则无由入其腠理。"可见饮食性味，合于形体，是养生防病的重要内容。

4. 房事养慎

《金匮要略·脏腑经络先后病脉证》篇中提出"房室勿令竭乏"，此一语道出房事养生的关键重在节制房事，以防损伤元气而致诸病丛生，故房事养慎自古就十分重视。

总之，仲景重视养生，预防疾病，消未起之患，治未病之疾，医在无事之前，故以未病先防为首。

二、"既病早治"是"治欲病"的防患原则

治未病的第二层含义，是突出早期治疗，防微杜渐，将疾病消灭在初期阶段。《黄帝内经》言："上工救其萌芽……下工救其已成，救其已败。"意在强调早治。再如《金匮要略》指出："适中经络，未传于脏腑，即医治之。四肢才觉重滞，即导引吐纳，针灸膏摩，勿令九窍闭塞。"所以"上工"善于早期治疗，切不可贻误病机，导致传变。

三、已病防变是"治已病"的预防原则

六经病证有传有变，内伤杂病亦有传变，故须及时辨治已病，采取预防性治疗措施，防止病邪传变，做到辨证论治与辨证预防相结合。

1. 已病防传

"传"，指病情顺着一定的趋向发展，一般说，凡病邪侵袭，邪气内传，则病证由表传里，由阳入阴，故防邪内传，属当务之急。如《伤寒论》第 8 条曰："太阳病……若欲作再经者，针足阳明，使经不传则愈。"此为六经病证防止传经之法。又如《金匮要略》曰："夫治未病者，见肝之病，知肝传脾，当先实脾……此治肝补脾之要妙也。"又曰："中工不晓相传，见肝之病，不解实脾，惟治肝也。"仲景举例说明治疗杂病时防止脏腑相传的方法，此皆为治未病学术思想的体现。

2. 未变防变

"变"是指病情在某种特殊条件下发生了性质的改变。"传"与"变"多常互称，为病情的进展。若病情急剧变化发展时，则当防止病情转为危重，应积极采取防治措施，力挽败途。如阳明病中的清热救阴法与峻下攻实法，皆为防止病情速变危重而设。

3. 已变防逆

若疾病已进入危重阶段，为防止病情变逆，危及生命，则当从速采取急救的防治措施。如少阴病"急下之"以存阴法，"急温之"以回阳法，均是急救之法。此外，仲景在救治之中论述了众多死证，以示病情的危急，务当救急，以挽阴阳离决之势，此为预防疾病危逆而设。

四、初瘥防复是"治愈病"的康复原则

疾病新瘥，气血未壮，元气未复，阴阳未和，宜采取一些措施以促进康复，其方法有二：

1. 促"阴阳自和"

《伤寒论》曰："若亡血，亡津液，阴阳自和者，必自愈。"阴阳自和的途径有二：一者不用药，惟静养，利用自然疗能，使阴阳自和；二者，少与扶正之品，促阴阳自和，早日康复。

2. 防病复发

《伤寒论》最后一篇"辨阴阳易瘥后劳复病脉证并治"专论瘥后劳复诸病的辨证论治，意在提示医生和患者注意预防疾病复发。预防的重点在于防止劳复、食复、房劳复、阴阳易、感邪复、伤神复等。此外，《伤寒论》还强调"保胃气，存津液"的原则，以防伤元气。

总之，仲景治未病学术思想对预防医学有重要的理论和实践指导意义，可为现代预防医学启迪思路。

用方心法

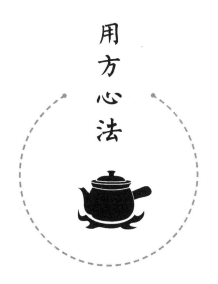

柴胡剂群辨析

柴胡剂群是以柴胡为主药并以柴胡命名的一类方剂。始见于《伤寒论》，是治疗少阳病的主要方剂，包括小柴胡汤、大柴胡汤、柴胡加芒硝汤、柴胡桂枝汤、柴胡桂枝干姜汤、柴胡加龙骨牡蛎汤 6 首方剂，其中小柴胡汤是柴胡剂群的代表，亦是诸方的基础，其他方剂常以此化裁而生。后世医家不断实践，扩大了柴胡剂的应用范围，不仅用于伤寒，也用于杂病。现代常用此类方剂治疗多种发热性疾患、肝胆疾患、胃肠道疾患等，均有良好效果。

一、小柴胡汤

（一）主脉主症

小柴胡汤主要用于少阳病证。《伤寒论》曰："少阳之为病，口苦、咽干、目眩也。"又曰："伤寒，脉弦细，头痛发热者，属少阳。"脉弦细、口苦、咽干、目眩是少阳病的主要脉症。此外，尚见往来寒热、胸胁苦满、嘿嘿不欲饮食、心烦、喜呕等，加之口苦、咽干、目眩，共称"柴胡八症"。本证的产生，皆与病入少阳，邪在半表半里，正邪相争，经气不舒，枢机不利，胆逆犯胃等因素有关。又因病变常常影响三焦气机不和，故或然见症众多，如"或胸中烦而不呕，或渴，或腹中痛，或胁下痞硬，或心下悸，小便不利，或不渴，身有微热，或咳"等症，而临床辨证只需抓住往来寒热、胸胁苦满、喜呕不欲食等一两个主症即可遣方用药，故论中指明"伤寒中风，有柴胡证，但见一证便是，不必悉具"。

（二）方药析义

小柴胡汤由柴胡、黄芩、半夏、人参、甘草、生姜、大枣 7 味药组成，按药物配伍的不同作用，可分为苦降、辛开、甘补三组。第一组柴胡、黄芩，为苦降之品，是本方主药，柴胡的作用是解少阳经热，使半表之邪从外而解；疏肝，解少阳气郁；消化食积，促进新陈代谢。黄芩苦寒，气味较重，消火除热，使半里之热从里而撤。柴、芩合用，苦寒清热，解半表半里之邪，疏畅少阳气机。第二组生姜、半夏，乃辛开之品，能调理胃气，降逆止呕，是治呕家第一圣药，并能佐柴、芩逐邪之力，又能行甘、枣之泥滞。第三组人参、甘草、大枣，为甘补之品，益气补脾，扶正祛邪外出，并抑制柴、芩之苦寒，以防伤害脾胃之气。总之，药味虽不多，但配合密切，既有柴、芩苦寒清降，又有姜、夏辛开散邪，更配参、枣、草之甘补调中，七药相辅相成，寒热并用，攻补兼施，既能疏利少阳枢机，又能调达气机升降，更使内外宣通，运行气血，是和解之良剂，故被称为"和剂之祖"。

（三）化裁运用

1. 和解退热

小柴胡汤不但和解少阳，而且具有较强的退热散邪作用。本方所治热型大体有三：①往来寒热。"太阳中风，往来寒热……小柴胡汤主之。"证候表现为寒热交替而作，以小柴胡汤和解枢机，其热则除。②身热。论曰："伤寒四五日，身热恶风，颈项强，胁下满，手足温而渴者，小柴胡汤主之。"此属三阳俱病，但邪热既不偏盛于表，也不偏盛于里，故用小柴胡汤和解少阳，使表里调和，身热亦清。③潮热。潮热为病在阳明，今虽见潮热，但大便溏，小便自可，并有胸胁满闷，说明里无燥热，腑实未成，故与小柴胡和解少阳，以退潮热。因此，临证不论症见往来寒热还是潮热或身热等少阳证，皆以小柴胡汤加减治疗，效果甚好。

2. 清退余热

《伤寒论》指出："伤寒瘥以后，更发热，小柴胡汤主之。"说明热病后期，正虚邪恋，余邪不清，复见发热，应遵祛邪不伤正、扶正不助邪的原则，宜小柴胡汤和之，若热势不高，每见于午后发热，伴有五心烦热，颧红咽干，时有盗汗，脉弦细数，舌红少苔等，为阴虚发热，可用小柴胡汤合秦艽鳖甲散治之。

3. 疏肝退黄

少阳证兼发黄，乃为肝胆郁滞，三焦不畅，湿热郁蒸所致，可与小柴胡汤。如《金匮要略》指出："诸黄，腹痛而呕者，与柴胡汤。"但黄疸又分阳黄、阴黄。阳黄为肝胆郁热，湿热熏蒸，胆液外溢所致，可酌情配合茵陈蒿汤，清热退黄。阴黄为寒湿郁滞，阳气不宣，胆液外泄所致，故应配合茵陈四逆汤，温化寒温，消退黄疸，并去黄芩为宜。

4. 疏肝和胃

少阳证兼胃脘痛，症见胃脘胀满，时时作痛，牵引两胁，嗳气频作，食少纳呆，倦怠乏力，苔薄，脉沉弦无力，为肝胆郁滞克制脾胃所致，宜小柴胡汤合四君子汤，补虚益气，肝胃合治。若素日畏寒喜暖者，则去黄芩更为贴切。用此方治疗溃疡病、慢性胃炎、慢性肝炎等出现上述症状者，常获卓效。

5. 抑肝补脾

《伤寒论》曰："伤寒，阳脉涩，阴脉弦，法当腹中痛，先与小建中汤，不瘥者，小柴胡汤主之。"此阳脉涩是浮取涩滞，主气血虚；阴脉弦是沉取而弦，主病在少阳，为肝胆疾患。此处脉阳涩阴弦与腹中拘急而痛同时并见，正表明脾虚气血不足，又被肝胆之邪克伐。其治先用小建中汤补益中州，缓急止痛，若服后仍不瘥者，再以小柴胡汤和解枢机，疏利肝胆之邪。此法乃遵扶土抑木之旨，先补脾虚，再疏泄肝胆气郁，此属一证两法，治有先后。

6. 疏肝降逆

《伤寒论》指出："呕而发热者，小柴胡汤主之。"此为邪踞少阳，其热迫胃，胃气上逆，宜小柴胡汤和解气机。或因肝胆气机久郁不解，升降失职而致。症见时时作呕，频频欲吐，胸脘满闷，食少纳呆等，则宜小柴胡汤合温胆汤化裁。现代多用于治疗慢性胆道感染、胆囊炎以及急慢性肝炎等病出现上述症状者，每收良效。

7. 调肝止痛

《伤寒论》曰："伤寒五六日……胸胁苦满，嘿嘿不欲饮食……或腹中痛，或胁下痞硬……小柴胡汤主之。"邪犯少阳，经气不畅，故胸胁苦满，甚则胁下痞硬，若肝胆气郁，横犯脾土，则见腹痛。故以小柴胡汤疏肝解郁，和脾止痛。若疼痛明显，可合入良附丸，调肝止痛。现代医学中慢性肝胆疾患、慢性胰腺炎等病引起的胁下疼痛，常用此方缓急止痛。

8. 清血室热

"热入血室"最早见于《伤寒论》，为月经期间感受外邪所引起的病变，妇人经期，血室空虚，外邪乘虚而入，气血不畅，枢机不利，则表现为往来寒热，发如疟状，胸胁苦满，昼日明了，暮则谵语，如见鬼状。但因体质有强弱之别，邪入有深浅之分，故病情表现各异。后世常以小柴胡汤化裁治之，方中酌加生地黄、丹皮、栀子、白芍等清热凉血之品，更为适宜。此类病证与现代医学中急性感染所致的症状性精神病相似。当感染消除，热退之后，精神症状亦随之而解。

9. 疏肝调经

月经不调，有多种原因，若因肝气郁滞，气机不畅而致者，症见经期不准，超前或错后，量或多或少，经前两乳胀痛，牵引胁肋，心烦易怒，腹痛绵绵，脉见弦象，宜小柴胡汤合四物汤疏肝调经。

10. 病后调理

患外感病后，身热虽退，而胸胁满闷不除，口干且苦，呕而不欲食，周身不适等症不解，此多由于热病瘥后，正气尚虚，气血未复，阴阳失和，枢机不利，常以小柴胡汤和解，通达三焦，疏畅气机，使诸症尽愈。临证时，酌加陈皮、焦三仙等开胃消导之品，增进饮食，以资化源，促进康复。

总之，《伤寒论》对小柴胡汤论述颇详，后世灵活化裁，应用甚广，善用者，每用每效。

二、柴胡桂枝汤

柴胡桂枝汤是双解太、少之剂，它适用于太、少合病及太、少并病之证。

《伤寒论》说："伤寒六七日，发热，微恶寒，肢节烦疼，微呕，心下支结，外证未去者，柴胡桂枝汤主之。"说明太阳之邪已传入少阳，表证不解，症见发热、微恶寒、肢节烦痛等太阳证，又有微呕、心下支结等少阳证。此时太阳、少阳两经证候并存，故取两经兼治，与柴胡桂枝汤，既和少阳以疏气机，又调营卫以祛外邪，故有兼治太少之功。柴胡桂枝汤，取小柴胡汤和解少阳，畅利枢机，取桂枝汤调和营卫，使太阳之邪从表而散，柴胡、桂枝合用，相得益彰，目前常以此方治疗流感，效果较好。

三、大柴胡汤

《伤寒论》说："太阳病，过经十余日……柴胡证仍在者，先与小柴胡汤，呕不止，心下急，郁郁微烦者，为未解也，与大柴胡汤，下之则愈。"又曰："伤寒发热，汗出不解，心下痞硬，呕吐而下利者，大柴胡汤主之。"可见大柴胡汤证既有邪犯少阳之胸胁苦满、往来寒热、郁烦呕吐等少阳证，又见邪入阳明之心下急迫，甚则痞满硬痛，大便秘结，或因热结于里，气机不畅，升降失常，而且上逆而呕，下迫而利，滞而不爽，气味恶臭等特点，大柴胡汤既和少阳又清阳明，使少阳、阳明内外双解。目前多用于消化系疾患。若本方酌增清热解毒之品，治疗急性胆道感染、急性胰腺炎，效果亦佳。

四、柴胡加芒硝汤

柴胡加芒硝汤，主治少阳兼阳明里实之证。《伤寒论》曰："伤寒十三日不解，胸胁满而呕，日晡所发潮热……柴胡加芒硝汤主之。"可见胸胁满而呕，是少阳病不解，日晡所潮热乃阳明燥实之象，故治以柴胡加芒硝汤，意以小柴胡汤和解少阳，畅达枢机，加芒硝泻热去实，软坚润燥。又因本证见于"伤寒十三日不解"，又以"丸药"误下之后，故见胃气已伤，燥结乃留，而里实又不甚，故取柴胡剂中之参、草以扶正补虚，而不取大黄、枳实荡涤破滞，因此实为和解表里之轻剂。又观此方攻下破结之力逊于大柴胡汤，然而泻热润燥之功又强于大柴胡汤，所以此方更适于正气已虚，燥热尤甚之少阳兼里实证。

五、柴胡桂枝干姜汤

《伤寒论》云："伤寒五六日，已发汗而复下，胸胁满微结，小便不利，渴而不呕，但头汗出，往来寒热，心烦者，此为未解也，柴胡桂枝干姜汤主之。"此由于邪入少阳，枢机不利，气化不行所致，故治以柴胡桂枝干姜汤和解少阳，通阳散结。

本方即小柴胡汤加减变化而成。柴、芩同用，和解少阳之邪；加栝蒌根之润以生津；牡蛎之咸，以开胸胁微结；桂枝、甘草同用，辛甘化阳，温化微结；干姜味辛而气热，既辛散胸胁之微结，又制黄芩、栝蒌根之苦寒。又因不呕，故去半夏；内有微结，而去参、枣之壅补。此为和解少阳兼治脾寒之方，与大柴胡汤和解少阳兼治胃实形成鲜明对照。目前常用本方治疗慢性肝炎兼脾家寒，症见胁痛、腹胀、大便不调者，常能取效。

六、柴胡加龙骨牡蛎汤

1. 解郁安神

由于少阳枢机不利，肝胆久郁化热，上扰神明，症见失眠，噩梦，易于惊醒，并有少阳胸胁满闷，心烦易怒，时时喜呕，嘿嘿不食，脉弦细数，以柴胡加龙骨牡蛎汤治之。"伤寒八九日，下之，胸满烦惊，小便不利，谵语，一身尽重，不可转侧者"，此为太阳表证误下后，邪热内陷，三阳经均受其邪，形成表里错杂、虚实互见之证，故以小柴胡汤和解少阳，清肝胆之热；去甘草之滞腻，以防留邪；加龙骨、牡蛎及铅丹，镇惊止烦而安神；桂枝、大黄、茯苓祛邪清热，利小便，使少阳气和，三焦通利，其邪得解。本条典型症状虽不多见，但少阳证兼烦惊等神志症状，则屡见不鲜，可用本方治疗。为了增强解郁之力，更加香附、瓜蒌理气之品；因铅丹有毒，故取朱砂、琥珀代之。目前常用于神经衰弱、神经官能症及更年期自主神经功能紊乱等症。

2. 镇癫定狂

癫狂多由七情所伤，肝胆火旺，上扰神明，致神志失常，宜柴胡加龙骨牡蛎汤合癫狂梦醒汤化裁。但癫狂初起，宜去人参，恐其滋补滞邪；并以胆南星易半夏，更宜祛痰镇惊。目前常用本方治疗神经官能症及精神分裂症，获效满意。

柴胡剂治郁证

郁证，是由于气机郁滞不通所引起的病证。关于郁证的形成，《证治汇补》云："……或七情之抑遏，或寒暑之交侵，而为九气怫郁之候，或雨雪之浸淫，或酒食之积聚，而为留饮湿郁之候。"可见郁证有因外邪侵袭导致脏腑气机不通而成郁者，亦有因精志不遂、郁怒、思虑、悲哀、忧愁等七情所伤，导致阴阳气血失调而致者。从疾病形成的原因来看，郁证的含义有广义和狭义之分。广义之郁，如《医经溯洄集·五郁论》所说："凡病之起也，多由乎郁。郁者，滞而不通之义。"又如《丹溪心法·六郁》中指出："气血冲和，万病不生，一有怫郁，诸病生焉，故人身诸病，多生于郁。"可见从广义说，郁证是由于外在致病因素，导致了人体阴阳气血不和而产生的病变，其中以气机郁滞为先，气郁日久，由气及血，变证多端，所以病变的表现，可有气郁、血郁、痰郁、湿郁、热郁、食郁等六郁证候。狭义之郁，是专指由于情志不舒，气机郁滞所引起的病证，这类病证是内科常见病、多发病。从《伤寒杂病论》来看，致郁原因有二：一则由于外邪侵入少阳，居于半表半里，少阳属胆，与肝相表里，邪入则肝胆受病，脏腑气机不和，故因病而成肝胆气郁；二则因情志所伤，肝气郁结，逐渐引起五脏气机不和而致郁证。

关于郁证的治疗，《素问·六元正纪大论》指出："木郁达之。"《证治汇补·郁证》提出："郁病虽多，皆因气不周流，法当顺气为先。"因此，疏畅气机是治郁的总原则，所选之方可据证而定，其中柴胡剂可列为首选之剂。柴胡剂始见于《伤寒论》，是仲景用于治疗少阳证的主要方剂，具有解郁、调达气机的功效，包括小柴胡汤、大柴胡汤、柴胡加龙骨牡蛎汤、柴胡桂枝汤、四逆散等。本文主要讨论小柴胡汤、柴胡加龙骨牡蛎汤及四逆散治疗郁证。

一、小柴胡汤

1. 方证特征

小柴胡汤主要用于少阳病证。《伤寒论》曰："少阳之为病，口苦，咽干，目眩也。"又曰："伤寒，脉弦细，头痛发热者，属少阳。"可见脉弦细、口苦、咽干、目眩是少阳病的主要脉证。此乃邪客少阳，病在半表半里，正邪相争，胆火郁遏，枢机不利而致。除上述证候之外，尚见往来寒热、胸胁苦满、嘿嘿不欲饮食、心烦喜呕等，合称"柴胡八症"，表现出一派胆热气郁之候。又因病常常影响三焦气机不和，故见症众多，如"或胸中烦而不呕，或渴，或腹中痛，或胁下痞硬，或心下悸，小便不利，或不渴，身有微热，或咳"等，兼症虽多，临床辨证只需抓住往来寒热、胸胁苦满、喜呕不欲食等一两个主症，即可遣方用药，故论中指出："伤寒中风，有柴胡证，但见一证便是，不必悉具。"小柴胡汤虽为和解少阳、疏利肝胆、通达表里而设，但对解郁利气、通达升降之机有良好的效果。方中柴胡善于疏肝，解少阳气郁，同时柴胡能"主心腹肠胃中结气，饮食积聚，寒热邪气，推陈致新"。更配伍黄芩苦寒清热，疏利少阳气机而起苦寒清降作用。生姜、半夏辛开散结，行滞泄满而利于解郁。人参、甘草、大枣甘补调中，益气健脾，脾土健旺，则有助于肝气条达，气机疏畅。所以诸药相辅相成，寒热并用，攻补兼施，既能疏利少阳枢机，又能条达气机升降，使内外宣通，气血运行，为解郁之佳剂。

2. 运用举例

（1）解郁行经：妇人经闭有因七情内伤，肝气郁结不得宣达，以致气滞血郁，胞脉阻闭而致者。症见月经数月不行，精神郁闷不乐，心烦易怒，胸胁苦满，小腹胀满，脉沉弦。宜小柴胡合四物汤化裁，疏肝解郁调经。余曾诊治一女患者，30岁，因婆媳不睦，情志所伤，日久成郁，气郁及血而见月经不调，初则二月行经一次，继则每月以黄体酮治疗方可行经，日久病甚，乃致闭经三月，伴有胸胁满闷，心烦易怒，夜卧难安，善太息，口苦咽干，不欲饮食，脉见弦细，舌尖红，根部苔淡黄，治以疏肝解郁，和血调经。取小柴胡合四物汤加泽兰叶、桃仁治疗，服药1周，月经来潮，守方调治月余经行正常。此外本方用于治疗痛经亦获效满意。

（2）解郁种子：情志不畅，肝气郁结，疏泄失常，以致气血不和，冲任不能资养，因而不能受精成孕。临床常表现为多年不孕，月经不调，常延期而至，量少色暗，经前乳胀，胸闷而善太息，性情沉默，抑郁少欢，脉沉弦，治以解郁疏肝，养血益肾，宜小柴胡合四物汤化裁。余以此治疗多例不孕症，皆收满意疗效。如某患者，32岁，婚后曾孕一胎，因稍劳流产，而后断续四年，月经愆期，多四五十天方至，量少，色黑，经行腹隐痛，心烦易怒，胸胁满闷，脉沉弦细，舌尖红，薄白苔。证属肝郁不孕，治以解郁调经益肾之法，宗小柴胡合四物汤化裁。柴胡10g，党参10g，黄芩10g，炙草6g，半夏10g，当归12g，川芎10g，白芍10g，生熟地各10g，仙灵脾10g，制香附6g，姜、枣为引。调治两个月而受孕，足月娩一女婴，母女健康。

（3）解郁通便：《伤寒论》曰："阳明病，胁下硬满，不大便而呕，舌上白苔者，可与小柴胡汤，上焦得通，津液得下，胃气因和，身濈然汗出而解。"本证不大便，伴有胁下硬满、呕吐、舌上白苔等，说明病缘于少阳枢机不利，津液不能下达，治疗用小柴胡汤，因为本方具有和解枢机、宣通上焦气分的作用，所以服药后，上焦之气得通，则津液能敷布而达全身，胃气亦能和调，胃气和则一身之气皆和，虽不通其大便，而大便自通。据此用小柴胡汤化裁治疗便秘而收满意效果。

（4）解郁利水：肝胆气郁，疏泄不利，则三焦不得通畅，导致决渎失职，小便不利。症见小便短少，胸胁苦满，口苦咽干，下肢浮肿，脉沉弦等。此证以气郁为主，导致水邪停留，故治当开郁为本，疏导肝胆郁结，畅利三焦而小便得利，水湿始除。余治一妇女，时值更年期，两下肢浮肿，呈凹陷性，尿量减少，伴心烦胸满，时有胁下窜痛，性情急躁，脉沉弦细，舌苔薄白，尿常规检查无异常改变。此乃肝胆气郁，枢机不利，三焦气化不行，故以小柴胡汤加泽兰叶、茯苓等治之，服药数剂尿量增多，浮肿渐消而愈。

二、柴胡加龙骨牡蛎汤

1. 方证特征

本方首见于《伤寒论》，"伤寒八九日，下之，胸满烦惊，小便不利，谵语，一身尽重，不可转侧者，柴胡加龙骨牡蛎汤主之。"此为太阳表证误下，邪热内陷，三阳经均受邪，形成表里错杂、虚实互见之证。本条典型症状并不多见，临床表现常以少阳证兼烦惊等神志症状为主，其中突出表现为惊恐不安，这是少阳气郁，胆火上炎，心神被郁所致。治疗宜和解少阳，清肝胆郁热，安镇烦惊，用柴胡加龙骨牡蛎汤。

本方是小柴胡汤去甘草，加桂枝、茯苓、龙骨、牡蛎、铅丹、大黄而成。以小柴胡汤和解少阳，疏利气机，清肝胆郁热，加桂枝、大黄、茯苓祛邪清热，利小便，使少阳气和，三焦通利；加龙骨、牡蛎取其重镇作用，龙骨偏于重镇安神，敛浮阳而止汗，牡蛎偏于益阴潜阳，软坚散结，二者相须为用，有益阴敛阳、镇静安神之功。方中桂枝合龙牡、铅丹，能通心阳，重镇止惊；柴胡配龙牡，和解表里，镇摄而安神。去甘草之甘缓，以防留邪。《伤寒论类方》云："此方能治肝胆之惊痰，以之为治癫痫必效。"《伤寒论识》曰："此汤治癫狂，夜不得眠，嘻笑不止。"可见前人早已用此方治疗郁证等神志疾病。

2. 运用举例

（1）解郁安神：肝胆气郁，日久化热，上扰神明，而致不寐，症见失眠，噩梦纷纭，易于惊醒，并伴有胸胁满闷，心烦易怒，时时喜呕，嘿嘿不食，脉弦细数，以柴胡加龙骨牡蛎汤主治。余曾治一女性患者，38岁，1988年末初诊。失眠不寐，入睡困难，每晚须服安眠药物，方能入睡，病近1年，伴有心烦易怒，胸胁满闷，心情抑郁，善太息，脉弦细，舌尖红少苔，治以柴胡加龙骨牡蛎汤化裁。方用柴胡10g，黄芩10g，胆星6g，党参 10g，炙甘草 3g，生龙牡各 3g，茯苓 10g，瓜蒌 10g，香附 6g，珍珠母 3g，远志 10g，琥珀末 4g（睡前冲服）。停服安眠药物。服药 6 剂，睡眠好转，守方调治月余，睡眠正常，伴随诸症消失，精神愉快。

临床观察，此类患者女性较多，用本方化裁治疗效果较好。并可酌加香附、瓜蒌、远志、珍珠母等理气安神之品，增强解郁镇静之力。又因铅丹有毒，故以琥珀末代之。

（2）解郁定狂：癫狂多由七情所伤而致，五志过极，肝胆火旺，上扰神明，则神志失常。症见言语无序，喜怒无常，时哭时笑，甚则登高而歌，弃衣而走，脉弦有力，宜柴胡加龙骨牡蛎汤合癫狂梦醒汤化裁，目的在于增强疏利气机、清肝胆之热、解郁镇惊之力。但癫狂初期，宜去人参，恐其滋补滞邪，并以胆南星易半夏，更能祛痰镇惊。如仇某，女，1973 年 3 月 9 日初诊。数天前因与他人发生口角，遂致抽搐，抽时神志清楚，两手握拳，双腿屈曲，无尿失禁及跌伤现象。每次抽搐约 1 分钟，共发作 3 次。此后则出现失眠难卧，甚则通宵不寐，喜怒无常，胡言乱语，疑心重重，怕别人毒死自己，食物、饮水皆需家人先尝试，而后自己方可食用，生活失去常态。某院诊为精神分裂症，治效不显，求治于余。诊见脉沉弦细，舌尖红，苔淡黄。病系肝胆气滞，郁而化热，灼津炼液成痰，痰气上壅，闭阻心窍，神明失常，发为癫。宗柴胡加龙骨牡蛎汤合癫狂梦醒汤化裁，疏方如下：柴胡 10g，茯苓 12g，清半夏 10g，黄芩 10g，郁金 10g，生龙牡各 15g，白芍 12g，瓜蒌 12g，桃仁 10g，香附 12g，苏子 10g，木通 6g，炙草 6g，朱砂 1.5g（分两次以药液冲服）。连进 4 剂，病始有减，惟心中烦闷，躁而不安，时时太息，夜难成寐，舌脉同前。宗前方以胆南星易半夏，另加夜交藤、远志等养心安神之品，治疗月余，基本恢复正常，而后以琥珀利气丸、舒肝丸调理月余，恢复工作，追访 1 年，病未复发。

三、四逆散

1. 方证特征

四逆散首见于《伤寒论》，"少阴病，四逆，其人或咳，或悸，或小便不利，或腹中痛，或泄利下重者，四逆散主之。"本证由于少阴枢机不利，阳气郁遏在里，不能透达四肢，宣畅内外而致，病机的关键在于阳郁，故临床表现以手足厥冷为主，并伴有咳、心下悸、腹痛、泄利下重等气机郁滞所引起的诸多兼症。四逆散由柴胡、芍药、枳实、炙甘草组成。方中柴胡和解枢机，升达郁阳，枳实行气破滞，与柴胡相伍一升一散，解郁开结；芍药、甘草相合，调理肝脾，和血利阴；芍药、柴胡相配，一收一散，助柴胡疏肝，且无伤阴之弊。四药合之，疏达郁阳，使气机宣畅。

2. 运用举例

（1）解郁通阳：由于枢机不利，阴气郁遏在里，不能透达四末而致阳郁之厥。症见手足不温或指头微寒之象，治当解郁通阳，条达气血，使阳气疏通而达于四末，其厥可解。余治一女性患者，38 岁，素无痼疾，惟常胃寒喜暖，手足不温，厚衣厚被方能缓解，即使在夏天也须关闭门窗就寝，尤其感到两足恶风，常穿袜而睡，并伴有胸胁满闷、心烦而善太息等症，饮食、二便尚可，脉沉弦细，舌质略红，苔薄白，根部淡黄，经多方检查未见器质性病变，服多种温阳益气药效果不显。余宗四逆散化裁，柴胡 10g，炒枳壳 10g，杭白芍 16g，炙甘草 6g，白梅花 6g，瓜蒌皮 10g，制香附 6g，黄芩 6g。上方共进 18 剂，诸症基本消失。

（2）解郁定悸：素有"久郁心脾气结"之说。气郁日久，病及于心，导致心神失养，心悸不安。临床表现以手足厥冷、胸胁满闷、心悸心慌等症为主，治疗当以解郁为先，宣畅心胸之阳，待气机一畅，心得所养，悸动则安。常用四逆散加瓜蒌、党参、川芎、薤白等治疗，解郁定悸，疗效良好。如余治一女性患者，2 年前，自觉心慌心悸，短气，睡眠不佳，伴有心烦易怒。心电图检查提示：窦性心动过速，频发室性期前收缩，部分呈二联律。并见下肢浮肿，小便短赤。病属七情内郁，气机不畅，枢机不利而致心悸。治以调畅气机、宣通阳气为主，兼以行水。取四逆散加猪茯苓、泽泻、川芎、泽兰叶、红参治疗，服药治疗三四个月，诸症消失，心电图正常，追访两年病未复发。

柴胡剂与和法

柴胡剂，指以柴胡为主药并以柴胡命名的一类方剂，始见于《伤寒论》，是治疗少阳病的主要方剂，包括《伤寒论》的小柴胡汤等六首方剂，经后世医家不断实践总结，又极大地丰富和扩展了柴胡剂的应用范围，不仅用于伤寒，也用于杂病，皆收桴鼓之效。

和法，是通过和解或调和作用以祛除病邪为目的的一种治法。和法不同于汗、下、吐之法的专主攻邪，亦不同于补法的专主扶正。和法之用，范围广阔，方式灵活。

"和法"乃《伤寒论》中之治疗法则，它包括了治则和治法。《伤寒论》对和法之论述，体现于六经辨证理、法、方、药之中，散见于397条原文之内。仲景和法之确立，在于以调和为基础，以和为法度，进行调和机体之阴阳表里、营卫气血、寒热虚实，使人体机能处于阴阳动态平衡之正常生理状态。因而，和法的范围较广，内容颇详，妙意深幽。细分析之，所谓"和法"，有广义与狭义之分。

广义之和法，则指以调和的治疗作用，祛除寒热，调其偏盛，包括治则与治法。

狭义者，专指治法，即"八法"（汗、吐、下、和、温、清、消、补）之一的和法，是指通过和解的治法，如和解枢机、调和营卫、调和脾胃、调和升降、调和内外等达到治疗目的。

一、柴胡剂的核心方剂——小柴胡汤（和法）

1. 小柴胡汤方证

小柴胡汤主要用于少阳病证，以往来寒热、胸胁苦满、心烦喜呕、嘿嘿不欲饮食、口苦、咽干、目眩、脉弦细等为主要表现。本证的产生，乃因邪入少阳，居于半表半里，正邪相争，枢机不利而致。又因病变常常影响三焦气机不和，故或然症众多，如或胸中烦而不呕，或渴，或腹中痛，或胁下痞硬，或心下悸，小便不利，或不渴，身有微热，或咳等。临床辨证只需抓住往来寒热、胸胁苦满、喜呕不欲饮食等一两个主症即可遣方用药，故论中明确指出："伤寒中风，有柴胡证，但见一证便是，不必悉具。"

2. 小柴胡汤的基本结构与药效机理

小柴胡汤由柴胡、黄芩、人参、半夏、甘草、生姜、大枣七味药组成，按药物的不同作用，可分为苦降、辛开、甘补三组。一是柴胡配黄芩，柴胡疏少阳经中之邪热，黄芩清少阳胆腑之邪热。二药合用，经腑并治，使气郁条达，枢机和畅，表邪外解，里热清除。二是半夏配生姜，又名小半夏汤。二药辛开寓降，辛主散，能健胃散积；半夏又为呕家之圣药，辛开之中寓有降胃之功，且能化痰和胃；合用之辛开散结，宣畅气机，豁痰降逆止呕，且可佐柴、芩祛外邪，又能宣通甘草、大枣之滋腻，不但可以止呕，而且可以泻满。三是人参、甘草、大枣温中培元，补脾胃之气。其义有三：一是扶正祛邪。少阳者小阳也，稚阳也，阳气较弱，抗邪能力不如太阳与阳明，故用人参、甘草、大枣扶正以祛邪。二是防邪内入。"见肝之病，知肝传脾，当先实脾"，此为上工治未病之妙。少阳居太阴之前，肝胆之病最易犯脾，以此三药培补脾气，使少阳之邪不致内传伤脾，杜绝了邪传太阴之路，实为先安未受邪之地的防治方法。二是抑制苦寒。因柴、芩为苦寒透邪之品，方中用人参、甘草、大枣能抑制柴、芩之苦寒，以防其伤胃损气，可见甘温之品也不可缺。本方药虽七味，但寒热并用，辛开苦降，甘温调补，攻补兼施，共奏宣通内外、调达气机之效。

故此方当为《伤寒论》诸柴胡剂之首，称为和解剂之祖。

3. 小柴胡汤的特点

（1）本方具有寒热并投、攻补兼施、升降协调的双向调解功能与双解二经或多经之病的功效。

（2）本方可转枢开郁，通达三焦。

（3）本方可变性较大。

4. 临床应用举例

案一：发热

女童，5岁，发热4天，体温38.5℃～39.5℃，西医诊断为病毒性感冒，经西医输液治疗，身热不退。既往患有高热惊风病史，家属给予紫雪丹退热，体温仍持续在39℃左右，故求助中医诊疗。诊见发热不退，体温38.9℃，皮肤扪之灼热，身热午后为甚，口唇发干，咽部微赤，纳谷不佳，二便尚可，脉浮数，苔薄白，根部淡黄。证属表闭邪郁，身热不退。治宜开郁转枢，和解退热。取小柴胡汤化裁，加芦根、茅根、金银花、连翘、豆豉、桔梗、生姜二片为引，组成柴胡解热汤。服药4剂，药后汗出热解，病则告愈。

案二：湿郁浮肿

女性患者，46岁，素体健壮，时值更年期将至，渐起两下肢浮肿（Ⅱ°），呈凹陷性，腰围增长，小便不利，尿量较少，经服用西药利尿剂，如速尿之类，药后肿消，时过浮肿依旧。伴有心烦悸而急躁，胸胁满闷，时有窜痛，腹胀不适，大便尚可。查体：下肢浮肿，腹部微胀，无振水声，脉沉弦细，舌苔薄白。尿常规检查无异常。此乃肝胆气郁，枢机不利，三焦气化不行，胡宗仲景之旨，"……或心下悸，小便不利……小柴胡汤主之。"取小柴胡汤与五苓散合方治之，以小柴胡汤解郁，五苓散化气行水，二方相合，尤水陆二军，各有专治，异道夹攻，一举取胜。7剂药服后，浮肿渐消，调治两周，肿消病愈。

案三：肝郁不孕

杨某，女，32岁，婚后曾孕一胎，因稍劳流产，而后断续四年，月经愆期，多四五十天方至，量少色黑，经行腹隐痛，心烦易怒，胸胁满闷，脉沉弦细，舌尖红，薄白苔，证属肝郁不孕，治以解郁调经益肾之法，宗小柴胡合四物汤化裁：柴胡10g，党参10g，黄芩10g，炙甘草6g，半夏10g，当归12g，川芎10g，白芍10g，生熟地各10g，淫羊藿10g，制香附6g，姜、枣为引，调治两个月受孕，足月娩一女婴，母女健康。

案四：热入血室

陈某，女，36岁，1976年3月初诊。

发热3天，体温39℃左右，服解热药热退，随后又复升，继之往来寒热，胸胁满闷，头晕气短，心烦不宁，傍晚热重，出现幻视，精神紧张，称墙角处有怪状白胡须老翁，求人去打，引得家人恐惧，前来求诊。患者发热胸闷，头晕乏力，心烦，睡卧不安，便和溲赤，食纳不佳，神清合作，脉见浮数，苔薄淡黄。问及病史，外感前月经来潮，发热1天后，经水即断，病情加重。证属外邪化热，入于血室，治以疏利肝胆，和畅气机，透解外邪，拟小柴胡汤加赤芍、栀子、豆豉、金银花、桑叶，水煎温服，进药5剂，热退身和，神安病愈。

案五：胸腔积液

钱某，女，39岁，1974年5月初诊。

患者因红斑狼疮病而住院治疗，诊为红斑狼疮性肝炎，治疗中合并胸腔积液，以右侧胸腔积液为主，积液甚时达二三肋间，则行穿刺，抽出积液，每次约300mL，然时过不久，积液复生，反复穿刺，效果不显，故患者要求中医诊治。诊见胸闷气短，胁下胀痛，身有低热，呈往来而作，咳嗽有痰，小便短少，下肢轻度浮肿，喜呕纳差，形体较瘦，面色暗黄，苔薄白，脉沉弦细。证属肝郁脾虚，水液停聚，治宜疏肝健脾，转枢利水，宗小柴胡汤加茯苓、猪苓、泽泻、车前子、泽兰叶等利水之品，水煎温服。进药1周，闷胀减轻，尿量增加。二诊时前方加黄芪、白术，继服十余剂，而后X光拍片复查，胸腔积液消失，继续治疗原发疾病。

二、柴胡剂的基础方剂

1. 柴胡桂枝汤（和而兼汗法）

（1）柴胡桂枝汤方证：柴胡桂枝汤见于《伤寒论》146条。本方为小柴胡汤与桂枝汤合方而成，是双解太少之剂，适用于太少合病或太少并病。主治太阳病表证未解，邪已入少阳，症见发热微恶寒、肢节烦疼等太阳证，又有微呕、心下支结等少阳证。柴胡桂枝汤既和少阳以疏气机，又调营卫以祛外邪，故有兼治太少之功。目前常以此方治疗感冒、流感、肺炎等具有微热、恶寒、微呕之太少合病者，效果较好。又可用于胃肠和肝胆疾患等，还可用于更年期综合征、癔症、癫痫等。

（2）临床应用举例

案：太阳少阳并病

何某，女，20岁，1985年10月12日初诊。

今晨始见恶寒，午后高热（38℃），发热恶寒交作，肢体酸痛，周身不适，鼻塞流涕，微咳时作，脉见浮数，略弦，舌苔薄白。自服板蓝根冲剂，未用其他药物。余观其脉证，风寒外感，太少两经证候并见，拟疏散外邪，双解太少之法，遵柴胡桂枝汤进药。

处方：桂枝6g，柴胡12g，杭芍10g，黄芩10g，清半夏10g，生姜4g，大枣5枚，炙甘草3g，太子参6g。水煎，温服2剂，嘱其服药后发微汗出，要注意勿再受凉。

两剂药尽，外邪已退，体温正常，微咳，嘱其用枇杷露止咳糖浆收效。

2. 大柴胡汤（和而兼下法）

（1）大柴胡汤方证：大柴胡汤见于《伤寒论》103条和165条。本方由小柴胡汤去人参、甘草，加枳实、大黄、芍药而成，具有和解少阳，兼通里实之功，治少阳郁热，内袭阳明之少阳兼里实热证，症见往来寒热，胸胁苦满，心下急迫，郁郁微烦，频频欲吐，大便秘结，脉沉弦有力，舌苔黄腻，或因热结于里，心下痞硬，气机不畅，升降失常，而见上逆而呕，下迫而利等热结于里者。大柴胡汤既和少阳，又清阳明，使阳明少阳内外双解。目前广泛用于呼吸系、消化系等疾病，如流感、急慢性气管炎、急慢性肝炎、胆囊炎、胃炎、肠炎、结肠炎等。总之，不论用于上述何种疾病，皆以其主症为辨证依据。

（2）临床应用举例

案一：发热待查

张某，男，55岁，1986年10月初诊。

发热两周余，经治未效，西医诊断为发热待查。现症寒热交替而作，午后热重，每于午后2时许，热势升起，体温可达38℃，并见胸胁满闷，脘腹胀满，大便干燥，四五日未行，脉沉弦有力，舌苔厚腻，中间淡黄。证属少阳兼里实证，治以和解枢机，兼通里实。用大柴胡汤原方，药后大便通行1次，热势减退，再进3剂，体温正常，诸症皆除。

案二：郁秘

蒲某，成人，女，1978年8月9日初诊。

患习惯性便秘，已近年余，加重1月，素患十二指肠球部溃疡，胃脘胀痛，牵引右胁，腹胀为重，时时作呕，每日大便均须服用泻剂，今大便五日未行，脘腹胀满为甚。查体：神清，心肺未见异常，腹满，右上腹压痛，肝脾未及，脉沉弦，苔薄黄。中医辨证为肝脾不和，气机郁滞，运化失调，而秘郁不通，宗大柴胡汤化裁。

处方：柴胡9g，黄芩9g，杭芍12g，枳实9g，川军3g，清夏9g，郁金9g，生姜3片，甘草3g。水煎温服，3剂。

嗣后大便日行1次，胃脘胀痛减轻，继服6剂，便通而愈。半年后偶于车站相见告之，病未复发。

3. 柴胡加芒硝汤（和而轻下法）

（1）柴胡加芒硝汤方证：柴胡加芒硝汤见于《伤寒论》104条，由小柴胡汤加芒硝而成，适用于少阳兼阳明实热证，既见胸胁满而呕逆等少阳证，又见日晡所发潮热之阳明燥实证。取小柴胡汤和解少阳，畅达枢机，加芒硝泻热去实，软坚润燥。本证亦见于误治之后，胃气已伤，燥结仍留，而里实又不甚者。本方攻下破结之力逊于大柴胡汤，而泻热润燥之功又强于大柴胡汤，所以本方尤适于正气已虚，燥热尤甚之少阳兼里实证。

（2）临床应用举例：古今文献中记载应用此方者较少，多为小柴胡汤的加减应用。笔者临证体会，本方可用于小柴胡汤证见阳明里热不甚，日晡轻微潮热，大便秘结或热结旁流者。

4. 柴胡桂枝干姜汤（和而兼温法）

（1）柴胡桂枝干姜汤方证：柴胡桂枝干姜汤见于《伤寒论》147条，由小柴胡汤加减转化而成，适用于少阳气机微结证，症见往来寒热，胸胁满微结，小便不利，口渴而不呕，头汗出，心烦等。柴胡桂枝干姜汤和解少阳，通阳散结，为和解少阳兼治脾家寒之方。目前常用于治疗慢性肝炎、慢性胆囊炎，也可用于更年期综合征、神经官能症等。

（2）临床应用举例

案：慢性肝炎

闵某，男，48岁，1992年3月初诊。

患慢性肝炎4年，经治病情缓解，近年诸病加重，胁痛腹胀，牵引腰背，腹泻乏力，不欲饮食，心烦口干，多方服药，效果不满意。诊见慢性病容，面色晦暗，脉沉弦略细，苔薄白，舌质淡。此久病不愈，肝郁犯脾，脾阳不健而致。治以疏肝健脾，拟柴胡桂枝干姜汤化裁。

处方：柴胡12g，桂枝10g，黄芩10g，干姜6g，花粉12g，生牡蛎20g，炙甘草6g，郁金10g，党参12g，白术10g。

服药7剂，胀泻皆平，诸症缓解，守方调理肝脾，1个月后转氨酶正常。

5. 柴胡加龙骨牡蛎汤（和而镇惊法）

（1）柴胡加龙骨牡蛎汤方证：柴胡加龙骨牡蛎汤见于《伤寒论》107条，本方由小柴胡汤去甘草，加龙骨、牡蛎、茯苓、桂枝、大黄、铅丹而成，具有和解枢机、镇惊安神之功，适用于少阳兼烦惊证，因少阳枢机不利，肝胆气滞，久郁化热，上扰心神而致。症见胸胁苦满，烦惊易怒，心神不安，小便不利，时时喜呕，嘿嘿不食，脉弦细数。本方疏利肝胆气郁，镇惊安神，效果良好。目前常用于神经衰弱、神经官能症及更年期自主神经功能紊乱、失眠、抑郁症等，也用于癫痫等。

（2）临床应用举例

案一：精神分裂症

仇某，女，成人，工人。1973年3月9日初诊。

某夫代诉：数天前因与他人发生口角，遂致抽搐，抽时神志清楚，两手握拳，双腿屈曲，无尿失禁及跌伤现象。每次抽搐约1分钟，共发生3次。此后则出现失眠难卧，甚则通宵不寐，喜怒无常，胡言乱语，疑心重重，怕别人毒死自己，食物、饮水皆需家人先尝试，而后自己方可食用，生活失去常态。某院诊为精神分裂症，治效不显，求治于余。诊见脉沉弦细，舌尖红，苔淡黄。病系肝胆气滞，郁而化热，灼津炼液成痰，痰气上壅，闭阻心窍，神明失常，发为癫。宗柴胡加龙骨牡蛎汤合癫狂梦醒汤化裁。疏方如下：柴胡10g，茯苓12g，清半夏10g，黄芩10g，郁金10g，生龙骨15g，生牡蛎15g，白芍12g，瓜蒌12g，桃仁10g，香附12g，苏子10g，木通6g，炙甘草6g，水煎取汁，另加朱砂1.5g，分两次以药液冲服。

药进4剂，诸症减轻，惟心下烦闷，躁而不安，夜难成寐，舌脉同前。宗前方进退，以胆南星易半夏，加夜交藤、远志等养心安神之品，守方治疗月余，基本痊愈，而后又以琥珀利气丸、舒肝丸调治月余，恢复工作。

案二：疑似癫痫

许某，男，5岁，1998年10月初诊。

其父代述：患儿间断发生抽搐。手足抽搐持续数秒，面色苍白，目视无神，半年前发作一次，近来间隔时间短，发作二次，各项检查均为正常，惟脑电图提示有异常波型，某院诊为疑似癫痫，予以抗癫痫药物治疗，患儿家长因担心此类药物的副作用，故前来求治中医。素日食纳欠佳，易于偏食，晨起欲呕，二便如常。患儿发育正常，营养良好，神清合作，脉略数，舌尖红，苔淡黄略厚。中医辨证为肝胆郁热，痰浊内生，上扰心神，而致抽搐。治当解郁疏肝，清热安神，以柴胡加龙骨牡蛎汤加陈皮、竹茹、钩藤、石决明，水煎温服。进药 7 剂，肝胆郁热减轻，守方调治两个月，未见抽搐，追访 3 年，未再复发。

案三：小儿惊悸

刘某，女，8 岁，1997 年 1 月 24 日初诊。

患儿夜卧不安，常惊叫而醒，近来发作频繁，须母亲陪卧。发作多于夜半子时，惊醒后哭啼，心悸胸闷，家长安抚，经半小时左右，便可慢慢入睡。病已半年，无精神刺激病史。胸透心肺未见异常，心电图及其他各项检查均未见异常。经多方治疗未见明显效果，故来京进一步诊断，经某医院儿内心血管专科诊断，除外心血管疾病，故求助中医治疗。患儿发育正常，营养一般，形体较瘦，智力佳良，面色暗黄，舌尖红，苔淡黄，脉弦细。证属素体不足，土虚木旺，肝郁失调，心神不宁而致惊悸。治当解郁安神，以柴胡加龙骨牡蛎汤加浮小麦、炒枣仁、神曲，7 剂，水煎温服。药后惊醒减少，程度亦轻，继服此方十余剂而病愈。追访 2 年，未再复发。

总之，柴胡剂群起源于《伤寒论》，发展充实在后世，其化裁之灵活，应用之广泛，效果之佳著，堪称群方之冠，善用者，每用每效。

小柴胡汤的化裁应用

小柴胡汤始见于《伤寒论》，适用于往来寒热、胸胁苦满、心烦喜呕、嘿嘿不欲饮食、口苦咽干、目眩耳聋等症，以和解枢机为主要功能。柴胡、黄芩为主药。柴胡气质轻清，苦味最薄，疏解少阳郁滞，使半表之邪从外而解；黄芩苦寒，气味较重，清火除热，使半里之热从里而撤。故柴、芩合用，苦寒清热，解半表半里之邪。生姜、半夏调理胃气，降逆止呕。人参、大枣、甘草益气补脾，扶正祛邪，调和诸药。药味虽不多，但配合默契，既有柴、芩苦寒清降，又有姜、夏辛温散邪，更有参、枣、草之甘补调和，相辅相成，充分发挥疏利气机、清肝胆郁热、调达升降、宣通内外之功，故为和解之良剂。

在《伤寒论》中，有关小柴胡汤的记载较多，加减化裁灵活，以柴胡命名者，即有 6 首方剂。后世医家又不断总结实践，更丰富和发展了小柴胡汤的应用范围，使之不仅用于伤寒，也用于杂病，尤其现代常用于治疗多种发热性疾患、肝胆系疾患、胃肠道疾患等，均有良效。现仅就个人临床体会，归纳如下：

1. 和解退热

小柴胡汤不但和解少阳，而且具有较强的退热散邪作用。《伤寒论》指出："阳明病，发潮热，大便溏，小便自可，胸胁满不去者，与小柴胡汤。"又据《苏沈良方》记载："此药《伤寒论》虽主数十证，大要其间有五证最当，服之必愈。一者身热，心中逆或呕吐者可服……二者寒热往来者可服。三者发潮热可服。四者心烦胁下满，或渴或不渴，皆可服。五者伤寒已瘥后，更发热者可服。此五证，但有一证，更勿疑便可服，服之必瘥。"这说明，古代医家早已认识到本方的解热作用，并应用于临床。

目前对于外感热病，症见往来寒热，或潮热，或身热等，类似少阳证者，以小柴胡汤加减治疗，效果较好。小柴胡汤之所以能发挥和解退热的作用，原因有二：其一，方中柴胡能透达半表之邪，黄芩能清泄半里之热，使少阳气机疏利，表里之邪得解。因此，一般服此药后，可不发汗而病得愈，但亦有药后汗出而愈者，正如张仲景所说："与小柴胡汤，上焦得通，津液得下，胃气因和，身濈然汗出而解。"其二，目前药理学研究证实本方具解热作用。《中医方药学》中提出，柴胡有明显的退热作用，特别适用于解弛张热及往来寒热。黄芩有较广的抗菌谱，对一些细菌有较强的抑制作用，对流感病毒亦有抑制作用，本药的水煎液可解热。本方的主要药物柴胡、黄芩对外感发热有退热作用。

若见高热、口渴时，小柴胡汤应去生姜、半夏，加连翘、银花、桔梗之类，既能疏散外邪，又能增强清热解毒之力。

2. 双解太、少

太阳病已传入少阳，但表证未罢，如《伤寒论》说："伤寒六七日，发热，微恶寒，支节烦疼，微呕，心下支结，外证未去者，柴胡桂枝汤主之。"说明表证不解，症见发热微恶寒、肢节烦痛等太阳证，又有微呕、心下支结等少阳证，此时太阳、少阳两经症状并存，但证情均轻，故取两经兼治，与柴胡桂枝汤，既和少阳以疏气机，又调营卫以祛外邪，柴胡桂枝合方，有兼治太少之功，正如《素问·阴阳离合论》所说："太阳为开……少阳为枢。"《本草正义》指出："柴胡主治，止有二层：一为邪实，则为外邪之在半表半里者，引而出之，使达于表，而外邪自散。"小柴胡汤和解少阳，畅利枢机；桂枝汤调和营卫，使太阳之邪从表而散，故柴胡、桂枝合用，相得益彰。目前以此方治疗流感具有上述症状者，效果较好。不仅小柴胡汤有退热抑菌作用，桂枝汤亦有同样作用，二者合用，能增强药理作用。

3. 和解通里

少阳病不解，邪热内袭阳明，形成少阳兼里实证。如《伤寒论》云："太阳病，过经十余日，反二三下之，后四五日，柴胡证仍在者，先与小柴胡汤，呕不止，心下急，郁郁微烦者，为未解也，与大柴胡汤下之则愈。"又曰："伤寒发热，汗出不解，心下痞硬，呕吐而下利者，大柴胡汤主之。"说明少阳病不解，邪热内袭阳明，呈现少阳、阳明两经证候。邪犯少阳，则胸胁苦满，往来寒热；邪入阳明则呕逆，心下急迫，郁郁微烦，大便秘结。或因热结于里，心下痞硬，气机不畅，升降失常，上逆而呕，下迫而利，具有滞而不爽、气味恶臭等热结于里的特点，虽下利而阳明燥结不去，故宜大柴胡汤。本方即小柴胡汤去参、草，加枳实、大黄、芍药而成，既和解少阳，又清下阳明，通里泻实，使少阳、阳明之邪，内外双解。目前多用于肝胆胃肠疾患。若本方酌增清热解毒之品，治疗急性胆道感染、急性胰腺炎，效果亦佳。余曾于1974年8月，治一成年女患者薄某，患胃脘疼痛，痛引右胁，脘腹皆胀，时时恶心，重则呕吐，大便五日未行。既往有十二指肠球部溃疡、习惯性便秘史，须服药通便，但近日服药亦无效。诊其脉沉弦，苔薄白，腹部柔软，肝脾未及，惟右上腹部压痛。此系枢机不利，升降失和，气郁作痛，以和解枢机，兼通里实为法，投大柴胡汤二剂，便行痛愈。

4. 清退余热

《伤寒论》指出："伤寒瘥以后，更发热，小柴胡汤主之。"说明热病后期，正虚邪恋，余邪不清，复见发热，应遵却邪不伤正、扶正不助邪的原则，宜小柴胡汤和之。若热势不高，每于午后发热，伴有五心烦热，颧红咽干，时有盗汗，脉弦细数，舌红少苔等，不论是感染性发热，还是非感染性发热，表现上述症状者，可用小柴胡汤合秦艽鳖甲散治之，以小柴胡调和枢机，加秦艽、鳖甲、知母、地骨皮等养阴清热。若以银柴胡易柴胡退虚热效果更佳。

5. 疏肝退黄

少阳证兼发黄，可与小柴胡汤。如《金匮要略》指出："诸黄，腹痛而呕者，与柴胡汤。"《神农本草经》记载："黄芩，味苦平，治诸热黄疸。"故柴芩合用，退黄效果更佳。但黄疸又分阳黄、阴黄。阳黄为肝胆郁热，湿热熏蒸，胆液外溢所致，故酌情配合茵陈蒿汤，清热退黄效果尤好。目前用此方治疗急性黄疸型肝炎，具有少阳兼阳黄证者，退黄较速。若热盛可去参、枣甘补之品。

阴黄为寒湿郁滞，阳气不宣，胆液外泄所致。如《伤寒论》指出："伤寒发汗已，身目为黄，所以然者，以寒湿在里不解故也，以为不可下也，于寒湿中求之。"故阴黄者，应配合茵陈四逆汤，温化寒湿，消退黄疸，并去黄芩苦寒之品。阴黄较少见，常为久病继发或阳黄转化而来。余曾治一阴黄患者，成年女性，素患风心病。由于风心病多年，反复心衰，近日心慌，心悸加重，心衰Ⅲ°，病久迁延，而致心源性肝硬化，产生黄疸，投西药未效。症见胸胁苦闷，腹胀不适，下肢浮肿，身目俱黄，晦暗无泽，手足清冷，畏寒喜暖，脉沉细无力，苔薄白滑润，腹部膨隆，肝于肋缘下6cm可及。肝功能：碘反应（++），黄疸指数45单位，转氨酶130单位以上。素日心阳不足，水湿泛滥，导致浮肿；寒湿留滞，肝胆气郁，胆液外溢而致阴黄。治宜疏利肝胆，温阳退黄，以小柴胡合茵陈四逆汤加减治之，并重用人参，另煎频服，峻补元气。调治月余，阴黄消除。

6. 疏肝和胃

少阳证兼胃脘痛，症见胃脘胀满，时时作痛，牵引两胁，嗳气频作，食少纳呆，倦怠乏力，苔薄脉沉，弦而无力者，此为肝胆郁滞，克制脾胃所致，宜小柴胡汤合四君子汤。《神农本草经》记载：柴胡"主心腹肠胃中结气"，甘草"主五脏六腑寒热邪气"，大枣"主心腹邪气，安中养脾，助十二经，平胃气"。以小柴胡汤伍四君子汤，补虚益气，肝胃合治。若素日畏寒喜暖，则应去黄芩之苦寒，更为贴切。目前常用此方治疗溃疡病、慢性胃炎、慢性肝炎等出现上述症状者，常获卓效。

7. 疏肝降逆

《伤寒论》指出："呕而发热者，小柴胡汤主之。"此为邪踞少阳。其热迫胃，胃气上逆，宜小柴胡汤，和解气机。或因肝胆气机久郁不解，升降失常，症见时时作呕，频频欲吐，胸脘满闷，食少纳呆等，则宜小柴胡汤合温胆汤化裁。小柴胡汤，解肝胆郁滞，调达升降；温胆汤，和胃止呕。现代多用于慢性胆道感染、胆囊炎以及急慢性肝炎等出现上述症状者，每收良效。

8. 调肝止痛

《伤寒论》曰："伤寒五六日，中风，往来寒热，胸胁苦满，嘿嘿不欲饮食，心烦喜呕……或腹中痛，或胁下痞硬……小柴胡汤主之。"又曰："往来寒热，休作有时，嘿嘿不欲饮食，脏腑相连，其痛必下……小柴胡汤主之。"邪犯少阳，经气不畅，故胸胁苦满，甚则胁下痞硬；若肝胆气郁，横犯脾土，则见腹痛。故以小柴胡汤疏肝解郁，和脾止痛。若疼痛明显，可合入良附丸，调肝止痛。现代医学中慢性肝胆疾患、慢性胰腺炎等病引起的胁下疼痛，用此常可缓急止痛。对于虚寒性疼痛，去黄芩为宜。合方止痛作用明显，其原因与畅通气机、疏肝行气有关。《本草纲目》记载，香附"利三焦，解六郁……止心腹肢体头目齿耳诸痛"。现代研究证明，香附能明显提高机体对疼痛的耐受性。高良姜亦有散寒止痛之功。

9. 解郁安神

少阳枢机不利，肝胆气滞，久郁化热，上扰神明，而致不寐者，其症状表现为失眠，噩梦纷纭，易于惊醒，并有胸胁满闷，心烦易怒，时时喜呕，嘿嘿不食，脉弦细数，以柴胡加龙骨牡蛎汤治之。本方首见于《伤寒论》，用以治疗"伤寒八九日，下之，胸满烦惊，小便不利，谵语，一身尽重，不可转侧者"。此为太阳表证误下后，邪热内陷，三阳经均受其邪，形成表里错杂、虚实互见之证。故以小柴胡汤，和解少阳，清肝胆之热。去甘草之滞腻，以防留邪。加龙骨、牡蛎及铅丹，镇惊止烦而安神。桂枝、大黄、茯苓祛邪清热，利小便，使少阳气和，三焦之邪得解。本条典型症状虽不多见，但少阳证兼烦惊等神志症状，则屡见不鲜。如《伤寒论今释》中引《类聚方广义》云："治狂证惊惧避人，兀坐独语，昼夜不眠，或多猜疑，或欲自死，不安于床者。又治癫证，时时寒热交作，郁郁悲愁，多梦，或恶接人，或屏居暗室，殆如痨瘵。"又如《伤寒论集注》引《论识》曰："此汤治癫证，夜不得眠，嘻笑不止。"由此可见，前人早习用此方，并用来治疗神志方面的疾病。

临床观察，此类患者女性较多。用小柴胡汤加龙骨、牡蛎，疏肝胆郁滞，镇惊安神。为了增强解郁之力，更加香附、瓜蒌宽胸理气之品；因铅丹有毒，故以朱砂、琥珀代之。目前常用于神经衰弱、神经官能症及更年期自主神经功能紊乱等症。余曾诊治一女患者，年过四旬，病已两月，近40天来，失眠严重，每夜只睡 1～2 小时，甚则通宵达旦，彻夜不眠，服利眠宁等西药，只现哈欠，但仍难入睡，因而转来中医治疗。该患者精神忧郁，焦虑不安，胸胁满闷，喜长太息，烦躁喜怒，心悸易惊，不得安眠，脉见弦细，舌尖红少苔，故以小柴胡汤加龙骨、牡蛎、香附、瓜蒌，疏利气机，镇惊安神，加以朱珀散（朱砂、琥珀各等分）睡前冲服，并嘱患者，停用安眠药物。服汤二剂即显效果，每夜能睡四五个小时，诸症减轻，守方调理月余，睡眠恢复正常。数月后随访，精神畅快，照常工作。本方通过解郁疏畅气机，调节精神，使之镇静而自然安眠，疗效优于安眠药物。

10. 镇癫定狂

癫狂多由七情所伤、五志过极所致。肝胆火旺，上扰神明，则神志失常。其症为言语无序，喜怒无常，时哭时笑，甚则登高而歌，弃衣而走，脉弦有力，宜柴胡加龙骨牡蛎汤合癫狂梦醒汤化裁。癫狂梦醒汤与柴胡剂合用，目的在于增强疏利气机、清肝胆之热、解郁镇惊之力。但癫狂初起，宜去人参，恐其滋补滞邪；并以胆南星易半夏，更宜祛痰镇惊。目前常用本方治疗神经官能症及精神分裂症，获效满意。

11. 清血室热

"热入血室"最早见于《伤寒论》，"妇人中风七八日，续得寒热，发作有时，经水适断者，此为热入血室，其血必结，故使如疟状，发作有时，小柴胡汤主之。""妇人中风，发热恶寒，经水适来，得之七八日，热除而脉迟身凉，胸胁下满如结胸状，谵语者，此为热入血室也。"此即月经期间，感受外邪所引起的病变。历代医家对"血室"的认识不同，有指冲脉者，有指肝脏者，有指子宫者，三种认识，各有一定理由，但均较片面。所谓"热入血室"，要从《伤寒论》原文结合实践来认识，此证不是指疾病的部位，而是指病变的成因，说明本病的发生与月经期间的子宫有关，然而此症的产生，不局限于子宫，而与冲脉、肝脏及其经脉有关。肝为藏血之脏，主疏泄；冲为十二经之海，诸经之血会于此，故为血海。妇人经期，血室空虚，外邪乘虚而入，气血不畅，枢机不利，则表现为往来寒热，发如疟状，胸胁苦满，如结胸状，昼日明了，暮则谵语，如见鬼状。但因体质有强弱之别，邪入有深浅之分，故症状表现各异。后世则以小柴胡汤化裁治之，方中酌加生地、丹皮、栀子、杭芍等清热凉血之品，更为适宜。余曾诊治一成年女患者，正值经期，感受外邪，初起发热，微有恶寒，继则寒热往来，午后热重，身痛，心烦，暮则神志恍惚，有幻觉、错觉出现，伴有少腹胀痛，经色暗红，脉弦数，舌尖红，苔薄白。此为妇人外感，热入血室，遂投以小柴胡汤去姜、夏，加生地、丹皮、杭芍、银花清热凉血之品。药后热退神静，幻觉消失，嗣后调理而愈。此类病证与现代医学的急性感染所致的症状性精神病相似。当感染消除，热退之后，精神症状亦随之而解。

12. 疏肝调经

月经不调，有多种原因，若因肝气郁滞，气机不畅而致月经不调者，症见经期不准，赶前错后，量或多或少，经前两乳胀痛，牵引胁肋，心烦易怒，腹痛绵绵，脉见弦象，宜小柴胡汤合四物汤，疏肝调经。此方调经、疗妇科疾患，屡被应用，《素问病机气宜保命集》称柴胡四物汤"治产后日久而脉浮疾者，或日久虚劳，微有寒热者"即其一例。

13. 病后调理

患外感病后，身热虽退，胸胁满闷，口干且苦，呕而不欲食，周身不适等症不解。多由于热病瘥后，正气尚虚，气血未调，应用小柴胡汤，通达三焦，舒畅气机，使诸病尽愈。正如《伤寒论》所说："与小柴胡汤，上焦得通，津液得下，胃气因和。"临证时，酌加陈皮、焦三仙等开胃消导之品，增进饮食，以资化源，促进康复。

总之，关于小柴胡汤的论述，《伤寒论》中记载颇详，后世化裁灵活，应用甚广，疗效亦佳，善用者，每用每效。

小柴胡汤后世加减系列方

　　小柴胡汤始见于《伤寒论》，是治疗少阳病的主要方剂。在《伤寒论》中，有关小柴胡汤记载较多，以柴胡命名的方剂就有六首。经后世医家不断总结实践，极大地丰富和扩展了小柴胡汤的应用范围，不仅用于伤寒，也用于杂病，皆收桴鼓之效。

　　本文以小柴胡汤的方剂化裁为重点，以临床应用为目的，将小柴胡汤的后世衍化方剂，归纳分析，论述其辨证要点及应用方法，并结合笔者临床加减化裁的体会，为经方方证研究提供依据和方法。

一、小柴胡汤后世名著加减系列

1. 柴胡半夏汤

　　本方载于《类证活人书》，由小柴胡汤加麦冬、白术而成。主治痰热头痛，胸满烦闷，营卫不调，肢节拘挛，身体疼痛，嗜卧少力，饮食无味，兼治五饮，消痰癖。方中小柴胡汤和解枢机，畅达三焦；加麦冬甘寒养阴，精心除烦；白术益气健脾。

2. 柴胡四物汤

　　本方载于《素问病机气宜保命集》，由小柴胡汤去生姜、大枣，合入四物汤而成。治日久虚劳，微有寒热。取小柴胡汤和调气机，四物汤补血调血。

3. 柴胡饮子

　　见于《宣明论方》，由小柴胡汤去半夏、大枣，加当归、芍药、大黄而成。主治骨蒸积热，寒热往来，高热寒战，及伤寒发汗不解，或口干烦渴，或下后热未尽、汗后劳复，或骨蒸肺痿、喘嗽，妇人产后经后之病。方中用小柴胡汤和解少阳，疏调气机；加当归、芍药，有半个四物汤之意，走血分，调血补虚，敛阴养血；加大黄，清热泻火，攻积祛瘀。

4. 柴平汤

见于《景岳全书》，又名柴平煎，由小柴胡汤合平胃散而成。治湿疟，一身疼痛，手足沉重，寒多热少，脉濡。本方是和解少阳、祛湿和胃的主方，以燥湿运脾、和调气机为功。

5. 柴葛解肌汤

见于《伤寒六书》，由小柴胡汤去人参、半夏，加羌活、葛根、桔梗、芍药、白芷而成。具有解肌、清热、除表之功。主治风寒外感，郁而化热，症见恶寒渐轻，身热增盛，无汗头痛，目疼鼻干，心烦不眠，目眶疼痛，脉浮微洪。原著主张本证若无汗，恶寒甚者，去黄芩，加麻黄，冬月宜加，春宜少，夏月去之，加苏叶。

6. 柴胡建中汤

出自《伤寒蕴要》，为小柴胡汤去黄芩，加桂枝、芍药而成。主治腹痛恶寒，自汗恶风，腹痛发热。本方合小柴胡汤与小建中汤为一体，具有解郁调经、益气运中之功。

7. 驱瘴汤

见于《寿世保元》，由小柴胡汤加大黄、枳壳组成。主治岚瘴溪源蒸毒之气，其状血乘上焦，病欲来时，令人迷困，甚则发狂躁，亦有呕不能言者，皆由败血瘀血，毒涎聚于脾经所致。

8. 三合汤

出自《六科准绳》，由小柴胡汤合四物汤，加白术、茯苓、黄芪组成。主治产后日久，虚劳发热，针灸不效者。

9. 柴胡枳桔汤

载于《张氏医通》，本方具有和解枢机、益气补血之功。由小柴胡汤加枳壳、桔梗组成。主治少阳寒热，痞满证。方以小柴胡汤治在少阳，和解枢机；加枳壳行气宽中除胀；桔梗利五脏肠胃，消积除满。

10. 人参饮子

载于《十便良方》，由小柴胡汤去大枣，加麦冬、竹叶而成。主治阳毒伤寒，四肢壮热，心膈烦躁，呕吐证。取小柴胡汤和解祛邪；加麦冬、竹叶清心除烦。

11. 柴胡陷胸汤

载于《重订通俗伤寒论》，由小柴胡汤去人参、大枣、甘草，加瓜蒌、枳实、桔梗组成。具用和解升降之功，主治少阳证具，又见胸膈痞满，按之痛者。

12. 柴胡破瘀汤

出自《东医宝鉴》，由小柴胡汤去人参，加当归、川芎、芍药、桃仁、五灵脂而成。主治产后恶寒不尽或恶露不下，热入血室，谵语发狂证。方取小柴胡汤和解枢机，清血室热；加当归、川芎、芍药调血养血；桃仁、五灵脂活血祛瘀。

13. 小柴胡加地黄汤

载于《东医宝鉴》，由小柴胡汤加生地组成。主治妇人产后往来寒热，少阳脉弦。取小柴胡汤治在少阳，消往来寒热；加生地，养阴清热，治在血分。

14. 柴苓汤

载于《皇汉医学》，由小柴胡汤合入四苓散而成。主治发热烦渴，脉浮数，小便不利，大便泄利者。取小柴胡汤和解清热，四苓散渗湿利水。

二、小柴胡汤临证加减应用

小柴胡汤临床应用范围颇大，现将个人加减运用系列，择要介绍如下。

1. 柴胡解热汤

由小柴胡汤去半夏、人参，加银花、连翘、茅根、芦根而成。具有和解退热、清宣外邪之功。本方以小柴胡汤和解退热；加银花、连翘等，既能疏散外邪，又能增强清热解毒之力。用于治疗冬春季普通感冒、流行性感冒等呼吸系统疾病，屡收佳效。对服他药而热不退者，本方亦可收良效。

2. 柴胡白虎汤

由小柴胡汤去半夏、生姜，加石膏、知母、银花而成。具有和解枢机，兼清里热之功，可治少阳邪热不解，而兼热盛阳明者。症见高热，口干渴，汗出多，舌苔黄，舌尖红，脉弦数，而大便不秘者。用于外感热病或某些感染性疾病。

3. 柴胡秦艽汤

由小柴胡汤去半夏，加秦艽、青蒿、鳖甲、地骨皮、知母而成。适用于热病后期，正虚邪恋，余热不清，复见发热者，或见热势不高，多见于午后，伴有五心烦热，颧红咽干，时有盗汗，脉弦细数，舌红少苔者。不论是感染性或非感染性发热，或功能性发热，凡出现上述症状者，可用本方治之。

4. 柴胡茵陈汤

由小柴胡汤与茵陈蒿汤组成。适用于湿热蕴郁，胆液外溢而致的少阳兼阳黄证。用此方治疗急慢性肝炎（黄疸型），退黄效果较速。若热盛者，可去人参、大枣等补益之品。

5. 柴胡茵陈四逆汤

由小柴胡汤去黄芩，加茵陈、干姜、附子组成。适用于寒湿郁滞，阳气不宣，胆汁外溢所致的少阳兼阴黄证。症见身目悉黄，其色晦暗无泽，手足清冷，畏寒喜暖，脉沉细无力，苔薄白滑润者。

6. 柴胡良附汤

由小柴胡汤去黄芩，合良附丸而成。主治邪犯少阳，肝胆气郁，横犯脾土，而致胸胁苦满，甚则胁下痞硬，腹中疼痛，嘿嘿不欲饮食，时时欲呕，脉沉弦，苔薄白。慢性肝胆疾患、慢性胰腺炎等，具有上述症状者，可用此方缓急止痛。

7. 柴胡丹栀汤

由小柴胡汤加丹皮、栀子、生地、杭芍组成，具有和解少阳、清热凉血之功。主治热入血室，表现为往来寒热，发如疟状，胸胁苦满，如结胸状，昼日明了，暮则谵语，如见鬼状，脉弦细数，舌尖红，苔淡黄或薄白。临床常用于经期外感者。

8. 柴胡四物汤

由小柴胡汤合四物汤加香附而成。主治因肝郁气滞，气机不畅而致月经不调者。用此方治疗痛经、闭经、不育、更年期综合征等，效果良好。

9. 柴胡四君汤

由小柴胡汤合四君子汤而成，具有疏肝和胃健脾之功。适用于肝胆气机郁滞，克伐脾胃之证。用此方治疗溃疡病、慢性胃炎、慢性肝炎等，常获卓效。

10. 柴胡开胃汤

由小柴胡汤加神曲、麦芽、山楂而成，具有和解枢机、清退余邪、开胃增食之功。适用于病后调理，因热病瘥后，正气尚虚，气血未复，阴阳失和，枢机不利所致者。

11. 柴胡吴茱萸汤

由小柴胡汤加吴茱萸而成，具有和解气机、调胃降逆之功。主治胸胁苦闷，膈脘胀满，或胃脘疼痛，吞酸嘈杂，食谷欲呕，或干呕吐涎，嘿嘿不欲饮食，脉沉弦，苔薄白等。若胃中寒邪为甚者，去黄芩为宜。此方可用于慢性胃炎、慢性肝炎及慢性胆囊炎而具有上述表现者，效果理想。

小柴胡汤化裁治肝病

小柴胡汤是治疗少阳病的主方，少阳病的某些症状与现代医学的肝胆疾病相似，笔者应用小柴胡汤化裁治疗肝病颇有体会。

如急性传染性肝炎具有少阳证者，属于邪居少阳，肝胆蕴热，枢机不利所致，治疗的重点在于祛邪解毒，避免先补留邪，用小柴胡汤去甘补之品，加板蓝根、败酱草、龙胆草及土茯苓等清热解毒之品，和解气机，清热利湿。若伴有黄疸者，阳黄为肝胆郁滞，三焦不畅，湿热熏蒸，胆液外溢所致，故需合入茵陈蒿汤。若黄疸指数明显升高者，则应重用茵陈蒿汤，增强退黄之力。对尿三胆阳性者，多需加入泽泻、茯苓、车前子等淡渗利水之品。阴黄为阳气不宣，寒湿郁滞，胆液疏泄不利所致，重在温阳化湿，故以小柴胡汤去黄芩，合茵陈四逆汤，温化寒湿以退黄。慢性肝炎，迁延日久，多见肝病及脾，气病及血，气滞血瘀诸证，久病当重视调血，故宜配合川芎、丹参、赤芍等药，更应扶正祛邪。又因病程迁延，阴阳失和，每多兼证，又应随证加减。若气虚加黄芪、白术，阴虚加当归、白芍、生地，腹胀加枳实、川朴，痛甚加元胡、香附，纳差加焦三仙、鸡内金等。早期肝硬化，酌加三棱、莪术、牡蛎、鳖甲，可有利于蛋白倒置的恢复。若兼见腹水，宜加驱逐水饮之剂。

总之，要坚持辨证施治原则，切不可执一方而应诸证。

苓桂剂群辨析

苓桂剂群是以茯苓、桂枝为主药的一组方剂，专于治疗水气病，包括苓桂术甘汤、苓桂枣甘汤、苓桂姜甘汤、苓桂味甘汤、五苓散等方剂，本文以《伤寒杂病论》的内容为主，并旁涉其他医家之见，综合分析，类比探讨。

一、苓桂剂的证治特点

1. 水气病的发病机理

《素问·经脉别论》云："饮入于胃，游溢精气，上输于脾，脾气散精，上归于肺，通调水道，下输膀胱，水精四布，五经并行。"在正常生理状态下，人体水液代谢，须由肺、脾、肾、三焦、膀胱等脏器的共同协调才能完成。盖饮入丁胃，脾为之行其津液，以灌溉全身；肺主气，为水之上源，行治节而通调水道，下输膀胱；肾为水脏，主气化开阖，总司一身之津液；三焦为水液气化升降之道路；膀胱为水府。此外，心为阳脏而主火，温水而制水。诸脏腑功能协调，清者上升，浊者下降，推陈致新，从而"水精四布，五经并行"，维持水液正常代谢。若其中任何一脏一腑或任何一个环节发生功能障碍，气化不行，水液环流受阻，都将会导致水液停聚，或留滞于中，或泛溢于外，或停蓄于下，或泛滥于上，皆可形成水气病。因而水气形成的关键，其一为脏腑功能失调，阳气虚衰，气化失职，尤以心肾最为关键；其二为水邪泛滥，湿邪寒浊，充塞脏腑内外，夹其邪气上冲，而出现有关症状。

2. 水气病的常见症状

水气为病，变动不居，随气而行，流窜甚广，或上逆冲胸，或痞塞于腹，或蓄积下焦，随其侵犯脏腑不同而表现为不同症状，现就水邪为患所致的十一种症状，分述于下。

（1）小便不利：此症乃气化不利，水液不能正常排出所致，如五苓散证、小青龙汤证的或然症，皆见小便不利。苓桂术甘汤证，虽未明言小便不利，但在《金匮要略·痰饮咳嗽病脉证并治》的方后注有"分温三服，小便则利"的记载，可见此证亦有小便不利的症状。

（2）水渴：即口渴。由于水饮内阻，阳气不化，水不化津，津不上承，故见口渴。其特点是口舌干燥，或不欲饮，或饮后不适，或饮不解渴，常与诸水饮内停症状并见。如五苓散证的"消渴"、小青龙汤证的"或渴"，皆属此类。

（3）水逆（包括水吐、水呕）：水逆即水邪上逆作吐之意。其特点是渴欲饮水，水入则吐，吐后仍渴，再饮再吐，名为"水逆"。渴饮的同时必有小便不利，见于五苓散证。若水遏于下，上迫于胃，胃气上逆而致呕者，为"水呕""水吐"。如小青龙汤证的"干呕"、真武汤证的"或呕"等。

（4）水痞：由于水饮内停，而致心下痞。如五苓散证之"心下痞"、苓桂术甘汤之"心下逆满"、十枣汤证之"心下痞硬满"，皆因水饮内蓄，气机不畅，升降失职所致，故谓之"水痞"，与五泻心汤之气痞不同。

（5）水悸：由于水气而致悸动不安，常表现在心下与脐下。一般来说，心下悸者，多因心脾阳虚；脐下悸者，多为心肾阳虚，水邪停积所致。如茯苓甘草汤证的"厥而心下悸"，真武汤证的"心下悸"，是寒水之气上凌于心所致。苓桂甘枣汤证的"脐下悸"，则是心脾阳虚，肾水上犯而成。水悸是阳气虚衰、水停严重之候，正如《金匮要略》所言："食少饮多，水停心下，甚者则悸。"

（6）水眩：即水邪停聚，阻遏清阳上升所致的眩晕。苓桂术甘汤证的"起则头眩"为脾阳虚，水停中焦，清阳被阻而致；真武汤的"心下悸，头眩"是肾阳虚，寒水之气上冲所致。

（7）水咳（喘）：由于水寒犯肺，肺气不降而致咳（喘）。如小青龙汤证的"咳而微喘"，苓桂术甘汤证的"短气有微饮"，苓桂杏甘汤证的咳嗽等。

（8）水肿：为水气病最常见的外在表现。由于水邪泛溢皮肤，流溢于四肢，故为浮肿。

（9）水利：指因水邪而致泻泄而言。由于水饮停留，下趋肠间，则为下利，或称"水泄"。

（10）水痛：水为阴邪，水寒之气，凝滞经脉，有碍于气机运行，气机闭塞，不通则痛。如五苓散证的"必苦里急"，即属此类。

（11）水厥：水邪内停，阳气被遏，不能达于四肢，而致手足发凉，谓之"水厥"。如茯苓甘草汤证的厥逆。

以上为水气病常见的十一种症状，当然不是每证俱见，临床上往往有此无彼，或彼有此无。其症状产生的多寡，取决于人体内在阳气的盛衰、水邪侵犯的部位以及水邪为患的轻重程度。

3. 水气病望、切诊的特点

（1）水色：指因水邪致病而呈现的面部颜色变化，其人面色常见青暗或黧黑，或两目周围呈现一黑圈，乃为水寒郁遏，营卫气血运行不利之象，故谓之"水色"。

（2）水睑：指面部或眼睑虚浮，或下眼睑肿胀如卧蚕状。眼睑属脾，脾虚水盛，多先肿于目下，亦为水气病的常见症状，故称为"水睑"。

（3）水斑：由于寒饮内阻，气血瘀滞，而面部出现黑斑，谓之"水斑"。

（4）水舌：水饮内蓄，津聚寒凝，舌苔白而多见水滑之象，舌体胖大，舌边有齿痕，此乃水气病的特征。

（5）水脉：水饮寒邪为患，脉来见弦象或见沉弦。沉脉主里，又主水病；弦主饮邪；沉弦之脉是水气为患。如苓桂术甘汤证之"脉弦紧"，亦即沉弦之属，临床亦多见沉滑脉。

4.苓桂剂的组方原则及其变通

苓桂剂以温阳、化气、行水为组方基本原则,其药味以茯苓、桂枝、甘草为各方的共同药物,根据三味药配伍作用,可分为二组:一组是茯苓、桂枝相配。茯苓在方中作用有四:一为淡渗利湿以消阴翳;二为养心安神而止悸动;三为健脾培土而防水泛;四为甘平入肺,行治节之令而利水道。故茯苓为方中第一主药。桂枝作用有三:一为通阳化气而渗湿;二为下气平冲而降逆;三为入心补中而制水。为方中第二主药。苓桂相伍,相辅相成,专主通阳化气,利水祛湿。另一组是桂枝、甘草相伍。炙甘草甘平,入十二经,旨在补脾益气,调和诸药。桂甘相合,乃辛甘理阳之法,温通心阳之桂枝甘草汤即其例。这两组药物为苓桂剂群的基础药物,也是治水气的主要药物。

由于脏腑病变不一,水邪停蓄部位不同,其药物配伍,可视其病变机理、特异证候表现,辨证立法,依法组方,选用不同药物。如脾虚水停,伍用白术,协茯苓健脾利水,则为苓桂术甘汤,此乃苓桂剂群的代表方剂。

二、苓桂剂群证治辨析

1.苓桂术甘汤

本方主治心下逆满,气上冲胸,起则头眩,小便不利,心悸气短,口吐痰涎,脉见沉紧。证属脾阳不运,水饮内停,冲逆于上而致。其病机在于脾虚,故以白术温阳健脾,利水平冲,合苓、桂、甘组方,为治疗水气、痰饮之主要方剂。临床常以本方治疗慢性胃肠炎、慢性气管炎、耳源性眩晕等等。

2.苓桂甘枣汤

由茯苓、桂枝、甘草、大枣组成。主治脐下悸,欲作奔豚,小便不利。因汗后心阳虚弱,镇摄无权,肾水上泛,阴来搏阳,处在欲发而未作之时。其病理关键在于心阳虚,肾水欲动。治当温阳利水平冲。方中大枣，补脾益气，重用茯苓，利水宁心，大枣与茯苓相伍，既能补益心阳，温化肾气，培土制水，又能平冲降逆，而使心阳复，水气化，悸动得止，而奔豚得愈。煎药用甘澜水，取其轻扬，不助水邪。本方亦可用于奔豚已发，症见气从少腹上冲心胸，甚至咽喉，发作憋闷欲死，气还则诸症减轻而冲逆自止。现代用此方治疗心源性或肾性水肿属阳虚者。

3. 苓桂姜甘汤

由茯苓、桂枝、生姜、甘草组成，又称茯苓甘草汤。主治心下悸，按之如囊裹水之状，或伴有水吐，口不渴，甚则手足厥逆。本证在于胃阳不足，水邪停蓄。治以温胃化饮，通阳行水。方中生姜温胃散寒化饮，与苓、桂、甘三者相合，共奏温阳化饮之功。叶桂以此方治"胀后成痞，清阳失旷，饮邪内阻"。现代常用本方治疗心、肾疾病而见水肿者。此乃治疗水气内停，不烦不渴，而见心悸肢厥的良方。

4. 五苓散

为苓桂剂主方之一，为治疗太阳蓄水证的主方。蓄水证乃因太阳病经邪不解，表邪由经内并于腑，邪入膀胱，以致膀胱气化失调，津液不行，水蓄于下，因而形成小便不利、消渴、渴欲饮水、水入则吐的"水逆"证。其表证尚在，有发热、头痛、脉浮。下焦蓄水伴有少腹满，"必苦里急"。气机升降失常，痞塞于中，故可致"水痞"。总之，蓄水证的病理关键在于邪与水结，停蓄膀胱。方中苓、桂温阳化气，淡渗利水，并配用猪苓、泽泻、白术淡渗而利水。二苓相须，增强利水蠲饮之功；泽泻甘寒，最善利水道，直达膀胱，为利水渗湿之主药，二苓得泽泻则利水之功倍增；白术燥湿健脾气助土，为制水之要药。诸药相合，通阳化气，渗湿利尿，凡见气化失常，小便不利，水停下焦者，不论有无表证，均可用之，如《此事难知》治酒毒小便赤涩，《直指方》治湿证小便不利，《济阴纲目》治湿在于内的水泻等。现代实验证明本方有利尿作用，常用于胃炎、心脏病、慢性肝炎、泌尿系统感染等出现面目浮肿、轻度腹水并小便不利者；急性肠炎而见水泻如注，并见小便不利者；胃潴留属水气不化者；呕吐、反胃、水逆等。

5. 苓桂味甘汤

由茯苓、桂枝、五味子、甘草组成，载于《金匮要略》。用于支饮服小青龙汤后，出现气从少腹上冲，直至胸咽，四肢麻木，其面翕热如醉状，或见头眩如冒，小便难等。由于素日下焦阳虚，支饮上盛，下虚上盛，若单用小青龙汤温散，易于发越虚阳，引发肾气不摄，气不归原，故治当温阳敛气而平冲，方用五味子收敛冲气，潜虚阳于下。后世温病学家叶桂用此方最为精当：一治下焦气不摄纳，水饮上泛，嗽逆冲气，不得卧；二治久嗽，形寒身痛，脉浮弦；三治嗽逆，冲气不纳而形浮；四治哕逆不得卧，脉弦。现代用于治疗慢性气管炎等病。

6. 苓桂干姜汤

由茯苓、桂枝、干姜、甘草组成，出自《叶氏医案》。主治"利止咳发，气逆火升，中脘尚痛，阴亏于下，气阻于中，先和其中，续摄其阴，是其治也"。此病起于下，气阻于中，逆而作咳，故先温阳而和其中，以干姜配甘草乃理中汤温中散寒之意，续后再调其阴。

7. 苓桂术姜汤

由茯苓、桂枝、白术、生姜组成，出自《叶氏医案》。主治"胀后成痞，清阳失旷，饮邪内阻。"饮邪内阻，病在中焦，故用苓、桂配白术，健脾利湿，生姜温胃散饮，治在中焦。

8. 苓桂姜蜜汤

由茯苓、桂枝、姜汁、白蜜组成，亦出自《叶氏医案》。主治"阳火流行，胸背痹痛"。由于胸阳不宣，气滞痹阻，故为胸背痹痛。以生姜汁发散行痹，白蜜甘润，补中缓急，止心腹肌肉诸痛，与桂、苓相伍，温阳缓急，止痛尤佳。

9. 苓桂杏甘汤

由茯苓、桂枝、杏仁、甘草组成。主治水气上冲，肺气下降，治节不行，水道不通。症见咳喘气逆，面目浮肿，小便不利，脉弦，舌苔水滑。本证病理关键在于水邪犯肺，肃降失司，方中用杏仁下气平喘，协苓、桂、甘草，温肺行水。此方多用于治疗慢性气管炎咳喘等症。

10. 苓桂姜萸汤

由吴茱萸、桂枝、茯苓、生姜、干姜组成，出自《叶氏医案》。主治"阴寒下着，腹痛形寒"。本方实为苓桂剂与吴茱萸汤化裁而成，适用于阴寒为病，浊气上逆之证。此合方应用，为苓桂剂另辟一径。

11. 苓桂杏苡汤

由茯苓、桂枝、杏仁、苡仁、生姜、甘草组成，载于《叶氏医案》。主治"饮阻阳郁，形凛背痛"及"饮邪作咳"。此乃水饮停阻，阳虚不宣，饮邪逆肺而咳。方中杏仁下气利肺，苡仁利水渗湿，协同苓、桂温阳利水，而成治水气病之方。此方可用于咳喘证。

总之，苓桂剂群虽以治疗水邪停蓄为其特点，但所侵犯脏腑不同，病证不同，用方选药亦有不同。"饮入于胃"，胃阳虚，水邪停蓄，宜苓桂姜甘汤，温胃散水；"脾气散精"，脾虚水停，宜苓桂术甘汤，温阳行水，健脾除湿；肺失"通调"，治节不治，水邪犯肺，宜苓桂杏甘汤，温肺化饮，下气平喘；膀胱气化失职，水蓄于下，宜五苓散化气行水；肾虚水停，气逆不纳，宜苓桂味甘汤，温肾化饮，平冲摄敛；心阳虚，肾水上泛，宜苓桂枣甘汤，温通心阳，平冲降逆。由此可见，对水气病的辨证论治，以《内经》为其源，后世医家为其流，溯其源而知其流，学之有所本，用之有所据，则为善学者。

承气剂群辨析

承气剂群，是指三承气汤及其化裁而形成的一系列方剂。三承气汤始见于《伤寒杂病论》，以治疗阳明腑实证为专功。所谓承气，是取其泻热结，承顺胃气下行，使塞者通、闭者畅之意。本文就承气汤类的系列化裁方进行综合分析，类比探讨，以便于临床应用。

一、调胃承气汤

1. 方证简释

调胃承气汤主治邪热初入阳明，燥热结实不甚的阳明腑实轻证。此证燥热在胃，而肠内尚未全部结实，证以大便不通、蒸蒸发热、腹中胀满、心烦或谵语等为主要特点。调胃承气汤由大黄、炙甘草、芒硝组成。本方据《内经》"热淫于内，治以咸寒，佐以苦甘"之旨，采用苦寒、咸寒，佐以甘温之法，以泻热润燥，和调胃气。方中以大黄苦寒泻热，荡实通结；芒硝咸寒，润燥软坚以除热；甘草甘缓和中，炙用则更增强温而平缓之性。然诸泻下方中皆不用甘草，惟此汤复用炙甘草，其义有二：一则甘草甘缓不致伤胃；二则监制硝、黄峻下之力，调和胃气，调胃之名，由此而得。此外，本方服法有二：一取顿服，为泻下热结而设；一取"少少温服之"，以调和胃气为功。

2. 化裁举例

（1）桃核承气汤：载于《伤寒论》，主治太阳蓄血轻证，本证乃因太阳郁热随经入里，与血相结，而形成下焦蓄血，故病属实，症见少腹拘急，甚则硬痛拒按，心烦而神志不宁，即所谓"其人如狂"。桃核承气汤由调胃承气汤加桃仁、桂枝而成。方中大黄苦寒，芒硝咸寒，专于泻热破结，合甘草为调胃承气汤，功在荡实泻热，导瘀下行；大黄既能泻热，又能入血分而行瘀破结；加入桃仁破血行瘀，协同硝、黄攻逐瘀血；桂枝通阳行气，以利血脉之滞。服后使瘀热从大便而出，故有药后"当微利"之明训。后世应用本方治疗月经不调，痛经闭经，癥瘕积聚，恶露不下，胎死腹中，跌打损伤，以及血淋等证。

（2）大黄牡丹皮汤：本方始见《金匮要略·疮痈肠痈浸淫病脉证并治》，主治肠痈所致少腹肿痞疼痛，按之即痛如淋，小便自调，时时发热，自汗出而复恶寒，脉沉紧而有力。大黄牡丹皮汤，由大黄、牡丹皮、桃仁、冬瓜仁、芒硝组成。方中大黄、芒硝以荡涤实热，宣通结滞，使脓毒从大便排出；桃仁、冬瓜仁排脓逐瘀，以除血分瘀滞；牡丹皮凉血清热，消炎止痛。诸药相合，有消热解毒、消毒排脓、逐瘀攻下之功。此方有脓则下脓，无脓则下血，故无论脓成与否，皆可辨证应用。

（3）大黄硝石汤：载于《金匮要略·黄疸病脉证并治》，由大黄、黄柏、硝石、栀子组成，是调胃承气汤化裁之方，仲景用于治疗黄疸，腹胀满，小便不利而色赤，自汗出之证。此为"表和里实"，故当以此方泻下湿热之结滞。本方可用于治黄疸热盛里实，而见大便秘结，小溲短赤，腹胀满不适者。

（4）增液承气汤：由玄参、麦冬、生地黄、大黄、芒硝组成，见于《温病条辨》。方中玄参、麦冬、生地黄为增液汤，能滋阴增液，润燥通便；配合芒硝、大黄，软坚润燥，泄热通下，即调胃承气汤去甘草。二者相合，增液扶正，攻补兼施，承气逐邪，以增水行舟。用于治阳明温病，热邪蕴结胃肠，燥屎不下，阴液枯竭，正虚邪实之证；亦可用于热结阴亏便秘证；或痔疮日久，大便燥结不通，属阴虚血少者。

（5）导赤承气汤：本方由赤芍、细生地黄、生大黄、黄连、黄柏、芒硝组成，见于《温病条辨》。主治阳明温病，燥结不通，小便赤痛，时烦渴甚者。方中生地黄、赤芍、黄连、黄柏，乃导赤散化裁而成，苦寒清热，以泻小肠之火；大黄、芒硝乃调胃承气，泄热通便而走大肠。此方既泻小肠之热，又通阳明之结，前贤谓之"二肠同治"法。

（6）生地黄汤：《外台秘要》所载生地黄汤，是调胃承气汤加生地黄、大枣而成。主治伤寒有热，虚羸少气，心下满，胃中有宿食，大便不通者。以调胃承气汤，疗胃热郁积，腑气不利，加大枣益气安神，补虚羸不足，生地黄清热养阴，故本方适于胃热津亏、虚羸少气而便秘者。

（7）犀连承气汤：本方即调胃承气汤加犀角、黄连而成，始见于《卫生宝鉴》。用于治阳明燥热上熏于面所致的"僚面"证，据《针经》"面热者，足阳明病"之旨，而用调胃承气汤，泻热和胃，加犀角、黄连泻火解毒，清心安神。用于治牙痛龈肿，口臭头痛，齿衄心烦，牙龈出血，伴有大便秘结者，效果良好。

二、小承气汤

1. 方证简释

小承气汤主治燥热结聚，腑气阻滞的阳明腑实证。本证燥热虽结，但不甚重，大便虽硬，但尚未达到燥屎硬结的程度，所以证候表现与调胃承气汤证基本相同。证以阳明病，不大便或大便硬结，或热结旁流，腹部胀满，谵语心烦，脉滑而疾等为主要临床特点。小承气汤由大黄、枳实、厚朴组成。方中大黄苦寒，泻热去实；厚朴行气消满；枳实理气消痞；枳、朴相配，导滞下行，有助益大黄泻下之功。大黄之量倍于厚朴，并以大黄为君、厚朴为臣，它与大承气汤的以厚朴为君、大黄为臣不同，其泻下之力较大承气汤为缓，故名曰"小承气汤"。同时取朴、枳、黄三药同煎，不分先后，此与大承气汤有别，这也是小承气汤泻下之力变缓的原因。临床用于治疗消中，热在胃而能饮食，小便赤黄，以此下之（《拔萃方》）；治痢初发，腹满难忍，或作胀闷，里急后重，大便次数多而不能通，窘迫甚者（《入门良方》）；治疗胸中宿食郁蕴之热（《幼科发挥》）；现代又将此方用于治疗传染性热病。

2. 化裁举例

（1）麻子仁丸：载于《伤寒论》中，是治疗脾约证的主方。脾约，乃因胃强脾弱，两不相和而成。若胃中燥热，约制脾土，转输失常，不能为胃行其津液而形成脾约。证以大便结硬，甚则如羊粪状，数日不行，但无明显的腹胀满之苦，小便量多，或无异常，饮食如常等为特点。麻子仁丸是小承气汤加麻子仁、杏仁、芍药而成。方用小承气汤清泄胃热，行气导滞，加麻子仁润肠滋燥而通便，杏仁润利，以通大肠。小承气汤缓下，麻子仁润肠，二者相配，相得益彰。故本方泻下与润肠并行，蜜制为丸，取缓缓润下，缓通之功。本方用于习惯性便秘，或用于术后便结难行，以及痔疮肛裂，而大便燥结者，效果良好。

（2）厚朴三物汤：本方出自《金匮要略·腹满寒疝宿食病脉证并治》，是治疗腹痛便闭的主方。其药物组成与小承气汤相同，但剂量不同。小承气汤中厚朴用二两，而本方中厚朴用八两，由此决定了两方主治的差异。小承气汤意在荡实，故用大黄为君；厚朴三物汤意在行气，故用厚朴为君，所以本方适用于腹胀满为甚，大便闭而不通者。

（3）厚朴大黄汤：《金匮要略·痰饮咳嗽病脉证并治》所载厚朴大黄汤，主治支饮为病，而且胸满尤甚者。本方药物组成与小承气汤相同，但本方重用厚朴、大黄，此为二者的区别。厚朴大黄汤意在治疗痰饮结实，具有开痞满、通大便的功效，因为本方多用于支饮而见结实热证，除腹满外，尚可见心下时痛、大便秘结等症。

（4）承气陷胸汤：见于《温病条辨》，是小承气汤与小陷胸汤合方而成，主治温病邪热炽盛，三焦俱热，症见身大热，口大渴，舌苔黄燥无津，脉象不浮而躁动严重者。方取小承气汤泻热去实，小陷胸汤泻热开结，清肺除痰。合而用之，使上中下三焦之实热实邪得以清泄。此乃合方论治，为临床治疗学开辟了道路。

（5）三化汤：《保命集》所载三化汤，即小承气汤加羌活而成，主治中风邪实，而见二便不通者。

（6）承气养营汤：见于《温疫论》，由小承气汤合四物汤去川芎加知母而成。本方去川芎之辛燥，加知母之苦寒，是攻下兼以滋阴养血之剂。功在泻热通便，滋阴润燥，主治由数次攻下亡阴所致大便不通，口唇燥裂，咽干渴饮，身热不解，腹硬满而痛者。本方用于老年津亏便秘者，效果佳良。

三、大承气汤

1. 方证简释

大承气汤主治燥结成实已甚的阳明腑实重证。从病机上讲，可概括为"燥热结实，腑气闭塞，痞满燥实俱备"。证候表现以大便燥结，即燥屎已成为主要特征。辨燥屎依据当有四点：其一，燥屎内结，大便必坚硬，而形成异常干硬的粪块，或成球状，大小不等，但皆以顽固难下为特点。其二，燥屎内阻，故伴有腹满疼痛，绕脐作痛，腹满时减，虽减亦微不足道，并伴有疼痛拒按。其三，燥屎已成，肠实胃满，则不能食，甚则恶闻食臭。其四，燥屎内阻，腑气不通，肺气不利，故见喘满。腑实证的全身表现，当有汗出，日晡潮热，心烦谵语，甚者神昏，如见鬼状，若燥热下劫肝肾之阴，则见"目中不了了，睛不和"等伤阴表现。其脉见紧而有力，或沉迟有力，舌苔黄燥，或生芒刺。大承气汤由大黄、厚朴、枳实、芒硝组成。方中大黄苦寒泻下热结，荡涤肠中燥屎，同时又能活血行瘀，从而有利于推陈致新；芒硝咸寒，软坚润燥，协大黄以泻下燥屎；厚朴理气除胀，枳实下气消痞，二者结合，更助硝、黄泻下之力。古人云：通可去滞，泻可去实。四药相伍，各行其功。又因本方泻热破结，荡涤肠胃，攻逐六腑，其力迅猛，故称为大承气汤。后世用本方治疗癫狂热实证、宿食积滞、热性痢疾、热厥等证。现代又常用于治疗急腹症及某些热病过程中而见阳明腑实证者。

2. 化裁举例

（1）三一承气汤：《伤寒直格》指出：《活人书》复言大承气最紧，小承气次之，调胃承气又次之，由是观之而缓下急下，善开发而难郁结。可通用者，大承气汤最妙，今用大承气汤加甘草，名为三一承气汤，通治三承气汤证，于效甚速，而无加害。"因此，三一承气汤可视为三承气汤的合方，故可通治阳明腑实诸证。

（2）六乙顺气汤：见于《伤寒六书》，由大承气汤加黄芩、芍药、柴胡、甘草而成，以此代大承气汤、小承气汤、调胃承气汤、大柴胡汤、大陷胸汤使用，其效迅速。此方适于伤寒热邪传里，大便结实，口燥咽干，怕热谵语，揭衣狂妄，扬手掷足，斑黄阳厥，潮热自汗，胸腹满硬，绕脐痛等。

（3）黄龙汤：出自《伤寒六书》，用于治疗里热实证而兼有气血虚弱者，证见下利清水或大便秘结，脘腹胀满，硬痛拒按，身热口渴，谵语，甚者神昏肢厥，口干舌燥，舌苔焦黄或焦黑，神倦少气，脉虚。黄龙汤即大承气汤加甘草、人参、当归、生姜、大枣、桔梗，取大承气汤治阳明热实证，加参、归、草益气养血而补虚，姜、枣和中，桔梗开肺利气。若年老气血虚者，可去芒硝。本方适于气虚便秘者，尤宜老年服用。

（4）崔氏承气汤：见于《外台秘要》，由大承气汤去厚朴，加杏仁、白蜜而成，主治大便十余日不通。方中取承气汤泻热通便，加杏仁开肺利气，导便下行，白蜜润导缓下，更以生姜汤送服蜜丸，调和中气。本方制成蜜丸，适用于习惯性便秘。

（5）大成汤：本方即大承气汤加甘草、陈皮、红花、当归、苏木、木通而成，见于《理伤续断方》，用于治跌打损伤，瘀血不散，腹肚膨胀，大小便不通，上攻心胸，闷乱极甚者。本方适于外伤而致腑实证者，取大承气汤，通下里实，加红花、当归等，以活血化瘀，故服后当通下瘀血为宜。

（6）黄连承气汤：《卫生宝鉴》以大承气汤加黄连，可名为黄连承气汤，治发狂因触冒寒邪，失于解利，因而转属阳明证者，证见胃实谵语，腑气不通。方取大承气汤泄热下实，主治阳明实热，更加黄连，泻心火清热而解毒，心火清而神明安。

总之，承气汤据理化裁，守法适度，适用范围广泛，效果佳良。

泻心汤方证辨治挈要

泻心汤是以黄芩、黄连、半夏、干姜为主药的一组方剂，包括半夏泻心汤、生姜泻心汤、甘草泻心汤、大黄黄连泻心汤、附子泻心汤，合称为泻心汤，加之治类痞证的旋覆代赭汤、黄连汤等，皆是寒热并用法的名方佳剂。本文以《伤寒杂病论》的内容为主，旁涉诸家之见，综合分析泻心汤方证相应的规律，并阐述多年临床应用 5 个泻心汤之经验。

一、泻心汤核心方证——半夏泻心汤证（逆气痞）

1. 方证简述

《伤寒论》第 149 条曰："伤寒五六日，呕而发热者，柴胡汤证俱，而以他药下之……但满而不痛者，此为痞，柴胡不中与之，宜半夏泻心汤。"揭示出误下邪陷，脾胃功能失调，中焦斡旋失司，寒热失和是导致本证心下痞的主要原因。半夏泻心汤由半夏、干姜、黄芩、黄连、人参、甘草、大枣七味药物组成，共奏苦降辛开、寒温并用、阴阳并调之功，使中焦气振，升降得复，痞满则除。

2. 临床应用

胃脘痛（包括胃和十二指肠溃疡、慢性胃炎、胃下垂、十二指肠淤积症等）、下利（包括慢性结肠炎、过敏性结肠炎以及急慢性肠炎等）、慢性肝炎以及老年和小儿消化不良（包括疳积在内）等病，症见心下痞满，时时呕逆，大便稀溏，肠鸣不适，苔薄白或淡黄，脉沉弦，为使用本方的基本症状。

3. 验案举例

某，女，54 岁，2005 年 6 月 10 日初诊。

胃脘部胀满疼痛不舒十余年，加重数月。刻下：胃脘部胀满疼痛不舒，大便每日 1 次，不成形，面色无华，倦怠乏力，睡眠不佳，脉沉弦细，苔薄。3 个月前胃镜检查提示：胃大弯侧可见片状出血及息肉样改变，胃窦黏膜红白相间，花斑样改变，可见散在炎性结节。西医诊断为慢性萎缩性胃炎。中医辨证为寒热错杂之心下痞，是寒热错杂于中焦，脾胃气机升降失常所致，故用寒温并调之法，以半夏泻心汤加减。

处方：法半夏 10g，黄芩 10g，黄连 3g，党参 15g，干姜 5g，柴胡 10g，藿苏梗各 10g，砂仁 6g，香橼 10g，香附 10g，生黄芪 15g，茯苓 15g，炙甘草 5g，大枣 4 枚。7 剂，水煎服。

2005 年 6 月 17 日复诊：服上方后，胃胀减，大便成形，每日 1 次，继续以前法调理巩固。

前后服药 3 个月余，半年后随访，体重增加，诸症未见复发，胃镜复查炎性结节消散。

二、生姜泻心汤方证（水气痞）

1. 方证简述

生姜泻心汤即半夏泻心汤减干姜用量，另加生姜而成，见于《伤寒论》157 条。主治寒热错杂痞，病变偏重水饮食滞。症见胃中不和，心下痞硬，干噫食臭，胁下有水气，腹中雷鸣，下利等。心下痞硬的临床表现是，患者自觉心下痞塞，切按之则有紧张感，但多不疼痛。又因本证心下痞兼夹水饮之邪，故还常见有下肢浮肿、胁下作痛、小便不利等症，所以根据病机和临床表现，又称为"水气痞"。

2. 临床应用

急慢性胃炎、胃及十二指肠溃疡、胃下垂、慢性消化不良、胃肠功能紊乱、幽门梗阻等可据证用本方。

3. 验案举例

某,男,50岁,干部,1988年10月初诊。

素患慢性胃炎、胃下垂七八年,近日因饮食不节,而致心下痞满,自觉有物阻于其中,气上下不行,且重似铅块,稍动则有水声,呕逆欲吐,不欲进食,食后胀甚,嗳气腐臭味重,口干不欲饮水,伴有下利,每日2～3次,若进食荤腻之物,则诸症加重。舌苔白腻,舌尖略红,脉沉弦,腹软,心窝部有振水声。证属寒热错杂,痞塞于中,水饮不化,治当和胃散饮,宗生姜泻心汤化裁。

处方:生姜15g,法半夏10g,党参12g,干姜5g,黄芩5g,黄连5g,炙甘草6g,大枣7枚,鸡内金10g,茯苓12g,厚朴10g,水煎温服。

进药6剂,利止胀轻,守方继进,调治3周,诸症消失。

三、甘草泻心汤方证(虚气痞)

1. 方证简述

甘草泻心汤即半夏泻心汤重用甘草而成,见于《伤寒论》158条。主治寒热错杂痞,中伤尤笃,客气上逆,痞利俱甚。症见下利数十行,谷不化,腹中雷鸣,心下痞硬而满,干呕,心烦不得安等。本证见心下痞硬而满,并非肠胃实热阻结,而是脾胃气虚,气虚上逆所致,因此又称为"虚气痞"。治疗以半夏泻心汤重用甘草为君,故名甘草泻心汤,取其补益中气,以缓客气之逆,寓有强主弱客的辩证思想。

2. 临床应用

用于慢性腹泻,心下痞满者;慢性胃炎,症见心下痞满,腹胀,疼痛,大便稀溏,日行数次,纳呆,呕逆者;口腔溃疡,反复发作,彼伏此发,溃疡疼痛者。

3. 验案举例

某，男，40 岁，1996 年 10 月 20 日初诊。

患者脘痛 2 年，初起痛轻，多因饮食不慎诱发，以后病情渐重，经胃镜检查诊为慢性浅表性胃炎。诊见胃脘疼痛，心下痞满，堵闷不舒，呕逆嗳气，食纳不佳，偶有反酸，腹泻次数增多。查体：形体较瘦，营养一般，面色㿠白，腹部平软，脐周有轻度压痛。脉沉弦乏力，舌质淡，舌尖红，苔略厚，根部淡黄。中医辨证为脾胃不和，寒热错杂，升降失职。治宜健脾益气消痞，宗甘草泻心汤化裁。

处方：党参 10g，法半夏 10g，干姜 10g，黄连 3g，黄芩 10g，炙甘草 10g，大枣 7 枚，茯苓 10g，白术 10g，砂仁 3g。7 剂，水煎温服，每日 2 次，注意饮食调养。

药后疼痛锐减，大便正常，守方调治 2 个月，诸症悉安，追访 2 年，未见复发。

四、大黄黄连泻心汤方证（火热痞）

1. 方证简述

本证见于《伤寒论》154 条："心下痞，按之濡，其脉关上浮者，大黄黄连泻心汤主之。"此为热痞的证治。热痞为无形邪热结于心下，致使气塞不通而成。病因源于误下，或外邪化热与无形之气相结而致。心下痞即胃脘部有堵闷痞塞之感，其特点是虽然痞塞，但"按之濡"（柔软，不硬不痛），说明此证并非实热结聚。若把"心下痞"和"脉关上浮"结合分析，本条的心下痞属"火热之痞"，故治用大黄黄连泻心汤，清热消痞为主。方中大黄、黄连皆为苦寒之品，苦寒之药气厚味重，故用麻沸汤渍之须臾，绞汁而服，目的在于取其气味俱薄，以利于清热，消痞散结，而避其泻下作用。对本证的辨证，除条文所述的"按之濡，其脉关上浮"症状外，据临床观察，尚见心烦，口渴，鼻衄，吐血或齿龈出血，小便黄赤，大便虽通但滞而不爽，舌质红绛，苔薄黄，脉数。

2. 临床应用

鼻衄、咯血，用原方治疗疗效较好。口腔溃疡、鹅口疮属热痞证者。急性痢疾、急慢性胃炎属热郁者。黄疸证属湿热型者。高血压症见头晕目眩，伴见热痞证者，以本方用麻沸汤渍泡，取汁服用。

3. 验案举例

某，女，50 岁。病近 1 个月，头晕且胀，自觉身体上重下轻，烦躁易怒，口苦干渴，大便稍干，排之不爽，胸脘痞闷不畅，脉弦数，舌尖红赤，苔厚黄，唇干面赤，血压 200/115mmHg。证属三焦郁热，邪热上逆而致。用大黄黄连泻心汤 3 剂，每天 1 剂，用麻沸汤渍泡，每次一大碗，顿服。药后血压降至 160/100mmHg，连服 2 周，血压正常。

五、附子泻心汤方证（寒热痞）

1. 方证简述

本证见于《伤寒论》155 条："心下痞，而复恶寒汗出者，附子泻心汤主之。"此证"心下痞"属热痞，"恶寒汗出"为表阳虚，故本证热痞兼阳虚，可以看作是"寒热痞"，属上热下寒证，即上、中焦出现热证，下焦则见虚寒现象。此本邪实正虚，故治疗既要清热，又要温阳，取攻补兼施、寒热并用法，以附子泻心汤扶阳泻痞。本汤煎法与众方有别，将苦寒之大黄、黄连、黄芩用麻沸汤渍之，取其轻薄之味，泄热消痞为主。另煎附子取汁，以重扶阳。二种药汁和合与服，乃寒热异其气，生熟异其性，药虽同行，功则各类奏，是仲景药法之妙用。

2. 临床应用

急慢性胃炎，症见心下痞满，而恶寒、肢冷、汗出者。慢性结肠炎、慢性痢疾，症见寒热错杂者。

3. 验案举例

某，男，28 岁。患背热如焚，上身多汗，齿衄，烦躁不安，但自小腹以下发凉，如坐水中，阴缩囊抽，大便溏薄，尿急尿频，每周梦遗 2 ～ 3 次，视其舌质偏红，舌苔根部白腻，切其脉滑而缓。此上热下寒之证，治当清上温下。然观患者所服之方，率皆补肾固涩之品，故难取效，处以附子泻心汤。黄芩 6g，黄连 6g，大黄 3g，沸水浸泡 10 分钟去渣，炮附子 12g，文火煎 40 分钟，然后对"三黄"药汤，加温后合服。服 3 剂，大便即成形，背热减轻，汗出止，小腹转暖，阴囊上抽消失。又续服 3 剂而病愈。

半夏泻心汤的化裁应用

一、半夏泻心汤方证简析

《伤寒论》第 149 条曰："伤寒五六日，呕而发热者，柴胡汤证具，而以他药下之……但满而不痛者，此为痞，柴胡不中与之，宜半夏泻心汤。"揭示出误下邪陷，脾胃功能失调，中焦斡旋失司，寒热失和是导致本证心下气机不利的主要原因。然结合临床，分析本证形成，并非误下一途。正如《伤寒挈要》所指出："痞，亦可见于饮食所伤，或肝胃不和等证，其原因很多，非皆来自误下，勿被条文所限。"还需抓住恶心呕逆，大便不调（包括下利、便溏、大便不爽、便秘等），嘈杂心烦，厌食纳呆，舌红或淡，苔黄白而腻，脉弦或滑、细、数等，即可遣方用药。

半夏泻心汤由半夏、干姜、黄芩、黄连、人参、甘草、大枣七味药物组成，共奏苦降辛开、寒温并用、阴阳并调之功，使中焦气振，升降得复，痞满则除。

二、半夏泻心汤化裁系列

1.《伤寒论》原著化裁系列

（1）生姜泻心汤：方即半夏泻心汤减干姜用量，另加生姜而成。主治寒热错杂痞，病变偏重水饮食滞。症见胃中不和，心下痞硬，干噫食臭，胁下有水气，腹中雷鸣，下利等。故治疗以半夏泻心汤重加生姜而为君，则名生姜泻心汤，取其兼散水气、健胃导滞之功。

（2）甘草泻心汤：方即半夏泻心汤重用甘草而成（宋本《伤寒论》此方无人参，然根据林亿等校注，并参《金匮要略》所载，本方当有人参）。主治寒热错杂痞，中伤尤笃，客气上逆，痞利俱甚。症见下利日数十行，谷不化，腹中雷鸣，心下痞硬而满，干呕，心烦不得安等，治疗以半夏泻心汤重用甘草为君，则名甘草泻心汤，取其补益中气，以缓客气之逆，寓有强主弱客的辩证思想。

（3）黄连汤：方即半夏泻心汤去黄芩加桂枝，并增黄连用量而为君，故名黄连汤。本证与半夏泻心汤证同属寒热失和，但此非寒热互结中焦，而属上热下寒，寒热互阻，所谓寒者自寒，热者自热，相互格拒。症见胸中有热，胃中有邪气，腹中痛，欲呕吐等。治以半夏泻心汤重用黄连，清邪热于上，去黄芩，加桂枝以宣通上下阴阳之气，共奏调和脾胃、清上温下、交通阴阳之功。

由上述可见，仲景治疗寒热失和诸方，实乃一法之通变，随症灵活加减，其用药典范，给后人以莫大的启迪。

2. 临证应用加减系列

（1）疏郁泻心汤：方即半夏泻心汤与四逆散合方而成。主治肝气不疏，郁而化热，影响脾胃，中焦寒热失和。症见心下痞闷，胸胁胀满，时微呕逆，不思饮食，大便失调，脉弦等。本方具有疏肝解郁、调和脾胃之功效，用于治疗各种情志不遂所引起的消化系统疾患。

病案举例

高某，男，40岁，1989年10月27日初诊。自觉心下痞满不适，伴胸胁胀闷半年余。不思饮食，大便不爽，心烦欲呕，舌淡黄，脉沉略弦。

处方：半夏10g，党参10g，黄芩6g，黄连5g，柴胡10g，炒枳壳10g，杭白芍10g，干姜4g，甘草6g，川朴6g，大枣5枚。5剂而愈。

（2）宣肺泻心汤：方即半夏泻心汤加桔梗、贝母、百部而成。主治中焦脾胃失和，运化失司，湿聚成痰，痰壅气滞，肺失肃降。症见心下痞满，咳嗽短气，食少痰多，大便不调，苔腻脉滑等。本方具有调和脾胃、宣肺化痰之功效，用于治疗慢性气管炎、支气管哮喘等。

病案举例

韩某，男，8 岁，1989 年 8 月 4 日初诊。素日脾胃不和，近两周来咳嗽痰多，伴呕逆，大便不成形，一日二行，舌尖红，苔白，脉细数略滑。

处方：半夏 8g，黄连 8g，黄芩 10g，干姜 2g，党参 10g，桔梗 10g，百部 8g，连翘 10g，浙贝 10g，茯苓 10g，甘草 6g，4 剂。8 月 8 日复诊，咳嗽减轻，余症缓解。上方加生龙牡各 15g，4 剂而愈。

（3）升清泻心汤：方即半夏泻心汤合痛泻要方而成。主治肝脾不和，中焦寒热错杂，脾虚气陷。症见心下痞满，大便泄泻，肠鸣腹痛，食少呕吐，苔白脉弦等。本方具有疏肝补脾、调和肠胃、升清止泻之功效，用于治疗各种急慢性肠炎具有上述证候者，疗效甚佳。

病案举例

何某，男，25 岁，1988 年 7 月 9 日初诊。慢性腹泻 3 年，近日加重，脘腹胀满，大便不爽，日二三行，且有坠重之感，舌淡红，苔黄白而腻，脉沉弦。

处方：半夏 10g，党参 12g，黄连 8g，黄芩 5g，大枣 7 枚，干姜 5g，防风 10g，炒白术 12g，白芍 15g，葛根 18g，炒苡仁 15g，鸡内金 12g，木香 3g，焦三仙各 10g，7 剂。

7 月 19 日复诊，诸症缓解，继服上方 7 剂而愈。

（4）开胃泻心汤：方即半夏泻心汤加鸡内金、炒苡仁而成。主治饮食不节，食积停滞。症见胸脘痞满，嗳腐吞酸，厌食纳呆，肠鸣便溏，脉滑等。本方具有调和脾胃，消滞化积之功，适用于治疗急慢性胃炎及小儿脾胃不和所致的消化不良等疾患，皆有良效。

病案举例

王某，男，5 岁，1986 年 12 月 23 日初诊。不欲纳谷，时时欲呕，脘腹不适，便溏，夜卧不安，舌尖红，苔根部厚，脉数略滑。

处方：清半夏 8g，淡干姜 3g，黄芩 3g，黄连 1.5g，党参 8g，炙甘草 2g，大枣 3 枚，焦三仙各 6g，炒苡仁 5g，鸡内金 6g，3 剂。

3 日后复诊，纳谷渐增，大便成形，睡眠转安，上方去党参、炙甘草，加郁金 6g，连翘 5g，5 剂而愈。

（5）宽胸泻心汤：方即半夏泻心汤与小陷胸汤合方而成。主治脾胃不和，痰热内结，中焦气机不畅。症见胸脘痞闷，按之则痛，吐痰黄稠，厌食纳呆，肠鸣便滞，脉浮滑，苔黄腻等。本方具有调和脾胃、清热化痰、宽胸散结之功，用于治疗慢性胃炎、慢性支气管炎，效果显著。

病案举例

卞某，女，51 岁，1988 年 12 月 31 日初诊。患慢性胃炎多年，胸脘胀闷，心下痞塞，按之疼痛，大便不爽，自汗，脉细滑略数，舌淡，苔黄白而腻。

处方：法夏 12g，黄芩 6g，黄连 3g，甘草 4g，党参 12g，大枣 5 枚，干姜 4g，瓜蒌 10g，麦冬 15g，五味子 4g，5 剂，1989 年 1 月 6 日复诊，诸症皆减，偶有隐痛，上方加神曲 10g，乌药 10g，7 剂而安。

（6）化浊泻心汤：方由半夏泻心汤加藿香、佩兰、厚朴而成。主治外感暑湿或脾胃不和所引起的湿浊内阻，气机不利。症见胸脘满闷，头重身倦，恶心呕逆，肠鸣泄泻，苔腻，脉濡等。本方具有理气和中、芳化湿浊、和胃悦脾之功，用于治疗胃肠型感冒、急慢性胃肠炎，疗效满意。

病案举例

史某，女，60 岁，1985 年 8 月 2 日初诊。心下痞满，堵闷不舒，时痛牵引两胁，呃逆后减，时时欲呕，嘈杂不适，不思饮食，微恶寒，大便恶臭不爽，可见不消化食物，舌苔厚腻根黄，脉沉细略弦。

处方：半夏 10g，黄芩 10g，黄连粉 3g（冲服），干姜 6g，藿香根 10g，佩兰叶 10g，川朴 10g，大枣 5 枚，甘草 5g，党参 10g，7 剂。9 月 12 日复诊，诸症减轻，再进 7 剂而愈。

（7）降逆泻心汤：方由半夏泻心汤加旋覆花、苏子而成。主治脾胃不和，痰浊上逆，或土虚木乘，肝气犯胃，痰气交阻。症见心下痞硬，噫气不除，反胃呕吐，苔白滑，脉弦而虚等。本方具有调和脾胃、疏肝利肺、降逆化痰之功，用于治疗神经性反胃、胃肠神经官能症、幽门不完全梗阻等，效果甚佳。

病案举例

袁某，男，31岁，1989年1月10日初诊。胃脘胀闷、呃逆多年，有慢性胃炎、幽门溃疡病史，大便不成形，日三行，苔薄白，脉沉弦。

处方：旋覆花10g（包），苏子6g，半夏12g，黄芩6g，黄连3g，甘草4g，党参10g，大枣7枚，干姜4g，鸡内金12g，3剂。

1月13日复诊：诸症皆减，大便成形，日一次，苔薄黄，脉沉弦，上方加茯苓10g，6剂后诸症全部消失。

（8）散痛泻心汤：方由半夏泻心汤加元胡、佛手而成。主治中焦寒热失和，气机壅滞，经脉气血运行不畅而致的痞满疼痛之证。症见心下痞满而痛，厌食纳呆，嘈杂心烦，大便不调，舌暗淡，脉弦等。本方具有调和脾胃、行气止痛之功，对于各种胃炎、胃溃疡、十二指肠溃疡等出现的胃脘部疼痛属寒热错杂者，均有良效。

病案举例

张某，男，22岁，1988年2月23日初诊。脘腹胀满不舒，隐隐作痛，畏寒吞酸，大便不成形，舌尖红，苔薄黄而白，脉沉弦。

处方：法夏10g，黄芩10g，黄连5g，甘草4g，党参12g，大枣5枚，元胡12g，佛手片12g，炒枳壳3g，杭白芍15g，川楝10g，煅瓦楞12g，服4剂而安。

总之，半夏泻心汤寒热并用，治在中焦，有升清降浊、调节全身气血阴阳之功。据此机理而化裁，其治疗作用，可上达胸肺，下及肠腑，不仅适用于治疗脾胃阴阳失和所引起的各种消化系统疾患，而且还能广泛运用于呼吸、神经、内分泌系统以及儿科、妇科、五官科等多种疾患的治疗。应用要点在于抓住中焦寒热失和这一主要病机，知常达变，即根据病证之轻重及夹杂兼证之变化，有针对性地进行加减。

《伤寒论》治利方的临床运用

《伤寒论》原文论下利者有 100 多条，方剂 30 多首，"下利"泛指大便次数增多，粪质清稀及排便异常而言。《伤寒论》中也有称为下利清谷、吐利、自利、自利清水、热利下重、泄利下重者，包含了后世的泄泻、痢疾，即现代医学的急慢性肠炎、结肠炎、肠结核、过敏性肠炎、急慢性痢疾等。论中治利系列方剂至今仍有很高的实用价值，兹讨论于后。

一、解表止利方

1. 葛根汤

适于太阳阳明合病自下利证。因风寒束表、内迫大肠而致，见发热恶寒、头痛无汗、下利等。辨证要点：①风寒表实证与下利并见；②便下稀薄，腹痛，舌苔白，脉浮。宜葛根汤解表祛邪，取其表解里白和之效。目前本方常用于流感、胃肠型感冒。

2. 葛根黄芩黄连汤

适于"协热而利"之热利证，因误下表邪化热，内陷大肠而致，见身热，下利不止，喘而汗出，脉促。辨证要点：①身热汗出之热证与下利并见；②泻下急迫，肛门灼热，粪色黄或黏秽而臭；③腹痛，甚则口渴，脉急促数，苔黄。本证病机为表里皆热，有"三表七里"之比，宜葛根黄芩黄连汤清热止利，表里双解。本方虽能清热解表，但以清里热为主，故不必拘泥表证的有无。本方加马齿苋、茯苓等清热渗湿之品，效果尤佳。若兼呕吐，加半夏、竹茹；兼食滞，加麦芽、山楂；兼腹痛，加木香、白芍。现代多用于急性肠炎、结肠炎属热利者。

3. 桂枝人参汤

适于"协热而利"之寒利证。因表证误下，邪从寒化，内陷太阴而致。症见发热恶寒，下利不止，心下痞硬。辨证要点：①此为表里同病，既有太阳发热之表证，又有太阴下利之里证，以表里皆寒为特点；②见表热与下利同时，心下痞硬与下利不止并存；③见便下清稀，甚则完谷不化，腹痛喜暖，恶寒，苔白，脉迟缓等虚寒象。本证重在里寒，故宜桂枝人参汤温中散寒，表里两解。本方多用于慢性肠炎、结肠炎属虚寒者，不必泥于表证的有无。

二、清热止利方

1. 黄芩汤

适于太阳少阳合病自下利证。因少阳火郁，内犯阳明而致。症见发热，口苦咽干，下利腹痛。辨证要点：①少阳证兼热利为主；②泻下黄便，肛门灼热，或便下黏液，里急后重，小便短赤，苔黄，脉弦数。宜黄芩汤清热止利。本方是治热利专方，后世治利诸方多由此化裁而成，如《类证活人书》将本方去大枣，更名黄芩芍药汤，治火升鼻衄及热利;《治法概要》将此方更名为芩芍汤，治热利腹痛;《济生拔萃方》把本方用于治泄痢腹痛，或里急后重，身热久不愈，脉洪疾，及下痢脓血稠黏;《保命集》将本方加木香、槟榔、大黄、黄连、当归、肉桂，去大枣，名芍药汤，治赤白痢疾，尤为有效。现代用于治疗急肠炎、急性胃肠炎、痢疾等。若治菌痢，与白头翁汤合方其效更佳。若热毒过盛，加马齿苋、银花；兼呕吐，加生姜、半夏，名为黄芩加半夏生姜汤，亦可酌加竹茹、茯苓。故后世称本方为万世治利之祖方。

2. 三承气汤

适于燥热内结致利。三承气汤治阳明腑实不大便为常法，治燥热下利为变法。因燥热内阻，热结旁流而致利，此属实热之利，取承气汤"通因通用"。辨证要点：①阳明热实证，腹满胀痛，潮热汗出，甚则神昏谵语；②热结旁流，下利清水，呈黑绿色污水，或便黏液，滞而难下。均宜承气汤清热泻实。然三承气汤之用略有不同，若燥热初结者，宜调胃承气汤；燥热已结，腑气阻滞，宜小承气汤；燥热结甚，热迫津泄，有亡阴之虞，宜大承气汤急下存阴。现代用于急性菌痢、中毒性痢疾见阳明燥热内结者。

3. 白头翁汤

适于湿热下利证，即今之痢疾。此因湿热壅滞大肠，热毒内陷血分而致。症见热利下重，渴欲饮水。辨证要点：①下痢脓血，腹痛，里急后重，肛门灼热；②渴欲饮水，溲赤，脉数，舌苔黄。取白头翁汤清热解毒，凉血止利。现代用于细菌性痢疾、急性肠炎、中毒性痢疾、阿米巴痢疾等。唐·陶弘景早已指出此方可治毒痢。余用本方治疗多例服西药过敏的菌痢患者，效果显著。本方亦可采用灌肠法。后世治痢疾诸方多由此化生，如《通俗伤寒论》的加味白头翁汤，《医学衷中参西录》的变通白头翁汤等，都为临床治痢疾提供了良方。

三、解郁止利方

1. 柴胡加芒硝汤

适于枢机不利，燥热内结而致利。症见潮热，胸胁满而呕，下利。辨证要点：①少阳兼阳明燥热为主要表现；②燥热内结，正气已伤，潮热与下利并见；③便下黏滞不爽，脉弦数，苔黄而燥。宜柴胡加芒硝汤和解止利。

2. 大柴胡汤

适于枢机不利，实热内结而下利。症见往来寒热，心下急或心中痞硬，呕吐下利，郁郁微烦。辨证要点：①少阳兼阳明实热为主，兼见下利、呕吐、心中痞硬；②热利黏滞不爽，脉弦数，苔黄。宜大柴胡汤和解泄热。

3. 四逆散

适用于阳郁气机阻滞而致利。症见阳郁四逆，手足不温，或指头微寒，泄利下重，腹中痛，或咳，或小便不利等。辨证要点：①四逆兼泄利下重；②伴腹痛，大便滞而不爽，便后有意犹未尽之感。宜四逆散加薤白以解郁行滞。本方适于肝胃不和或肝脾不和而致胃肠神经官能症，见泄利下重者。

四、温中止利方

1. 理中汤

适于太阴下利。因脾阳不足，寒湿留中而致。症见腹满而吐，食不下，自利益甚，时腹自痛，口淡不渴，若霍乱吐泻。辨证要点：①自利益甚，有日趋加重之象；②呕吐下利以利为主，腹满腹痛以胀满为重；③舌淡，苔白，脉迟缓。宜理中汤温中散寒。本方服后当见腹中热感，药效最佳。后世化裁方有：《外台秘要》延年理中丸，即本方加大麦芽，疗霍乱吐利，宿食不消；茯苓理中汤即理中汤加茯苓，疗霍乱，脐上筑而悸者；《三因方》于本方加附子1枚，以增强温中祛寒之力，名附子理中汤；《活人书》于本方加茯苓、枳实，以增强化湿行滞之力，名枳实理中丸；《伤寒集验》于本方加石膏，治霍乱烦渴，有热转筋，名理中石膏汤；以及后世的连理汤、丁萸理中汤、椒梅理中汤等。

2. 四逆汤

适于少阴下利，因肾阳虚衰，阴寒内盛而致利。症见厥逆，恶寒蜷卧，下利清谷，呕吐，小便清长。辨证要点：①病机为肾阳衰微，甚则有欲脱之势；②厥逆，吐利频作，完谷不化；③伴腹痛，脉沉微细，但欲寐等。宜四逆汤回阳止利。若阴盛格阳，兼见身反不恶寒，其人面色赤，脉微欲绝，宜通脉四逆汤以破阴回阳，宣通内外。若阴盛戴阳，兼见面赤烦躁，脉沉微甚，宜白通汤破阴回阳，宣通上下。若虚阳欲脱，服温热药而被阴寒格拒，见下利不止，厥逆无脉，干呕而烦，宜白通加猪胆汁汤，取反佐法治之，以速救亡阳。若吐已下断，汗出而厥，四肢拘急不解，脉微欲绝，此乃阴阳俱虚竭之象，宜通脉四逆加猪胆汁汤，于回阳之中兼以益阴。若恶寒下利，厥逆脉微，复见利止，此乃阳亡阴竭之兆，宜四逆加人参汤回阳益阴。现代用于肾阳虚下利、泄泻、痢疾，伴厥冷者。四逆汤加黄连治小儿腹泻，效果显著。

3. 真武汤

适于阳虚水泛下利证。因肾阳衰微，水气内停而致。症见腹痛下利，小便不利，四肢沉重疼痛，或浮肿，心下悸，头眩。辨证要点：①以阳虚水泛心悸厥逆为主，下利、小便不利为兼症；②伴腹痛，脉沉，舌胖质淡，苔滑等症。宜真武汤温阳行水止利。后世对本方有所发展，如《简易方》提出此药不惟阴证伤寒可服，若虚劳憎寒壮热，咳嗽下利，皆宜服之，因易名固阳汤。《直指方》于本方中加干姜、细辛、五味子治腹痛下利。现代用于阳虚水泻、五更泻等。余用本方加人参、五味子、山药治心衰、浮肿、下利，效果显著。

4. 吴茱萸汤

适于虚寒下利证。因少阴阳虚阴盛，寒伤脾胃而致。症见吐利并作，手足厥冷，烦躁欲死。辨证要点：①吐利并作，以呕吐为主，由于频繁呕吐而致烦躁，痛苦不堪；②虽见厥冷，但仅在手足，其阳虚不甚，以此区别于少阴下利。宜吴茱萸汤温胃降浊。本方用于急慢性胃肠炎，见吐利手足厥冷者。

五、固涩止利方

1. 赤石脂禹余粮汤

适于久利滑脱不禁证。因下焦不固，肠虚滑脱而致，症见下利不止，滑脱不禁。辨证要点：①以下焦不固，下利滑脱为主要表现；②理中汤不能取效者；③伴腹痛喜暖，舌淡苔白，脉沉迟弱等虚寒之象。宜赤石脂禹余粮汤，固涩止利。

2. 桃花汤

适于少阴虚寒下利。因少阴阳衰阴盛，久利滑脱，气病及血而致。症见下利不止，便脓血，腹痛，小便不利。辨证要点：①下利不止，滑脱不禁；②便下稀薄，脓血夹杂，色晦暗无泽，其气腥冷不臭；③腹痛喜暖，舌淡苔白，脉沉微细等。宜桃花汤温中固脱。本方是治虚寒便脓血的主方，与白头翁汤寒热对立。《肘后方》用本方治天行毒痢，下脓血不止者；《和剂局方》用桃花丸（即本方）治冷痢腹痛，下白冻如鱼脑者。现代用于细菌性痢疾、阿米巴痢疾、溃疡性结肠炎经久不愈属虚者，多有良效。

六、渗湿止利方

1. 五苓散

适于水湿下利证。因清浊失司，水湿下走大肠而致。症见下利不止，小便不利。辨证要点：①下利以水泻为主，兼小便短少；②以理中汤理中焦，赤石脂禹余粮汤固下焦，利仍不止者。当淡渗利水，分利水道而实谷道，宜五苓散行水止利。

2. 猪苓汤

适用于少阴阴虚水热互结下利。因阴虚内热，水热互结，水邪偏渗大肠而致。症见发热，渴欲饮水，小便不利，下利，咳嗽而呕，心烦不得眠。辨证要点：①以少阴阴虚有热，虚烦口渴，不得眠为特点；②下利与小便不利并见；③伴口渴，舌红苔薄黄，脉细数等。宜猪苓汤育阴清热，淡渗利水。淡渗利湿为治利之大法，其影响深远。如《伤寒直格》的益元散治暑湿泄泻，《宣明论方》的桂苓甘露饮治中暑受湿霍乱吐下，《明医指掌》的四苓散，《丹溪心法》的胃苓汤等，皆是淡渗湿邪治利的名方。

七、寒热并用方

1. 三泻心汤

半夏、生姜、甘草三泻心汤，是寒热并用、调理升降之剂。适于寒热错杂，升降失职而致不利，症见心下痞，呕逆，肠鸣不利。辨证要点：①心下痞与下利并见；②便下稀薄或溏泻，谷食不消。宜泻心汤。然三泻心汤证治有所不同：若心下痞，呕逆，肠鸣下利，宜半夏泻心汤以和中消痞止利，《千金方》载此方治老少下利，水谷不消，腹中雷鸣，心下痞满，干呕不安，并治霍乱。现代用于治疗急慢性肠胃炎、肠炎、小儿消化不良等。若食滞水饮不化，肠鸣下利，心下痞硬，干噫食臭，宜生姜泻心汤以消痞散饮止利。现代用于治疗慢性消化不良痞满便溏者，慢性结肠炎具有本证者，亦有用于产后腹泻者。若胃气虚甚，下利日数十行，完谷不消，干呕肠鸣，心下痞硬，宜甘草泻心汤以补中消痞止利。《张氏医通》载本方治噤口痢。现代用于治疗急慢性胃肠炎、慢性腹泻、结肠炎、过敏性结肠炎等。

2. 栀子干姜汤

适于上热下寒之利。因误治邪热扰胸，中焦虚寒而致。症见虚烦不得眠，身热不去，下利腹痛。辨证要点：以热扰胸膈，虚烦不得眠为主，兼见中寒下利。宜栀子干姜汤清热温下。

3. 乌梅丸

适于寒热错杂之久利。本方主治蛔厥，又主久利，因寒热不调，运化失职而致利。症见久利腹痛或呕，宜乌梅丸寒热并用，健脾运化。《圣济总录》载本方治产后冷热利，久不止。现代用于慢性肠炎、结肠炎、过敏性肠炎、慢性痢疾等寒热夹杂者。

4. 干姜黄芩黄连人参汤

适于寒格下利，因平素中阳不足，本有寒利，误吐下而致上热下寒，形成寒格，症见下利，呕吐频作，食入口即吐。辨证要点：①上热下寒，吐利并作，呕吐较重；②吐具热象，食入即吐，利有寒证，便下清稀或溏泻。宜干姜黄芩黄连人参汤，清上温下，调中止利。后世用于治疗膈间有热，中焦虚寒之噤口痢。

经方治疗胃脘痛

经方系《伤寒论》《金匮要略》所载的方剂。其立法有理，组方有据，配伍严谨，药味精简，临床疗效较好。胃脘痛为脏腑病证，在《伤寒论》中并无明文记载，然而其病证，已寄寓在阳明、少阳、太阴、厥阴病之中，所以运用经方治疗胃脘痛，确有一定疗效。

胃脘痛大抵由寒邪客胃、肝郁犯胃、食滞伤胃等因而致。临床上可根据不同的病因和证候表现，分为气滞痛、虚寒痛、血瘀痛、郁热痛、寒热错杂痛等，针对不同的情况运用经方进行治疗，一般规律如下：

1. 气滞痛

症见胃脘疼痛，牵引两胁，攻撑胀痛，按之则舒，嗳气频作，时有反酸，脉象沉弦，苔多薄白。此乃肝气郁结，疏泄失职，横逆犯胃，以致胃脘疼痛。治宜疏肝理气，和胃止痛。方用小柴胡汤或四逆散化裁。若夹宿食积滞，酌加神曲、麦芽、山楂之类；若泛吐酸水，酌加煅瓦楞、左金丸。

医案举例

邓某，成年，男性，工人。患十二指肠球部溃疡2年，近来胃脘疼痛加剧，牵引右胁，胀满不适，嗳气则舒，频频泛酸，时时欲呕，疼痛喜按，心烦易怒，饮食欠佳，二便如常，脉沉弦，苔薄白。证属肝气郁结，横逆犯胃，而致胃脘痛。治以疏肝理气，和胃止痛，宗小柴胡汤化裁。方用柴胡10g，黄芩10g，清半夏10g，党参10g，大枣5g，炙草3g，高良姜6g，茯苓10g，白术10g，制香附10g。

进药3剂，病情有减，前方加瓦楞子12g，继进3剂，疼痛泛酸减其大半。宗原方进退，调治月余而愈。

2. 虚寒痛

症见胃脘痛，时隐时现，泛吐清水，喜暖喜按，饥时痛甚，得食痛减，神倦，便溏，畏寒肢冷，脉沉缓无力，舌淡苔白。此乃脾胃虚弱，阳虚不运，寒邪滞留而致胃脘痛。治宜温中散寒，缓急止痛，酌选小建中汤、吴茱萸汤或理中汤化裁。若中虚不足者，宜小建中汤，酌加黄芪、人参；若食谷欲呕，泛吐清水者，宜吴茱萸汤；若虚寒为甚，大便稀溏者，宜理中汤，酌加附子；若痛甚者，可合入良附丸。

医案举例

陈某，成年女性，1976 年 11 月初诊。

患胃脘痛 3 年，每于饭后 1～2 小时胃脘部疼痛，反酸嗳气不明显，进食后疼痛稍可缓解，初起以西药止痛治疗，尚可缓解。后经钡餐造影，诊为胃溃疡。1976 年 7 月病情突然增重，胃脘痛剧烈，不能进食，入某厂医院治疗，X 线检查后诊断为十二指肠、胃小弯复合溃疡，十二指肠球部变形，服用胃舒平、阿托品之类药物，疗效不显，进而形体明显消瘦，病情逐日加重。于附近医院服用中药月余，病情未见改善，遂来我院就诊。诊见胃脘胀痛，疼痛剧烈，甚者卧床翻滚，用物压按或热物敷亦无济于事。素日畏寒喜暖，四肢发凉，便少而溏，不能进食，嗳气则舒，每天只以少量淡薄流食维持。查体：精神疲惫，呈重病容，形体消瘦，营养极差，面色苍白，枯槁无华，语声低微，脉沉细弦无力，舌质淡，苔白厚腻浊。证属脾胃虚寒，纳运失常，郁阻不通而致胃脘疼痛，治以温中散寒，兼以化浊，用理中汤化裁。方用党参 15g，炒白术 12g，高良姜 10g，炙草 6g，制香附 12g，乌药 10g，藿香 10g，水煎温服。前方进 2 剂，诸症皆减，守方继进，服药 10 剂后，疼痛基本消失，纳食大增，惟脘腹胀满不尽，前方进退，服用 20 余剂，诸症皆除，每日摄食可达六七两之多，一个月来体重增加，并可徒步行十余里。惟有心窝部不适之感，后与黄芪建中丸调理而安，追访半年未见复发。

3. 郁热痛

症见胃脘疼痛，痛势较急，口干且苦，心烦易怒，时时泛酸，嘈杂喜冷，脉象弦数，舌红苔黄。此为郁热于中，阻滞不通，而致胃脘作痛。治宜清热和胃止痛。若胃热内盛者，宜大黄黄连泻心汤；兼内实便燥者，宜小承气汤；若胃热津伤者，宜竹叶石膏汤；若痰热郁结者，宜小陷胸汤；若肝胆郁热为甚者，宜大柴胡汤；若兼火郁伤阴者，酌加生地、白芍、玉竹等。

医案举例

某患，男性，年已五旬，素患胃脘痛（慢性胃炎），前日过食油腻后呕吐一次，胃脘时痛，胀满不舒，恶心欲吐，口干且渴，小便黄赤，大便尚可，脉浮滑略数，舌苔厚腻，根部淡黄。此因饮食不节，肠胃乃伤，痰浊内结，郁滞化热作痛。以清热开结、和胃止痛为治，方用小陷胸汤化裁：全瓜蒌 15g，清半夏 10g，黄连 10g，竹茹 6g，枳实 6g，水煎服。进药两剂，诸症悉安。

4. 寒热错杂痛

症见胃脘疼痛，心下痞满，胸中烦热，时时欲呕，肠鸣辘辘，时有下利，苔白中黄或黄。此为寒热错杂，痞塞于中，气机郁滞，升降失序，以致胃脘疼痛；或胸上有热，下焦有寒，寒热互格，气机不畅，而胃痛乃生。治宜清温并用，和胃止痛，酌选黄连汤或半夏泻心汤化裁。若痛甚者，可加乌药、香附；若呕甚者，加竹茹、旋覆花；若寒湿中阻者，加藿香、佩兰；若食滞中脘，加山楂、麦芽、鸡内金等。

医案举例

史某，成年女性，工人，1985 年 8 月初诊。患慢性胃炎，心下痞满，堵闷不舒，时时疼痛，牵引两胁，胃脘嘈杂，不能进食，每餐仅能摄入少量流食，畏寒喜温，嗳气时作，常常欲呕，打呃则舒，服药不愈，诸症加剧两月余。近日大便不爽，伴有肠鸣，日行一二次，便中夹不消化食物，脉沉细略弦，苔厚腻，根部淡黄。西医诊断为慢性胃炎。中医辨证，寒热错杂，阻滞中脘，气机郁滞，湿浊不化，升降失职。治宜清温并用，和胃消痞，宗半夏泻心汤化裁。清半夏 10g，黄芩 10g，黄连粉 3g（冲服），淡干姜 6g，党参 10g，大枣 5g，炙草 3g，川朴 10g，藿梗 10g，佩兰叶 6g，水煎服。进药 3 剂，痞痛皆减，饮食增进，守方进退，服药 30 剂，诸症基本痊愈。为巩固疗效，以原方配丸药一料，调理收功。追访 1 年，病未复发。

《伤寒论》治喘诸方的运用

《伤寒论》以阐述辨证论治法则为著名，其理、法、方、药的运用独具特色，有力地指导着临床实践。今就《伤寒论》治喘诸方的应用特点做初步探讨，以便于临床实用。

一、喘证的病机

《伤寒论》中所述之喘，病位有表里之别，病性有寒热之分，病证有虚实之异，而发病的机理主要在肺和肾。因肺为气之主，司呼吸，外合皮毛，为五脏华盖，肾为气之根，主摄纳，与肺同司气之出纳，所以喘证的发生，既可缘于肺，又可因于肾，或由他脏病变累及于肺而致。喘在六经病证中，既可见于外感，亦可见于杂病。从现代看包括了急慢性气管炎、喘息性气管炎、过敏性哮喘等，故应用其方辨证论治喘，每收良效。

二、喘证的辨证特点

喘证的辨证方法，首先要抓住呼吸困难、喘息等主症，结合其他兼症辨别其病性，施以相应的治疗方法。喘证按病理性质分为虚实两类。

1. 表邪之喘

由风寒束表，内犯于肺而致，辨证关键在于表证兼喘，有两种类型：一为"无汗而喘"，此属表实证兼喘；二为微汗而喘，此属表虚兼喘。二者总以发热恶寒、无汗或微汗出、脉浮紧或浮缓为辨证特点。

2. 水饮之喘

由于水饮内停，肺气上逆而致喘。辨证要点在于水饮为患。水邪致喘有三种：其一，寒饮射肺：寒饮停聚心下为主要病机，喘咳干呕为其主症。在望诊上，面部常有不同程度的水邪特征。①有水色，即面呈青黑色，或下眼睑及眼周围呈青暗色；②有水斑，即面见类似色素沉着样斑点；③有水气，即面见虚浮，眼睑浮肿，下睑如卧蚕状；④有水滑苔。其二，水寒凝结：水邪与阴寒之邪相结，逆阻肺气。症见寒实结胸而兼咳喘，以无热证为特征。其三，水热互结：水邪与热邪相结，逆阻肺气，以热实结胸兼喘为辨证依据。

3. 热实之喘

由热邪壅肺或肠腑燥结而致喘。其辨证要点，一则在热，一则在实。若热邪壅肺致喘，则见"汗出而喘"，即喘汗并见，同时伴有口渴、身热或外无大热、苔黄脉数等一派热象。若燥热结实致喘，则见"腹满而喘""喘冒不得卧"，以腑实证兼喘为辨证要点。

4. 阳脱之喘

由阳衰阴盛，真阳欲脱，肺肾两竭致喘，证属少阴病危重之候，表现为"息高"之象，此乃呼吸浅表，急促带喘，是肾气绝于下、肺气脱于上的危候。

三、喘证的治则及用药特点

治喘当首分虚实，实则以祛邪利气为主，虚则以扶正摄纳为宜。《伤寒论》治喘之法，依其不同病机，大致有外邪则散之、火热则清之、痰壅则豁之、水饮则蠲之、气郁则开之、燥邪则攻之、气虚则补之、阳脱则纳之等。此外，仲景治喘又采取了治表、治里或表里同治，祛邪、扶正或攻补兼施，散寒、清热或寒热并用等法，可见其治喘，不但继承了《内经》之旨，而且又创立了灵活多变之法。

《伤寒论》治喘用药精简，配伍恰当，各具特色。如治喘多以细辛、干姜与五味子合用，细辛、五味子，一散一收，干姜、五味子，开合并用，散寒温肺，化饮固元，是其一。治喘常用麻黄、杏仁与石膏相配，杏仁、麻黄，一降一宣，石膏、麻黄，一清一开，清热宣肺，降气平喘，是其二。治喘善用麻黄，在外取其开表而平喘，在内取其宣肺而降逆，配伍不同，作用各异，但又常常不与细辛同用，以防辛散太过，是其三。治喘可取寒温并用，如麻黄配石膏，温寒并施，小青龙汤加石膏，温药兼寒，切中病机而收良效，是其四。可见仲景治喘，选方用药，灵活配伍，又皆在辨证前提之下，这些法则对后世医学有深远的影响。

四、治喘诸方辨证运用

1. 麻黄汤

运用于外感风寒致喘，症见发热恶寒，无汗而喘，头痛身痛，脉浮紧，苔薄白，因风寒束表，内犯于肺，而致表实作喘。辨证要点是"无汗而喘，脉见浮紧"。治以麻黄汤辛温解表，宣肺平喘。本方是治疗风寒袭肺而致咳喘的祖方，后世由本方化裁而成的三拗汤（《和剂局方》）、华盖散（《和剂局方》）、苏沈九宝汤（《寿世保元》）等，皆为治喘之良方，现代常用此类方剂治疗风寒袭肺型急慢性气管炎、哮喘等病。

2. 桂枝加厚朴杏仁汤

本方亦适用于外感风寒致喘。因表证误下，肺气上逆，或素有喘疾，又感风寒，而致表虚作喘，症见发热恶寒，头身疼痛，鼻塞流涕，微汗出而兼喘，脉见浮缓，舌苔薄白。本证与麻黄汤证相较，一为汗出而喘，一为无汗而喘，然而总的病机又皆是风寒外袭，肺寒气逆而致，所以本证的辨证关键在于风寒表虚兼见咳喘。治以桂枝加厚朴杏仁汤，解肌散邪，降逆平喘。小青龙汤、麻杏石甘汤是医家常用治喘之方，惟桂枝加厚朴杏仁汤用之较少，多被忽视，更有误将麻杏石甘汤用于风寒束肺者，亦不少见。笔者体会，寒饮射肺者，用小青龙汤；邪热迫肺者，用麻杏石甘汤；风寒迫肺者，用桂枝加厚朴杏仁汤。况且本方治风寒迫肺之咳喘，效果甚佳，当予以重视。余用本方化裁治疗咳喘病，每用每效。

3. 小青龙汤

适于外寒内饮之喘。症见咳喘干呕，发热恶寒，或渴，或利，或噎，或小便不利，少腹满，脉沉弦，苔水滑。本证外有风寒表邪不解，内有水寒之邪射肺，内外合邪，相互搏击，壅肺而致喘。其辨证要点是"伤寒表不解，心下有水气"，即在外寒邪束表，在内水饮停留，内外夹袭，喘咳为重，甚者喘息不得卧。并具有水饮为患的各种特征，如水样痰液，水滑舌苔，面有水色、水斑及水气等表现。本方可外解表寒，内化水饮，而使喘咳平息。此方虽为表里双解之剂，但功效重在温散寒饮，所以，凡属水寒射肺之喘皆可服用，不必拘泥外寒的有无。因此，后世化饮平喘之法皆缘于此，从而扩大了本方的应用范围。如《金匮要略》用本方治溢饮，心下有水气，咳嗽喘急者，治支饮咳逆倚息不得卧者。若兼有郁热烦躁而喘者，以小青龙汤加石膏，解表蠲饮，兼清内热。现代本方多用于治疗慢性气管炎、哮喘急性发作，而属外寒内饮者。笔者体会临床应用小青龙汤时，应注意如下几点：①细辛、干姜、五味子的用量比例应注意掌握。若治新喘者，宜注意温散，故干姜必重用；久喘者，宜注意收敛肺气，故五味子须重用。②方中麻黄配桂枝，升散之峻剂也。若喘甚，去麻黄，加杏仁，谨防与细辛协同而辛散太过，且加杏仁降逆气而平喘。故后世叶天士治喘麻黄与细辛很少同用。③老弱及婴幼之体，尤其是患有心肾疾病者，应慎用本方，以防伤阴动阳之弊。④小青龙汤不可长期连用，久服伤阴动阳则生他变，故治喘咳者当以小青龙汤救其急，以苓桂之剂善其后。小青龙汤应用甚广，疗效佳良，现代多用于治疗感冒及流感、支气管炎、百日咳、哮喘等属外感内饮者。

4. 苓桂术甘汤

本方是治水气病之专剂，温阳健脾，降逆化饮，功效卓著。适用于心下逆满，气上冲胸，心悸目眩，或短气而咳，舌苔白滑，脉弦滑者。现代用于治疗慢性气管炎、支气管哮喘属于脾虚水停者，并用作寒饮哮喘缓解期的调治之剂。

5. 葛根芩连汤

适用于表邪未解，里热气逆之喘。症见身热不解，下利不止，喘而汗出，脉数。本证因表证误下，邪热迫肠，壅逆于肺而致。辨证要点在于热利为重，喘而不甚，治当以葛根芩连汤止利，表里双解，使热清利止而喘息得平。若喘重者，可加桑白皮、桔梗，利肺平喘，其效更佳。

6. 麻杏石甘汤

适用于邪热壅肺而喘。症见身热或外无大热，汗出，咳嗽喘促，口渴痰黄，苔薄白，脉数。本证因表证失治或误治，邪热内传，壅迫于肺而致。其辨证要点及注意事项是：①辨证以汗出而喘为特征，并伴有口渴、脉数等热象。或见身热，或外无大热，此乃因汗出，卫阳宣泄于外而致，然邪热独郁在肺，故喘逆胸满为急。②本方用药特点，宜注意麻黄与石膏的比例，麻黄量小，麻黄与石膏之量为 1:2，大量的石膏，一则制其辛温，使本方变为辛凉，二则功专清宣肺热。目前临床用量多掌握在 1:5 ～ 1:10 之间为宜。此外，甘草与麻黄之量也宜恰当，后世取二者等量，甘草多则牵制麻黄发散之力，少则恐其麻黄发散太过。药物配伍，力专在肺，取效则速。③本证汗出而喘，不同于葛根芩连汤证。彼为热盛在肠，故以下利为主；此为热郁在肺，故以喘息为主。彼证重治在肠，此证专清于肺。本方为治喘之主方，亦常化裁使用。如《千金方》的贝母汤，即本方加贝母、桂心、生姜、大枣而成，用于治疗上气咽喉窒塞，短气不得卧，腰背痛，胸满不得食，面色萎黄。《寿世保元》的五虎汤，即本方加细茶，治外邪在表，无汗而喘。温病学派用此作为治疗温病初起，邪热袭肺的主方。现代用于治疗细菌性肺炎、麻疹合并肺炎、病毒性肺炎、急慢性气管炎以及百日咳属热邪郁肺者，效果良好。

7. 大承气汤

适于阳明燥结，腑实阻滞所致之喘。症见蒸蒸发热，或日晡潮热，但热不恶寒，腹满硬痛，大便不出，喘冒不得卧，手足濈然汗出，甚则神昏谵语，循衣摸床，惕而不安，微喘直视，苔焦黄或黑，燥裂起刺，脉沉实。本证因阳明腑实，燥屎内结，壅塞不通，浊气上犯，肺气不得下降，上逆而喘。临床表现以"腹满而喘""喘冒不得卧""微喘直视"为特点，所以辨证必着眼于：①阳明腑实为主证，燥屎、腹满、喘息三者并见；②潮热、濈然汗出、口渴等燥热之象多伴随出现。治疗遵照"在下者，引而竭之"，取攻下里实，通腑降逆之法，宜大承气汤，釜底抽薪，泄热以降肺气。此方为后世治喘启迪了思路，如现代有用于治疗重症肺炎而见阳明腑实作喘者。

8. 大陷胸丸

适用于热实结胸之喘。由于表证误治，邪热内陷，与水邪相结，停于胸膈，其邪结部位偏高，阻滞气机升降，而致气逆作喘。《伤寒论》中提出结胸因水邪停滞而致，从病机分析，水邪结胸，势必致喘。临床表现为身热或潮热，汗出，胸疼痛，如结胸状，或心下至少腹硬满疼痛，不大便，心中懊侬，苔薄黄，脉沉紧等，辨证关键是水邪内停与喘息并见，治宜泻热逐水破结，方用大陷胸汤或大陷胸丸。大陷胸丸尤为适宜，在大陷胸汤峻泻水邪的基础上，更用杏仁、葶苈子清泄肺中邪热，以平喘息。现代用于治疗慢性气管炎、哮喘、肺气肿、胸膜炎等属于水热互结，病势偏上，形证俱实者。

9. 三物白散

适用于寒实结胸之喘。本证因水饮寒邪结聚成实，停于胸膈，阻滞气机而致。症见胸胁心下硬满而痛，喘咳气逆，大便不通，脉见沉紧，舌淡，苔白滑。治宜三物白散祛寒逐饮，涤痰破结而平喘。本证辨证要点在于"寒实结胸，无热证"。现代有用本方治疗肺脓肿者。

10. 四逆汤

本方为回阳救逆之剂，用于阴盛阳衰证。《伤寒论》曰："少阴病，六七日，息高者死。"此为病入少阴，阴盛阳衰，已达危重阶段。"息高"为呼吸表浅，且有喘脱之势。人之呼吸虽在于肺，实根于肾，肺主出气而呼吸，而肾主纳气，为呼吸之根，一旦少阴病延至日久，下焦阴寒凝固，肾中生阳告竭，阴阳已见离决之势，真阳散脱，肺肾两竭而致"息高"。治疗重在回阳救逆，宜大剂四逆汤。但终因病危，虽有四逆救阳，亦难挽一线生机。

《伤寒论》中治喘诸方充分体现了仲景辨证治喘的精华，应用于临床，其理论可效法，其方药可应用。

验案举要

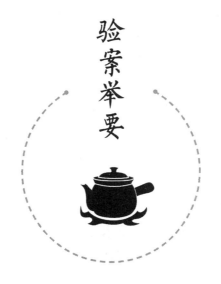

黄芪桂枝五物汤加减治愈周围神经损伤

周围神经损伤，其临床表现为感觉、运动障碍以及自主神经损害后之营养性改变等。这与医学的"血痹"很有相似之处。汉代张仲景在《金匮要略·血痹虚劳脉证并治》中说："血痹阴阳俱微，寸口关上微，尺中小紧，外证身体不仁，如风痹状，黄芪桂枝五物汤主之。"说明了血痹是营卫气血俱不足，邪伤血分之疾患，并且在治疗上创制了黄芪桂枝五物汤。笔者用黄芪桂枝五物汤治周围神经损伤，获得良好疗效，现报告二例如下。

例 1

秦某，男，已婚，49 岁，鸡西市某煤矿职工。1976 年 10 月 21 日初诊。

病人平素健康，1976 年 8 月 21 日晚，被歹徒用绳索紧绑两肘约 1 小时之久，松绑后所捆之处肌肤坏死、血液渗出，两前臂青紫疼痛，肢体不能活动，双手垂腕、麻木不仁，经矿区医院诊为桡神经麻痹（双侧），进行包扎伤口处理，给予口服维生素 B 族和加兰他敏等药，经 40 多天治疗，除两肘伤口愈合外，前臂及双手麻木等症，均毫无改善。10 月 7 日，某医院诊断为双侧桡、尺神经损伤，以桡神经损伤为主。用维生素 B 族、新针疗法和按摩治疗两周，依然无效。

一般检查未见异常。神经系统检查，两前臂活动受限，双腕下垂，不能上抬，拇指不能外展，大鱼际肌及骨间肌轻度萎缩，手背拇指与食指之间浅感觉减退，双侧桡骨骨膜反射消失。诊为周围神经损伤，以桡神经损伤为主。诊见两前臂麻木不仁，双手垂腕，痿废不用，生活不能自理。舌苔、舌质均正常，脉沉涩无力。据其脉证，诊为气血运行阻滞，营卫失和，筋脉失养，双臂麻木而废用，乃属血痹导致双手痿废瘫痪。治宜益气养血，温经通脉，兼以滋补肝肾。方用黄芪桂枝五物汤加味。

黄芪 30g，桂枝 9g，赤白芍、川芎、当归、生地黄各 12g，姜黄 9g，鸡血藤 15g，丝瓜络 12g，甘草 3g，姜、枣为引，每日 1 剂，水煎，分 2 次温服。

连服 6 剂，病情改善。查体：双手腕分别上抬 10° 或 15°，两手拇指也略可活动，继按前方加郁金 9g，枸杞子 12g，女贞子 12g，再投 6 剂。服药后病情显著好转，于 11 月 6 日查体，两前臂活动范围增大，肌力增强，大小鱼际肌和骨间肌较用药前大为丰满，右手腕可上抬达 70°，左腕上抬约 45°，双拇指伸屈活动明显好转，并可自行持筷进餐、穿衣扎带。回当地继服 20 剂。12 月 21 日来门诊复查：知觉感觉正常，活动自如，恢复工作。追访 2 年无异常改变。

例 2 刘某，男，26 岁，双鸭山市工人。1976 年 12 月 20 日初诊。

患者于 1976 年 7 月 3 日，因工作不慎，被玻璃割伤左腕内侧，伤后当即入矿区医院，在臂丛神经浸润麻醉下进行手术，清除异物，缝合伤口。在臂丛神经浸润麻醉注药（普鲁卡因）时，当即感到剧痛，并从肩峰窜至前臂、指尖，还伴有运动障碍，大约 3 周疼痛消失，但左臂瘫软无力，痿废不用，麻木不仁。经用维生素 B 族、呋喃硫胺、针灸、理疗等治疗 3 个月，除左臂在旋前位稍能屈曲外，上臂不能水平外展，拇、食、中三指不能屈曲，左臂肌肉萎缩，尤以鱼际肌为著，而且无名指、中指、食指和拇指之掌侧面及手背无名指的桡侧有明显的感觉障碍。诊为臂丛神经损伤。据上述病史及体征，当属气血瘀滞，筋脉失养，导致肌肤不仁、痿废不用之血痹证。治宜益气养血，通脉活络，佐以滋补肝肾，方用黄芪桂枝五物汤加减。

黄芪 15g，桂枝 9g，鸡血藤 15g，赤芍、白芍、川芎、丝瓜络、枸杞子、狗脊、熟地黄、女贞子、当归各 12g，丹参 15g，陈皮 9g，每日 1 剂，水煎温服，进 14 剂。药后自觉病情明显好转，其左臂可外展平伸达肩平，屈肘时其手可摸及面颊，拇、食、中三指已可屈曲活动。于 1977 年 1 月 3 日来院复查，左臂肌肉轻度萎缩，大鱼际肌尤为明显，拇指内收呈猿手，食指不能伸直呈屈曲状,其末节尤为显著,手背中指桡侧与其掌面感觉减退,食指远端感觉消失,肱二头肌腱反射消失,舌质、舌苔正常,脉象沉弦。前方去陈皮,加川断12g,菟丝子15g,姜黄9g,同时加重黄芪、鸡血藤、丹参用量,各为30g。又连服16剂,病情显著好转。于1977年1月30日二次复查:左臂可平举过肩,屈肘摸头等活动基本正常,拇指与小指对掌活动亦可达到小指中节下之横纹处。握拳时其拇指已可屈于食指之背侧,食指末节屈伸活动度几乎正常。又带前药数剂,回当地调养。

按语

1. 上述病例为外伤导致周围神经损伤,中医从"血痹"施治,而未拘泥于病因及西医病名。

2. 黄芪桂枝五物汤具有温阳行痹之功,是治疗血痹的主方。病例1应用黄芪桂枝五物汤为主进行治疗,方中重用黄芪,因黄芪有"补虚""益气"之功,能"助气、壮筋骨、长肉、补血",故以黄芪补气生肌,温通血痹。又用桂枝温阳、行气、通经。桂枝能"利关节","温筋通脉",能"横行手臂,治痛风"。又在该方中加入当归、川芎、生地黄,与原方中芍药组成四物汤,以调血补血,其中生地黄、芍药是血中之血药,当归、川芎为血中之气药,可使补而不滞,营血调和。方中,芪、桂助阳补气,归、芍养血滋阴,起到"形不足者,温之以气,精不足者,补之以味"的作用。又以赤芍相配,以调血祛滞,丹参、赤芍同用,以期养血行血,舒筋通络,祛瘀生新。佐药姜黄、郁金,虽为同源,但前者偏温,破瘀温通经脉,而后者苦寒清降,善入血而行气,二者并用,温清相济,既能破瘀行气,又具有活血解郁、通利筋脉之效,用于治疗此病甚有效验。痹阻日久,内犯脏腑,以致肝肾虚损,故方中配有枸杞子、女贞子、菟丝子以滋补肝肾,益填精髓,使生化有源,生精血而充养肌肉。病例2,病情较重而日久,故方中伍用狗脊、续断、菟丝子,此本"善补阴者,必于阳中求阴"之理,更益肝肾,填精髓,强筋骨,促其康复。诸药同用,以达到血脉通、化源足、气血充、营卫和、阴阳气血俱盛,致使阳气充盈,阴血凝滞自清,脉通血行,血痹可愈。

四逆散加味治疗儿科病

1. 咳喘案

李某，女，5岁半。1990年7月27日初诊。

咳喘月余，在儿童医院服过多种西药不效，自服清热化痰中成药，也无好转。刻诊：咳喘阵发，白天稍缓，夜间子丑时咳甚，不能平卧，痰白质黏，纳差嗳气，咽赤微痛，苔薄腻淡黄，脉细弦略数。

证属肝木克金，金气不降。拟佐金平木，兼调中运，以四逆散加味。

处方：柴胡、炒枳壳、杏仁各8g，五味子6g，黄芩、桔梗、焦三仙各10g，杭白芍、炙甘草、生龙牡各15g。3剂，水煎服，并嘱睡前服六神丸5粒。

药后咳喘大减，夜间虽咳，已能平卧，纳谷有增，精神亦佳，痰少易吐，苔脉同前。此乃气机转顺佳象。上方加浙贝10g，继进6剂而愈。

按：该患儿咳喘呈阵发性，于子丑时加剧，子丑乃肝旺之时，肝气当舒不舒，而欲化火，郁热熏金，金气难降，而为木火刑金咳喘。嗳气系木不疏土，胃气上逆；咽喉为肺之门户，咽赤而痛，提示肺中有热。本方由四逆散加生龙牡、黄芩、五味子等而成。四逆散疏肝气，运中焦，重用白芍柔肝体，和气血，生龙牡潜亢阳，散痰结，黄芩清肺热，五味子敛肺气，桔梗、杏仁一宣一肃，顺气祛痰，桔梗合炙甘草消肿利咽，焦三仙化食运中。诸药配伍，气机调畅，咳喘自平。

2. 腹痛案

康某，男，4岁，1990年9月7日初诊。

由于饮食不当，腹中时痛1周，且多嗳气、矢气，脘胀不舒，不欲进食，精神欠佳。苔少有剥脱，脉弦而略数。证属木不疏土，中运失司。拟疏肝理脾和胃，以四逆散加味。

处方：杭白芍 15g，炒枳壳、柴胡、莱菔子、郁金各 6g，炙甘草 5g，川楝子、藿梗各 8g，鸡内金、陈皮各 10g。4 剂，水煎温服。

药后腹痛止，饮食增，苔脉同前。上方去川楝子，减白芍为 8g，调理而安。

按：该患儿腹痛责之木不疏土，用四逆散加郁金、川楝子、内金等，以疏肝气，降胃气。方中白芍、甘草酸甘合用，和血利阴，缓急止痛。柴胡不但能疏肝郁，亦能"主心腹肠胃结气，饮食积聚"。枳壳行气宽中，宣上通下。柴、枳相配，解郁开结，疏达阳气。四味合参，阴阳气血并调。更加郁金、川楝子行气止痛，陈皮、藿梗、鸡内金、莱菔子行气醒中，消食导滞。全方木土兼治，气顺则痛消。

3. 发热案

赵某，男，4 岁，1990 年 8 月 28 日初诊。

前晚半夜起突发高烧达 40℃，一时肢冷晕厥，不省人事，经西医及时抢救脱险。刻诊：体温 38.5℃，四肢欠温，面热无汗，头痛且沉重，微咳，口干而苦，口渴欲饮，大便 3 日未行，小溲短赤，苔薄黄乏津，脉弦细有力。证属阳郁致厥。拟解郁泄热，使邪去正复，厥逆自回，以四逆散加味。

处方：柴胡 6g，炒白芍 10g，炒枳壳 8g，炙甘草 5g，芦茅根、炒山栀、淡豆豉、苏叶子、桑叶皮各 10g。2 剂，水煎温服。药后覆被以取微汗，避风寒。

进服 1 剂后，全身微汗，体温降至 36.8℃，大便亦通，惟咳犹在，故转治咳嗽，数剂而安。

按：该患儿之发热因阳郁不达所致，盖外邪入里，阻碍清阳，清阳被遏，不能"发腠理""出上窍""实四肢"，而为面热无汗，头痛，口中干苦，四肢不温。清阳不升，浊阴难降，故大便难涩，小溲短赤不畅。邪阻肺气，肺失清肃而为咳嗽。方取四逆散加味。"取柴胡以解其邪，甘、芍以和其阴，而以枳实为通达阴阳之主药，药虽不峻，渐可转逆为顺"（《伤寒方论》）；用芦茅根既可清热生津，以资汗源，俾邪随汗解；合山栀更能清利三焦，使邪热从小便而去；炒山栀配淡豆豉，开胸膈，透郁热；苏叶和桑叶能透邪达外，苏子同枳壳调畅气机；桑白皮清肺化痰。全方相伍，阴阳调和，上下宣通，表里透达，而邪热自退。

4. 便秘案

卫某，男，5岁，1990年8月5日初诊。

患习惯性便秘两年，经中西医治疗无效，遂以番泻叶代茶饮至今，但每次大便仍艰涩难行，近来每用开塞露而后快。刻诊：便燥难行，数日一次，纳谷尚可，脉弦略数，苔薄黄腻。证系肝郁胃滞，痰热内阻，气血不和。治拟行气和血，清热涤痰，以四逆散加四物汤、小陷胸汤出入。

处方：柴胡10g，杭白芍6g，黄芩、当归各12g，瓜蒌、炒枳壳、白梅花、大生地各10g，法夏8g，黄连、川朴、炙草各5g。3剂，水煎服。

药后谷道通，排便较前畅快，但尚有滞涩之象，上方加杏仁8g，加强肃肺之力，调理而瘥。

按：该患儿服饮番泻叶已两年，剂量偏大，有碍阴血，兼累脾胃。脾胃升降无序，精微不生，反酿痰浊，阻于肺络，影响肺气肃降。肺与大肠相表里，肺气不降，大肠传导乏力，而成便秘。盖肝主疏泄，调畅全身气机，故从疏肝调气入手，配以和血祛痰。四逆散合白梅花，疏肝和胃，调畅中焦气机，枳壳合川朴，一升一降，欲降先升，小陷胸合杏仁、黄芩，清热涤痰，宣通上焦气机，当归、生地与白芍养阴和血，润滋谷道。诸药合用，上下宣通，气顺血和，燥屎岂有不解之理？综观组成，柴、芩、夏合用，又含小柴胡汤之意，故"上焦得通，津液得下，胃气因和"。

厚朴生姜半夏甘草人参汤治顽固性腹胀

孙某，女，40岁，1987年4月13日初诊。

腹胀半年，偶伴疼痛，纳谷不佳，倦怠乏力，经血、尿、大便常规检查及肝功能、B超、胃镜等多方检查均未见异常，遍服中西药物治疗但腹胀有增无减。现腹胀如鼓，似妊娠七八个月，俯身受阻，食欲受限，不呕不逆，二便如常。诊见腹部膨胀，叩之鼓声，未触及包块，无振水声，脉沉弦略细，苔薄白。

辨证：脾虚不运，气机壅滞。

治法：益脾健运，行气消胀。

处方：厚朴生姜半夏甘草人参汤加味。厚朴12g，生姜6g，半夏12g，炙甘草4g，党参10g，炒枳壳10g。6剂，每日1剂，水煎，分2次温服。

进药6剂，腹胀锐减，自觉腹部已软，食欲有增，二便如常。守方调治月余而愈。追访1年，未见复发。

按：厚朴生姜半夏甘草人参汤见于《伤寒论》第66条："发汗后，腹胀满者，厚朴生姜半夏甘草人参汤主之。"本条所说的腹胀满，乃汗后脾虚运化无权而致，或因素日脾虚之人，又经发汗致脾更虚而成。因脾主大腹，而司运化，汗之伤脾，脾阳一虚，则运化无权，升降失司，气滞壅阻，腹满由生。腹部胀满，有虚实之分，寒热之别。本例腹胀顽固不愈，辨证分析其腹胀之病性，既非实热胀满，亦非虚寒之证。腹胀、乏力乃脾气虚弱，痰湿壅滞，气机不行而致，为虚中夹实，虚实夹杂之证，故治宜攻补兼施，益脾健运，行气消胀，方取厚朴生姜半夏甘草人参汤加味。方中厚朴苦温，宽中除满下气，最善消腹胀，凡气滞于中，郁而不散，食积于胃，羁留不行之胀满皆可用之；生姜辛温，宣通阳气，和胃散饮；半夏辛温，降逆开结，燥湿涤饮。三药合之，辛开苦降，开结散滞，而主除满。人参、甘草甘温，补益脾气而助运化，两者协同，恰有理中之半的含义。诸药配合，补而不滞，消而不过，攻补兼施，恰合法度，故最适于脾虚气滞之腹胀。方中酌加柴胡、枳壳以助行气消胀之力。柴胡疏肝解郁，调达气机，正如《本经》所载"主心腹肠胃结气，饮食积聚，寒热邪气，推陈致新"，可健运胃肠，理气而消胀。炒枳壳苦辛，以行气宽中除胀为特长。

本方适于虚中夹实之证，此虚实之情，当为三虚七实之比。对于虚中夹实之腹胀，单纯的补与泻，皆为徒劳之举，若单用理气消痰散滞之品，恐使脾气益虚，单用补脾之剂，又恐胀满益甚，故全方配伍，遵三补七消之比，攻补兼施，以收全功。

薪火传承

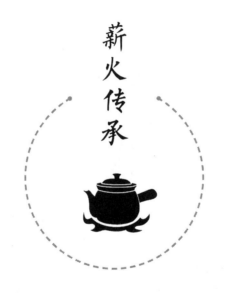

聂惠民治疗脾胃病经验

樊永平

聂惠民教授治脾胃病擅从肝郁中虚的理论出发，根据脾胃运纳、升降、寒热、湿燥的特点，谨取五味，常收到较为满意的疗效。兹将她的经验简述如下。

一、中虚每因肝郁，治中常宜调肝

肝与脾胃同居中焦，肝主疏泄，调畅气机，在生理情况下，促进脾胃的运化功能，是脾升胃降之间协调平衡的重要环节。唐容川在《血证论》中云："木之性主于疏泄，食气入胃，全赖肝木之气以疏泄之，而水谷乃化。"病理情况下，肝病每累及脾胃，仲景称之"知肝传脾"。长期情志不遂，烦躁易怒，使肝胆疏泄失常，横逆侵犯中州，形成肝郁中虚之证；亦或强食强饮，脾胃气受伐，纳运无权，脾胃虚弱，土虚木乘，最终脾胃升降失和。历代医家治中重视调肝，叶桂认为，肝为起病之源，胃为传病之所。周学海说："凡病之气结……积聚、痞满、眩晕、呕吐、哕呃，皆肝气之不能舒畅所致也。"临床上肝郁与中虚常同时出现，尤其是久病患者。因此，治疗在调脾胃之本的同时，兼有治肝，疗效更为理想。聂惠民教授认为，调肝不外疏肝、泄肝、养肝、平肝。肝气不舒，在脾胃见症之外，有胸胁、两乳、少腹等处胀满不适，用辛药理气通阳，疏肝和胃，如香附、延胡索、郁金、佛手片、青皮、陈皮、吴茱萸、半夏、生姜；肝气升发太过，见头痛、面红目赤、易怒，用苦寒之味，清泄降逆，如龙胆草、川楝子、栀子、竹茹。苦辛配伍，避免辛香耗气，苦寒败胃。肝体阴而用阳，肝阴不足，肝阳辄亢，聂惠民教授常用白芍、乌梅、五味子等酸甘之品，补养肝体，柔制肝木，用生龙牡平肝潜阳。

二、脾胃升降如枢，寒热润燥兼顾

脾升清，胃降浊，二者协调，布散精微，排泄糟粕。若脾胃有病，清气不升，浊阴难降，则脾气下陷而为飧泄，胃气上逆发为呕逆。聂惠民教授治脾胃病以"衡"为度，通过明升降、辨寒热、别润燥，借药物的四气升降特性，恢复中焦枢纽之责，忌一见呕呃便投重石镇潜，一见溏泻就予升柴托举。辨寒热抓住四点：①察舌质，审舌苔。舌与脾胃密切相关，脾胃病变可以从舌象上体现出来。一般以舌质辨脾胃虚实，舌苔别脾胃寒热，临床上应互参。如淡红舌薄白苔，病邪在表，用药宜平；舌淡胖嫩或有齿印，苔薄白或水滑，多为脾虚有寒，痰湿内蕴，用药宜温燥，如苓桂术甘汤、砂仁；舌质偏红，苔黄腻，为湿为热为痰，宜清化或清利，如小陷胸汤、泽泻、猪苓、茯苓等；苔燥而薄者，为无形之热，宜寒凉清泄，如竹叶、知母；燥而厚者，为食滞，宜消导，如小承气汤、鸡内金等；舌体红、瘦小，苔净，系阴虚内热，脾阴不足或胃阴不足。②察咽喉。咽喉是连接内外之门户，视咽喉有助于判别胃中寒热。胃中蕴热，宜加当归、生地黄，取清胃散之意；胃中有寒，宜用干姜，取理中汤之旨。③问二便。中焦有热，小便短小色黄；中焦有寒，小便清长色白。脾气虚寒多大便稀溏；胃中燥热每大便坚硬。④问寒热喜恶。饮食喜热者多寒，喜凉者多热。另外，通过审舌苔有否津液，舌体是否红瘦，大便是否干燥，病人是否口渴多饮，以别润燥。脾胃是一个对立的统一体，脾胃病变寒热润燥错综复杂，治疗时，聂惠民教授善分主次，寒热并调，润燥兼顾。常用辛温之半夏、生姜、干姜、乌药、吴茱萸，苦寒之黄芩、黄连，温燥之砂仁、蔻仁、枳壳，酸甘之杭芍、乌梅。辛苦并用，能升能降，润燥兼顾，能运能纳，从而使升降有序，寒热调和，润燥相宜，脾胃的运化功能得以恢复。

三、土虚固当补土，运中万物方生

聂惠民教授认为，脾胃亏虚，当分气、阴、阳何者不足，予以平补。脾胃气虚者，用四君子汤。脾胃阳虚者，予附桂理中汤。阴虚者，当分清是脾阴虚还是胃阴虚。如见低热、不思饮食、腹胀乏力、肌肉萎缩、两颧潮红、大便溏薄等症，为脾阴不足，选用党参、山药、莲肉、茯苓等清养脾阴。如有胃痛隐隐、口燥咽干、大便干结者，常为胃阴亏损，可加芍药、麦冬、沙参、生地黄等补养胃阴。人体靠五谷充养，五谷又赖于脾胃运化，因此聂惠民教授常告诫：中虚不足，若一味壅补，往往加重脾胃负担，致使纳运功能更受影响。脾胃久病患者，因木不疏土，谷入难化，虽纳谷不多，也易积滞，日久酿湿生痰。痰湿食交滞内阻，脉络失和，从而使气血运行失畅。基于丹溪六郁思想，聂惠民教授在治疗中注重运脾，脾运则万物生。如气滞于中脘胀不纳者，加白梅花、苏梗、藿梗等，行气宽中。食滞纳呆，矢气频频者，加焦三仙、莱菔子等消食导滞，去除陈腐。夹湿见肢困疼痛、脘闷乏力者，加白术、砂仁等燥湿运脾。湿中蕴热者，或以藿香、佩兰芳香醒脾，或以泽泻、猪苓、茯苓渗湿于热外。痰热常加黄连、半夏等清热化痰。如见唇舌紫暗，有瘀点瘀斑，或胃脘久痛不止者，可加当归、丹参等活血化瘀，畅运血脉。然而不能见痛就用活血之品，单由"气痞"所致者，调气即可，如用泻心汤治疗寒热错杂之胃脘疼痛。

四、遣方善宗仲景，效验贵在变通

聂惠民教授治脾胃病，常以仲景原方出入，尤喜用小柴胡汤，纵横变通，效验应手。小柴胡汤本为和解少阳表里之方，方中柴胡气质轻清，既疏肝解郁，又"主心腹肠胃结气"。黄芩清利胸腹蕴热以除烦满，《别录》谓其"疗痰热、胃中热"。半夏配生姜，能散能降，外散其结，内降其呕。

党参、甘草、大枣温补脾胃，助正达邪。本方为疏肝理脾和胃之良方，与"肝郁中虚"之证相符合，临证化裁，效验非常。如见呕、利、痞满，为寒热错杂，去柴胡、生姜，加黄连、干姜，成半夏泻心汤，调和上下。如食谷即吐，脘冷吐涎，系中虚浊阴上逆，加吴茱萸，合生姜、人参、大枣而成吴茱萸汤，温中降逆。呕逆属热者，合橘皮、竹茹。心下痞硬，噫气不除者，合旋覆花、代赭石，和胃降逆。胸闷心慌，舌苔白腻，属胸阳不展，去大枣，加瓜蒌、薤白，合半夏，有瓜蒌薤白半夏汤之意，宣畅胸阳，胸闷脘痞。舌苔黄腻，为痰热内阻，去大枣，加小陷胸汤，涤痰泻热。若胸闷纳呆，四肢乏力，苔水滑，加苓桂术甘汤，或加藿朴夏苓汤，运脾化湿。若胸中窒，心烦懊恼，合栀子豉汤，清宣胸膈郁热。对寒热不著，脘痞纳呆者，去党参、甘草，加枳壳、杭芍，寓四逆散，疏肝和胃等。

病案举隅

案例一

阮某，女，53岁，清洁工人。1990年9月7日初诊。

3年前因胃胀纳差，时有恶心，在北京某医院做胃镜检查诊为胃溃疡，服药不效。近1个月来，呕吐，不能进食，伴吐清稀痰涎，每日以少量流食维持。胸闷，胁肋不舒，形瘦神乏，脉沉弦数，舌红，苔薄白。证属寒热错杂于中，肝郁犯胃，浊阴上逆。治拟寒热并用，解郁和胃。

处方：党参15g，吴茱萸3g，大枣5枚，生姜6g，柴胡10g，法半夏10g，黄芩8g，茯苓12g，黄连3g，竹茹10g，佛手片6g。4剂，水煎，少量频服。

二诊：诸症锐减，吐止痛停，胀满亦除，能食少量馒头，脉沉弦细，苔薄白。原方去竹茹，加鸡内金10g。

10月9日，呕吐、疼痛未作，纳谷如常，食生冷后偶感胃脘不适，原方加三仙各10g，调理而安。

按：本方由小柴胡汤合吴茱萸汤加茯苓、佛手、竹茹而成。取小柴胡汤疏肝健脾，吴茱萸汤温中止呕，加茯苓健脾利湿，佛手疏肝和中，竹茹降逆止呕。本方以辛热之吴茱萸、半夏、生姜配苦寒之黄芩、黄连，辛升苦降，寒热并调，切中病机，效果卓然。

案例二

满某，男，28 岁，编辑。1990 年 10 月 12 日初诊。

两年前有过胃病史，服中药而愈。近两周来，呃逆时作，周身困乏，腰腿酸痛，纳谷不香，脉沉弦，苔腻淡黄。证属肝郁脾虚湿阻，治拟疏肝健脾化湿。

处方：柴胡 12g，黄芩 10g，法半夏 10g，党参 12g，藿香 10g，川厚朴 10g，茯苓 12g，苏叶 10g，草豆蔻 5g，鸡内金 15g，炒山栀 12g。4 剂，水煎，早中晚分服。

二诊：诸症减轻，胃口渐开，苔已化，脉沉弦。效不更方，原方加佩兰叶 10g，调理而愈。

按：本方系小柴胡汤加减，疏肝健脾，合藿香、川厚朴、茯苓理中化湿，加苏叶、草豆蔻行气宽中除湿。

聂惠民治疗慢性萎缩性胃炎经验

张秋霞　嵇　波

慢性萎缩性胃炎是临床常见病、多发病，临床症状缺乏特异性。中医常把它归属于"胃脘痛""胃痞""胃胀"等范畴。聂惠民教授擅长治慢性萎缩性胃炎，兹将其治疗经验总结如下：

一、解郁和胃法

慢性萎缩性胃炎多因情志不舒、饮食不节所致。因肝主疏泄，调畅气机，在生理情况下促进脾胃的运化功能，正如唐容川在《血证论》中所言："木之性主于疏泄，食气入胃，全赖肝木之气以疏泄之，而水谷乃化。"在病理情况下，肝病每易累及脾胃，如长期情志不遂，常出现胃脘痞满胀痛、不思饮食、嗳气、泛酸等症状。聂惠民教授认为，此病之关键在于一个"郁"字。郁有广义与狭义之分。广义之郁，如《医经溯洄集·六郁》指出："气血冲和，万病不生，一有怫郁，诸病生焉，故人身诸病，多生于郁。"可见广义的郁是由于外在致病因素导致了人体阴阳气血不和而产生的病变，其中以气机郁滞为先，气郁日久，由气及血，变证多端，所以病变的表现，可有气郁、血郁、痰郁、湿郁、热郁、食郁等六郁证候。狭义之郁，专指由于情志不舒、气机郁滞所引起的病证。聂惠民教授认为，一个"郁"字贯穿于慢性萎缩性胃炎的病情发展过程中，所以治疗大法以解郁和胃为主，常用《伤寒论》中的四逆散疏肝解郁、调理气机。根据《伤寒论》128条"小结胸病，正在心下，按之则痛，脉浮滑者，小陷胸汤主之"之义及慢性萎缩性胃炎多见胃脘部痞塞满闷之症，采用四逆散合小陷胸汤进行调治。四逆散有疏肝理脾、和胃调气、透解郁热之功。方中柴胡、白芍能疏肝解郁；枳实可下气消积行滞，更能助柴胡以疏肝下气；甘草和中，与白芍相伍又能缓解止痛。小陷胸汤清热涤痰开结。方中黄连苦寒泄热；半夏辛温，善化痰饮；瓜蒌实甘寒滑利，既能助黄连清热，又能助半夏化痰开结。临床聂老常以炒枳壳代替枳实，因枳壳理脾胃之气而枳实破肝胆之气。常以全瓜蒌代替瓜蒌实，因全瓜蒌具有宽胸理气作用，而瓜蒌实有滑利大肠之弊。若病人泛酸烧心可加乌贼骨、煅瓦楞；若纳呆甚可加炒三仙、茯苓、太子参；若恶心呕吐可加陈皮、竹茹；若胃脘痛甚可加香附、延胡索；若胀满甚可加藿梗、苏梗；若嗳气不除可加旋覆花、代赭石。

病案举例

崔某，男，32 岁，1997 年 11 月 7 日就诊。

胃脘不适 1 个月，有慢性胃炎病史。1997 年 10 月 30 日到某医院就诊，胃镜检查提示慢性浅表性胃炎、慢性萎缩性胃炎，西药疗效不佳，故求诊于中医。病人自诉工作压力较大，饮食不规律，舌质红，苔淡黄略腻，脉沉弦。治宜解郁和胃，清热涤痰，方用四逆散合小陷胸汤加减：柴胡 10g，炒枳壳 10g，白芍 10g，炙甘草 4g，黄连 3g，法夏 10g，全瓜蒌 10g，陈皮 10g，藿苏梗各 10g，党参 12g，延胡索 10g。7 剂，每日 1 剂，水煎服。嘱饮食清淡，忌辛辣油腻及难消化之物。

二诊：药后上述症状大减，在上方的基础上稍做加减，继进 14 剂。

三诊：诸症已基本消失，嘱其坚持摄生调养，以巩固疗效。

二、寒热并调法

慢性萎缩性胃炎病程长，病情复杂，多属寒热错杂之证。造成这种情况常因下列三种原因：一则因脾胃之生理属性（胃为阳明，多热多实，脾为太阴，多虚多寒）；二则因病人体质；三则是医生误治，寒凉药过用克伐脾胃。临床上病人常表现为胃脘部灼热，泛酸，口苦，烦躁，喜冷饮，腹部喜温喜按，肠鸣便溏。对此类型病人聂惠民教授常以半夏泻心汤为基础方进行调治。

病案举例

徐某，女，44 岁，1997 年 10 月 14 日就诊。

胃脘部嘈杂不适半月余。平素脾胃功能欠佳。1997 年 10 月 8 日某医院胃镜检查提示轻度萎缩性胃炎，病人服用甲硝唑、阿莫西林、泰胃美等药后，上述症状不但不缓解，而且日趋严重，遂慕名前来就诊。病人面色晦黄，形体消瘦，烦躁，口苦，喜冷饮，但饮后即觉胃脘不适疼痛，便溏，舌质红，苔薄黄，脉沉弱。治宜清上温下，调和肠胃，方以半夏泻心汤加减化裁：法半夏 10g，党参 12g，黄芩 10g，干姜 4g，炙甘草 4g，大枣 5 枚，茯苓 12g，砂仁 4g（后下），藿苏梗各 10g，炒三仙各 10g。7 剂，每日 1 剂，水煎服。

10 月 21 日复诊，自诉服药后症状大减，继服 7 剂。再次复诊症状已消失，继服 7 剂，以巩固疗效。

三、醒脾快胃法

聂老根据桂枝汤方后注"禁生冷、黏滑、肉面、五辛、酒酪、臭恶等物"及《伤寒论》280 条"太阴为病，脉弱，其人续自便利，设当行大黄芍药者，宜减之，以其人胃气弱，易动故也"，认为治疗脾胃病宜轻补轻调，尤其对于病程较长、病情较为复杂的慢性萎缩性胃炎更应如此。临证之时，务求做到"补中有通，补而勿滞"，"泻中有补，泻不损胃"。慢性萎缩性胃炎多有纳差、胃脘胀满不舒等脾胃之气不振的症状，故聂老常用轻灵之品鼓舞脾气，使胃纳渐增。常用藿香、苏梗、陈皮、砂仁等醒脾快胃，促使胃纳脾运，以达到治疗之目的。聂老常告诫我们，治疗慢性萎缩性胃炎，切忌一味壅补和攻伐太过，要以调和为本。

四、调气化瘀法

聂老认为，慢性萎缩性胃炎因病程长，疾病由气分渐入血分，由初期的以胃脘胀满为主过渡到以胃脘部的疼痛为主，聂老常把活血化瘀之法贯穿于此病治疗的全过程。她认为疾病初期，此法可截断疾病的传入，后期用此法与中医"久病入络"理论不谋而合。西医学认为慢性萎缩性胃炎患者胃黏膜的血流量明显减少，通过运用活血化瘀法可使胃黏膜的血流量恢复正常。鉴于此，聂老临证常用当归、川芎、延胡索、香附等活血化瘀之药以达到提高疗效之目的。

五、善后调养法

《伤寒论》非常重视病人的善后调养，作为全国著名的《伤寒论》研究专家，聂老也十分重视病人的饮食、情志等方面的调养。对于慢性萎缩性胃炎，聂老常说："三分药物七分养。"认为慢性胃病更宜重视食物的调养。她认为食物的调养具有以下二重意义：其一是饮食有节，勿伤脾胃；其二是通过饮食来调养脾胃。《饮食箴》中有"因纵口味，五味之过，百病蜂起"，"山野贫贱，淡薄是谙，动作不衰，此身也安"的论述，说明饮食不节可生疾病，而饮食有节对身体有益。聂老常根据食物的性味、病人的体质和疾病的证型来指导患者选择饮食。如阳虚体质或胃中有寒者，可选生姜、龙眼肉、羊肉等温热性质的食品；阴虚体质或胃有积热者可选用山药、莲子、苡米等健脾和胃之品；性格急躁易怒者可选用百合、大枣、小麦熬粥，宗甘麦大枣汤之意。因食物调养在脾胃病的治疗和康复中具有特殊作用，聂老要求病人饮食清淡，少食多餐，忌烟酒及辛辣刺激食物，少饮浓茶，忌甜食。慢性萎缩性胃炎与情志不舒关系十分密切，所以精神调护对本病的预后有重要作用。聂老要求病人远烦戒怒，怡情悦性，认为只有这样，治疗才能彻底。

聂惠民治疗胸痹经验

路广林　张秋霞

聂惠民教授是国家级名老中医，是第二、三、四批全国老中医学术经验继承工作指导老师，她治学严谨，医理纯熟，医术精湛，医德高尚。她对《伤寒论》的研究博广精深，对六经辨证理论体系及理、法、方、药的运用规律具有独到见解，临床上善于运用经方治疗疑难杂病。现将聂老师治疗胸痹的经验做一整理，希冀为继承发扬聂老师的学术思想提供参考，为临床上胸痹的治疗提供可以借鉴的经验。

胸痹是以胸膺部的痞塞满闷甚则出现疼痛为主要临床表现的一类疾病。胸痹一词始见于《灵枢·本脏》"肺大则多饮，善病胸痹"。《金匮要略》有专门的篇章对胸痹病进行论述。

一、遵仲景之法，擅于宣痹通阳

聂老师对于医圣张仲景非常崇尚，曾说她一辈子学伤寒、用伤寒，医圣给了她享用一辈子的财富。对于胸痹病的诊治，聂老师也是遵仲景之法，用仲景之方。张仲景在《金匮要略·胸痹心痛短气病脉证治》中明确提出了胸痹病名，较系统地阐述了胸痹病因病机与证候："阳微有弦，即胸痹而痛，所以然者，责其极虚也。今阳虚知在上焦，所以胸痹心痛者，以其阴弦故也。"指出胸痹心痛是由于胸中阳气不足，下焦阴邪偏盛，痰浊寒饮上乘阳位，搏结于心胸，阻塞气机所致。聂老师认为宣痹通阳法可以作为胸痹的基本治法，随证变治。对于胸痹的治疗，聂老师不赞同一见胸痹心痛就不加辨证而惟用单一的活血化瘀止痛法，提倡活血化瘀与宣通行气并行。聂老师强调辨证，更把宣痹通阳作为治疗胸痹大法，善于运用瓜蒌薤白类方，临床取得了非常好的疗效。

案例

周某，女，82岁，2009年3月27日初诊。

胸闷多年，加重1周。患冠心病已多年，服用很多西药，基本能够控制症状，但近期胸闷加重，加之胃脘不舒，自虑西药伤胃，故求治于中医。症见胸闷，头晕，失眠，便秘，舌质红，苔淡黄，脉弦略数。辨证为痰热闭阻胸阳，治宜宣痹通阳，化痰清热，选用瓜蒌薤白半夏汤为基本方进行化裁。

处方：全瓜蒌15g，薤白10g，法半夏10g，郁金15g，金钱草15g，天麻6g，炒酸枣仁20g，炙鸡内金20g，炒神曲15g，煅瓦楞子15g。14剂，每日1剂，分早晚服用。并嘱其禁忌辛辣刺激之品。

2009年4月17日复诊：药后胸闷大减，睡眠好转，大便已经通畅，偶有头晕。

经过半年多时间的调治，病人胸闷气短的症状已很少出现，睡眠良好，胃脘转和，大便通畅，无其他不适表现。

按：此患者虽然年岁已高，但家境较好，经常服用冬虫夏草、西洋参等补品，所以病人面色红润，精神状态很好。但温补太过，导致痰热内生，痹阻胸阳，此患者属于胸痹之实证。《金匮要略》认为胸痹的病因病机是"阳微阴弦"，即病之根本在于胸阳不振，病之标在于痰浊、瘀血等邪气内阻。同时在胸痹篇仲景也强调胸痹有实证。譬如"平人无寒热，短气不足以息者，实也"。此患者年岁已高，很容易误辨为虚证。聂老师告诫我们说此案虽然是老年患者，但一定不要拘泥于老人多虚证，老人也有实证。治疗疾病一定要分辨虚实，才能对证用药。

二、标本兼治，常用经方合方

《金匮要略》以"阳微阴弦"的脉象概括胸痹的病因病机，病位在心，涉及肺、脾、肾等脏，其基本病机是上焦阳气不足，中下焦阴寒内盛，阴乘阳位，痹阻胸阳。病之本在于阳气不足，胸阳不振，病之标在于阴寒水饮内盛，即胸痹以本虚标实为特点。胸痹的治疗应遵循"急则治其标，缓则治其本"的原则。聂老师虽然崇尚医圣，但并不胶固于医圣，对于仲景理论不但继承，而且进行了创新。她认为大多数的胸痹病人到门诊进行治疗，急性期已过，邪气实已不是主要矛盾，而是虚实错杂，治疗一定要标本兼顾。聂老师认为胸痹病机中的本虚，除了仲景强调的阳气虚以外，在目前临床上气阴两虚更为多见。胸痹病机中的标实除了痰浊、阴寒内盛以外，瘀血也很常见。在胸痹的治疗上聂老师常采用经方相合的方法，标本兼治。

1. 瓜蒌薤白半夏汤与生脉饮相合

瓜蒌薤白半夏汤首见于《金匮要略·胸痹心痛短气病脉证治》。原文记载该方主治"胸痹之为病，喘息咳唾，胸背痛，短气，寸口脉沉而迟，关上小紧数"。临床用于痰饮壅塞胸中，致使胸中气机不畅，而出现胸闷、胸痛、气短等症。瓜蒌薤白半夏汤由瓜蒌、薤白、半夏组成，具有宽胸理气、荡涤痰饮之功效。方中瓜蒌开胸涤痰，薤白疏滞散结，半夏逐饮降逆，三药相合，共奏通阳散结、豁痰下气之效。生脉饮始载于张元素《医学启源》，由人参、麦冬、五味子组成，因其具有"气充脉复"之作用，故名生脉饮。方以人参大补元气，为君，麦冬养阴生津，清热除烦，为臣，五味子酸收敛肺止汗，为佐使，三药相合，一补一清一敛，共奏益气养津、敛阴止汗之功。聂老师认为瓜蒌薤白半夏汤为治标之法，生脉饮为治本之法，标本结合，取效更捷。

案例

许某，男，33岁，2008年12月19日初诊。

胸闷，心慌，气短。患者素有血压高、血糖高、血脂高。近日胸闷加重，如有物堵塞，心慌，气短，便燥，唇暗，舌质略暗，舌尖红，苔薄根略厚，脉沉细弱。辨证为痰饮内阻，气阴不足，治宜解郁宣痹，宽胸养心，选用瓜蒌薤白半夏汤合生脉饮加减。

处方：瓜蒌皮15g，薤白10g，法半夏10g，西洋参5g，太子参20g，天麦冬各 15g，五味子 3g，百合 30g，炒白芍 15g，当归 15g，郁金 10g，丹参 20g，川厚朴 12g，柴胡 10g，天麻 10g，生石决明 30g。14 剂，水煎服，每日 1 剂。

二诊：药后症减，胸闷、心慌已微，便和。上方去生石决明，加玉竹 15g，丹皮 15g，虎杖 15g，夏枯草 10g。14 剂，水煎服，每日 1 剂。

药后诸症大减，再以上方加减调治，巩固疗效。

2. 小柴胡汤与四逆散相合

小柴胡汤源自《伤寒论》，为治少阳病的主方，具有和解少阳、扶正祛邪之功，为"和剂之祖"。本方由柴胡、黄芩、半夏、生姜、人参、甘草、大枣组成。柴胡、黄芩相合，经腑同治，清疏并行，使气郁得达，火郁得发，枢机通利，胆腑清和，半表之邪从外而解，半里之邪从内而彻；生姜配半夏，调理胃气，降逆止呕；人参、甘草、大枣相配，扶正祛邪，防邪内入，又可抑制柴、芩之苦寒，以防伤害脾胃之气。本方既有柴、芩之苦寒清降，又有姜、夏之辛开散邪，复有参、枣、草之甘补调中，寒热并用，攻补兼施，既能疏利少阳枢机，又能调达气机升降，更使内外宣通，气血条达。四逆散源自《伤寒论》，由柴胡、枳实、白芍、炙甘草组成。柴胡疏肝解郁，透达阳气，枳实理气散结，以利脾胃，二药合用，一升一降，解郁开结，疏达阳气。芍药、甘草酸甘化阴，柔肝缓急。合柴胡之疏肝，枳实之利脾胃，有调理肝脾之功。柴胡、枳实入气分，芍药入血分，又有调和气血之功。聂老师认为，小柴胡汤与四逆散相合对气滞不通型胸痹颇为适宜。

案例

莫某，女，39 岁，2008 年 12 月 29 日初诊。

心慌，胸闷，心烦。病人自诉平常性格急躁易怒。此次病起于心情不愉。病人舌质红，苔淡黄，脉沉弦。心电图示 ST 段下移，T 波低平，提示冠心病。辨证为气滞不通，治宜解郁理气宽胸，选用小柴胡汤合四逆散加减。

处方：柴胡 10g，黄芩 10g，法半夏 10g，党参 15g，枳壳 10g，白芍

10g，炙甘草6g。7剂，水煎服，每日1剂。

2009年1月12日复诊：心慌、胸闷症大减，前方加减进退，1个月后复查心电图正常。

3. 血府逐瘀汤与桂枝甘草汤相合

血府逐瘀汤源自清代王清任《医林改错》，由桃红四物汤合四逆散加桔梗、牛膝而成。桃红四物汤能活血化瘀，四逆散可疏肝理气，加桔梗开胸膈之结气，牛膝导瘀血以下行，合而成方，用以治疗"胸中血府血瘀之证"。桂枝甘草汤源自《伤寒论》，由桂枝、炙甘草组成。桂枝辛温，入心经而通阳；甘草甘平益气。桂枝用量两倍于甘草，侧重于温通心阳。聂老师认为血府逐瘀汤活血化瘀治疗胸痹之标，桂枝甘草汤补益心阳治疗胸痹之本，合方而用，标本兼治，疗效颇佳。

案例

张某，女，64岁，2009年6月18日初诊。

胸闷，胸部有针刺样疼痛，气短，乏力，动则更甚，失眠，病人口唇紫暗，面色黧黑，舌质暗，有瘀斑，苔薄白，脉沉略涩。心电图示冠脉供血不足，提示冠心病。辨证为心血瘀阻、气阳不足证，治宜活血化瘀，兼以温补心阳，选用血府逐瘀汤合桂枝甘草汤加减。

处方：当归12g，白芍12g，党参15g，桃仁10g，红花6g，柴胡10g，炒枳壳12g，桔梗10g，怀牛膝12g，桂枝10g，炙甘草6g，7剂，水煎服，每日1剂。

2009年6月25日复诊：自诉服药后症状大减，效不更方，经调理而安。

三、调养心神，活用经典理论

聂老师根据多年的临床观察发现很多胸痹病人往往伴有心烦、失眠等症状，通过调养心神的方法，病人不但心烦、失眠症状消失，而且胸闷、胸痛、短气的症状也大大减轻，甚至消失。清代喻嘉言曰："胸中阳气，如离照当空，旷然无外，设地气一上，则窒塞有加，故知胸痹者，阳气不用，阴气上逆之候也。"《灵枢·邪客》曰："心者，五脏六腑之大主，精神之所舍。"心脏居于胸中，主血脉，也主神志，若胸阳痹阻，血脉和神志均会失常。因此，聂老师认为，胸阳痹阻与神志关系非常密切，所以胸痹病人多出现心烦、失眠等症状。治疗时除在辨证论治基础上选择治疗胸痹的药物，也加入调养心神的药物，并配合心理疏导。聂老师在调养心神的药物选择上也非常讲究。如果病人痰浊内盛，选用远志、石菖蒲；如果病人瘀血较重，选用鸡血藤、夜交藤并用；如果肝阳上亢，常用天麻、珍珠粉；如果肝血不足，则用炒酸枣仁、柏子仁；如果肝郁较重，则选用白梅花、玫瑰花。

案例

张某，女，50岁，2008年11月20日初诊。

胸闷，失眠，心慌不适，易烦乱，头晕，气逆干咳，口干，舌淡红，苔薄根略厚，脉沉弦细略弱。心电图提示冠状动脉供血不足，偶发室早。

辨证为气郁痰阻，胸阳不振，兼心之气血不足，治宜解郁化痰，宽胸散结，养心安神，用小柴胡汤合瓜蒌薤白半夏汤加补气养血、养心安神药。

处方：瓜蒌皮15g，薤白10g，法半夏10g，柴胡10g，黄芩10g，生黄芪20g，党参15g，白芍10g，炒酸枣仁30g，茯神15g，夜交藤30g，炙甘草6g。14剂，水煎服，每日1剂。

2008年12月8日复诊：自诉服药后睡眠好转，头晕、胸闷、心慌等症减轻，苔渐退，脉沉弦细。前方加减，调理月余而安。

四、整体调节，突出中医优势

聂老师通过多年的临床观察认为，引起胸痹的原因复杂，譬如有在外感以后引起的（感冒后的病毒性心肌炎），有的是长期饮食不节制（高脂血症），有的是情志所伤（更年期综合征、癔症），有的是手术后病人（冠脉搭桥术后、胃癌术后等），所以尽管胸痹的病位在于胸膺部，但在治疗时绝不能只用一法一方，一定要进行辨证论治，要运用中医的整体观念，利用五脏之间生克制化的关系进行整体调治。另外，聂老师根据自己多年的临床观察认为胸痹的发病年龄较大，往往是多种疾病混杂在一起，病情复杂，所以诊治时一定要从整体上把握病机，分清疾病的轻重缓急。只有这样，才能疗效显著。据报道目前临床上经皮冠状动脉介入（PCI）治疗中无复流现象并非少见，尤其不稳定性心绞痛 PCI 治疗中，无复流发生率可达 10% ～ 15%，冠心病行冠脉支架术后复流不足或再狭窄也时有发生。聂老师认为虽然支架能机械性扩张冠脉血管，但是心脏和血管本身的功能并没得到改善，主张冠脉介入治疗或支架术后仍应尽早运用中医中药，发挥中医药的优势。聂老师认为桂枝、黄芪、人参、当归、丹参等中药都具有改善心脏和血管功能的作用，只有心脏和血管本身功能改善了，才能从根本上治疗疾病。

案例

赵某，男，77 岁，2010 年 2 月 11 日初诊。

胸闷、心慌。患者患冠心病 20 多年，2003 年行冠脉支架术，并患有糖尿病 10 年，高血压病多年。平素易心慌，胸闷，气短，眠差，口干，大便 5 日一行，便质不硬，难解出，舌质淡，苔薄黄，脉沉弦小数。辨证为痰浊内阻，胸阳不振，气阴不足，治宜解郁宣痹，宽胸养心，用瓜蒌薤白半夏汤合生脉饮加减。

处方：瓜蒌皮 15g，薤白 12g，法半夏 10g，炒白芍 15g，西洋参 5g，太子参 20g，麦冬 12g，五味子 3g，丹参 15g，百合 30g，赤芍 15g，天麻 10g，川厚朴 10g，生黄芪 30g，菊花 15g，郁金 10g，山萸肉 12g，14 剂，水煎服，每日 1 剂。

2010 年 2 月 22 日复诊：自诉药后胸闷、心慌减轻，眩晕时作，便仍难解，苔薄黄，脉沉弦细小数。前方去太子参，加郁金 10g，党参 20g，当归 15g，14 剂。药后诸症皆减轻，再守方巩固疗效。

总之，聂惠民教授对仲景之学有深刻的理解和体会，临床上善于运用经方，灵活运用经方，并多采用经方合方，在辨治胸痹病面积累了丰富的经验。

聂惠民运用合方经验

张秋霞　路广林

北京中医药大学聂惠民教授治学严谨，医理纯熟，医术精湛，医德高尚，不仅从理论、实验方面对合方进行了研究，而且在临床上非常善于运用合方治疗疑难杂病，取得了很好的治疗效果，兹介绍如下。

一、合方理论及研究

合方是指两首或两首以上的固有方剂（经方或时方）相合而组成方剂，是方剂加减化裁的一种特殊方式。"合方"一词，首见于林亿等校注《伤寒论》时的按语中，"合方"之用记载于《伤寒论》第23、25、27条原文。聂老师从事合方研究五十余年，系统地阐释了合方的概念、合方的方法、合方的依据及合方法则的特色与优势。聂老师认为，合方不简单是两首方剂相加而成，合方必须按照一定的法则相合而成。病机症证的转化是合方的前提，方剂功效的对应是合方的条件。合方的方法有先合后煎与先煎后合。合方的药物剂量有两种计算方法：一种是将两方药物剂量各按一定比例之量相合，重复药味取两方相加之量。另一种是将两方药物剂量各按一定比例相合，重复药味以一方为准，不取两方相加量。合方的药味可以原方药味不变而相合，亦可据病情加减药味后而相合。合方比例可有主辅或相等关系的不同，合方治疗复杂病证时，应掌握所选方剂在合方中所占的比例，根据病情决定其等同或主辅比例。聂老师认为，合方可以扬长避短，可以产生功效的累加或协同，或者新的功效。一首行之有效的方剂，是前人智慧与经验的结晶，又经过历代医家的实践检验，长盛不衰。

合方应用，能借鉴前人的经验，是将前贤的已有成果直接用于实践，远比以药物自组方剂来得更简捷、更速效。

合方的目的是为了使所合方剂产生功效的累加或者协同，甚或产生新的功效。但所合方是否产生了新的功效或者出现了功效的累加？聂老师通过对197例体虚儿童的观察，发现四逆理中汤可以温补脾胃，助益脾胃的运化功能为主，调理升降为辅，使脾胃得健，升降功能正常，则饮食的消化、吸收功能正常，体质虚弱得到改善。四逆陷胸汤合方对慢性萎缩性胃炎的胃黏膜具有保护作用，可改善肠上皮化生。小柴胡汤合五苓散可降低三酰甘油、胆固醇、低密度脂蛋白，升高高密度脂蛋白。柴胡加龙骨牡蛎汤合百合地黄汤具有抗抑郁作用。

二、病案举例

1. 嗜酸性粒细胞增多症

患者，男，12岁。2005年9月23日初诊。

发热二十多天，某医院诊断为嗜酸性粒细胞增多症，入院治疗18天。住院期间，白细胞总数一直较高，最高时达 74.7×10^9/L，嗜酸性粒细胞最多时达94%。入院后积极寻找引起嗜酸性粒细胞增多的病因，进行相关检查，如寄生虫、细菌、真菌以及病毒学检查，均为阴性或非活动性感染，影像学检查提示肝、脾、肺等实质脏器无浸润性改变。没有给予特殊治疗，只是进行了对症、抗炎等治疗。虽然病情有所好转，体温恢复正常，但白细胞总数仍在 14.7×10^9/L，嗜酸性粒细胞仍达80%。刻下症：咽部不适，食纳不佳，脉细弱小数，咽赤，面色萎黄，神疲乏力，形体消瘦，舌红，苔薄黄，根部略厚。西医诊断为嗜酸性粒细胞增多症。中医诊断为虚劳病。证属热病之余，邪热未清，治宜疏解余热，清利咽喉，拟桔梗汤与小柴胡汤合方化裁。

处方：生甘草5g，桔梗10g，川贝母8g，柴胡10g，黄芩10g，白茅根12g，金银花12g，连翘10g，败酱草6g，生黄芪10g，太子参10g，白芍 10g，生牡蛎 20g（先煎）。7 剂，水煎服，每日 1 剂。

9 月 30 日复诊：服药后，体力渐增，食纳转佳，白细胞总数降至 10.8×10⁹/L，嗜酸性粒细胞降至 27%。前方去败酱草，加赤芍、生栀子。14 剂，水煎服，每日 1 剂。

10 月 15 日三诊：继续服药后，体质明显好转，白细胞总数降至 7.9×10⁹/L，嗜酸性粒细胞降至 15%。以前法调理而愈，半年未见复发。

2. 胃肠功能失调

患者，女，64 岁，2009 年 6 月 28 日初诊。

患慢性腹泻十余年，大便稀溏，每日数行，完谷不化，甚则水样便，便次增多，肛门有下坠感，腹胀痛作，肠中雷鸣，食纳一般，大便常规检查未见异常。服用多种抗生素及消化酶未效，服用中药丸汤之剂，效亦不佳。曾患浅表性胃炎、反流性食管炎。近七八个月中，体质量减轻十余斤。现症：腹泻，每日三四行，下利完谷，消化不良，腹胀且痛，腹中雷鸣，食纳欠佳，形体消瘦，倦怠畏寒，面色暗黄，舌苔略厚，根部浅黄，脉沉滑。西医诊断为胃肠功能失调，中医诊断为泄泻，证属脾虚失运，水湿内蕴，治宜健脾温中，温化水湿，拟苓桂术甘汤与理中汤合方。茯苓 15g，桂枝 3g，炒白术 15g，炙甘草 6g，干姜 6g，法半夏 10g，藿香 10g，苏梗 10g，党参 15g，黄连 6g，炒薏苡仁 30g。7 剂。水煎服，每日 1 剂。

二诊：腹泻次数减少，大便每日二行，腹胀、腹痛皆减轻，消化转佳。依前法进退，上方去藿香、苏梗、法半夏，加生黄芪、荷叶各 9g。续进 7 剂，大便转正常，继以调理脾胃而安。

3. 心律不齐

患者，男，14 岁，2010 年 3 月 10 日初诊。

心悸 2 年余，1 年半前出现无明显诱因的心前区疼痛，超声检查提示心脏扩大，卵圆孔未闭，心电图提示心律不齐。曾服用磷酸肌酸钠等保护心肌治疗，效果不佳。患者发育良好，饮食喜辛辣之品。刻下：心悸，心前区、后背疼痛，口腔溃疡多发，颜色鲜红，大便略干燥。舌质红少苔，脉略数。西医诊断为心律不齐。中医诊断为心悸。辨证为郁热内蕴，气阴两虚，治宜清解郁热，益气养阴，用栀子甘草豆豉汤与生脉饮合方。

处方：生栀子 10g，淡豆豉 6g，生甘草 6g，麦冬 10g，五味子 3g，西洋参 3g，远志 6g，炒神曲 15g，柴胡 10g，黄芩 10g，郁金 8g，茯苓 10g。7 剂，水煎服，每日 1 剂。

3 月 17 日二诊：服药 7 剂，胸闷减轻，心前区疼痛未作，口腔溃疡仍有新发。舌质略红，舌苔薄白，脉略数。上方去柴胡、西洋参，加炒白芍 15g，继进 14 剂。

3 月 31 日三诊：药后胸闷时痛消失，口腔溃疡未见新发，上方加金银花 15g。14 剂，水煎服，每日 1 剂。

经过半年多的调治，患者无胸闷、心前区疼痛症状出现，口腔溃疡已经痊愈。

4. 眩晕

例 1

患者，男，55 岁，2008 年 11 月 7 日初诊。

头晕多年，近 2 个月加重，并伴心慌。患者患高血压 5 ～ 6 年，服西药降压已经 2 年，2008 年 8 月 27 日化验提示甘油三酯 5.08mmol/L，B 超检查提示脂肪肝，心脏彩超检查提示主动脉硬化和左心室舒张功能减低。诊见患者形体肥胖，头晕，伴心悸，睡眠尚可，大便每日一行，时便溏，舌质略暗，苔薄，脉沉弦。中医诊断为眩晕。西医诊断为高血压、高血脂。证属痰浊内盛，肝阳上亢。治宜解郁平肝化浊，瓜蒌薤白半夏汤合小柴胡汤加减。

处方：瓜蒌皮 15g，薤白 10g，法半夏 10g，柴胡 10g，黄芩 10g，天麻 10g，炒白芍 15g，生黄芪 25g，虎杖 15g，党参 20g，生龙牡各 30g，牡丹皮 15g，茯苓 20g，决明子 6g，炒白术 15g，百合 30g，葛根 15g，每日 1 剂，水煎服，14 剂。

药后症减，心悸减轻，睡眠多梦，余症如前。前法进退，上方去黄芩、决明子、炒白术，加枸杞子 15g，丹参 15g，菊花 15g，继服 14 剂。三诊时诸症大减，已能正常工作、生活，上方略做调整，调治 3 个月，血压平稳，血脂降低（2009 年 1 月 14 日查甘油三酯 4.77mmol/L），诸症基本消失。

按：高血压病多属于中医"眩晕"范畴，其常见的病因病机是肝阳上亢，肝风内动，常用的治疗方法是平肝潜阳，镇肝息风。本案患者素体肥胖，易于急躁，中医认为"肥人多湿，胖人多痰"，故该患者为痰浊内盛、肝阳上亢之体质；头晕、心慌、苔厚，为痰浊内阻，肝风上扰之象；大便时溏，因木旺乘土，脾不升清；舌象、脉象也为痰浊内盛、肝阳上亢之象。本案眩晕之病机是痰浊内盛，肝阳上亢，同时伴有木旺乘土，脾不升清。因此，治疗不能单纯平肝潜阳息风，而应谨守病机，采用解郁平肝、祛痰化浊法，用瓜蒌薤白半夏汤合小柴胡汤加减。瓜蒌薤白半夏汤和小柴胡汤两方均出自张仲景，前者是《金匮要略》治疗痰饮壅塞胸中之胸痹证的方剂，后者是《伤寒论》治疗少阳证的主方。其中瓜蒌清热化痰散结，薤白通阳宽胸化痰，半夏祛痰散结降逆。柴胡、黄芩既能疏利少阳枢机，又能调达气机升降，更使内外宣通，气血条达；黄芩又可清热。两方合用，解郁平肝化浊。中医认为"无痰不作眩""无风不作眩"，故在祛痰化浊同时，加天麻平肝息风；生黄芪、党参、茯苓补气健脾，治生痰之源；百合、白芍、菊花养肝阴以平肝阳，柔肝体以和肝用；丹参、牡丹皮清肝凉血，活血化瘀，生龙牡沉降平肝。诸药合用，眩晕自愈。

例 2

患者，女，44 岁，2008 年 12 月 12 日初诊。

头晕，颈部不适，睡眠不佳，容易紧张，情绪不稳，脾胃功能不佳，食欲不振，气胀上逆。舌质红暗，苔略厚，脉沉弦。血压正常。中医诊断为眩晕，西医诊断为颈椎病。证属肝气郁结，木郁乘土。治宜解郁益气和胃，以小柴胡汤合四君子汤加减。

处方：柴胡 10g，黄芩 10g，法半夏 10g，炙黄芪 20g，党参 15g，茯神 20g，炒白术 15g，生龙牡各 30g，川朴 10g，郁金 10g，炒白芍 15g，砂仁 6g（后下），葛根 15g，鸡血藤 15g，菊花 15g，炙鳖甲 15g（先煎），藿梗 10g，苏梗 10g，西洋参 2g（入煎），天麻 15g，每日 1 剂，水煎服，

14 剂。

药后症减，胃脘转和，头晕、睡眠好转，心态平稳，余症皆减，二便可，舌质红暗，苔薄，脉沉弦。上方去藿香梗、苏叶梗，加炒神曲 15g，丹参 15g，继服 14 剂。

2009 年 2 月 27 日三诊：胃脘和，头晕好转，睡眠佳，心态平稳，便如常，消化良好，舌质淡红，苔薄，脉沉弦。治宜解郁和胃养心，上方去炒白术、郁金、鸡血藤，加赤芍 15g，继服 14 剂，诸症消失。

按：本案头晕，病虽在上，但究其病因病机则在脾胃，脾胃为后天之本，气血生化之源，若脾胃虚弱，则化源不足，气血虚少则头失所养，故出现头晕、失眠；脾主升清，胃主降浊，若脾不升清，则气血不能上荣于头，也可出现头晕、失眠。因此，本病病位在于脾胃。胃主受纳，脾主运化，若脾胃不和，纳运失常，升降失调，则食欲不振，气胀上逆。

该患者容易紧张，情绪不稳，舌象脉象均为肝气不舒的表现。因此，本案证属肝气郁结，木郁乘土，脾胃不足。治宜解郁疏肝，益气和胃，健脾升清，方用小柴胡汤合四君子汤加减。柴胡、黄芩疏利肝胆气机，法半夏和胃降逆，党参、炙黄芪、茯神、炒白术补气健脾益胃，上药取小柴胡疏肝木、四君子补脾土之意。配合郁金、白芍、菊花疏肝柔肝，川厚朴、砂仁理气醒脾，共同调理肝脾。另外，临证时聂老师常常将藿梗和苏梗作为对药一起使用，认为藿梗偏于醒脾化湿，苏梗偏于调胃和中，二药同用，具有良好的醒脾快胃、宣行郁滞作用，配法半夏升清降浊，顺脾升胃降之性。

5. 失眠

患者，女，50 岁，2008 年 11 月 20 日初诊。

睡眠不佳已有 2 年，近期失眠加重。患者自述每天只能睡 4～5 小时，而且睡不安稳，多梦易醒，有时必须服用安眠药才能入睡。口干，易烦乱，头晕，气逆干咳，胸闷，心慌不适，舌淡红，苔薄根略厚，脉沉弦细略弱。心电图检查提示窦性心律，偶发室早。中医诊断为不寐。西医诊断为神经衰弱。证属肝胆郁滞，心气不足。治当解郁养神，以柴胡加龙骨牡蛎汤加减。

处方：柴胡 10g，黄芩 10g，法半夏 10g，生龙牡各 30g（先煎），郁金 10g，炒枣仁 15g，白梅花 10g，炒白芍 20g，炙黄芪 20g，天麻 5g，夜交藤 15g，百合 20g，茯神 15g，炙龟板 12g，菊花 15g，葛根 15g，苏梗 10g。每日 1 剂，水煎服，14 剂。

二诊：睡眠好转，入睡可，易醒，头晕减轻，胸闷，心慌，口干，苔渐退，脉沉弦细。上方去郁金、白梅花、百合、菊花、苏梗，加瓜蒌皮 15g，薤白 10g，桑寄生 15g，丹参 15g，党参 20g，川厚朴 12g，每日 1 剂，水煎服，21 剂。药后睡眠转佳，诸症大减。

按：情志所伤、劳逸失度、久病体虚、五志过极、饮食不节等，引起阴阳失交、阳不入阴而形成失眠。失眠的病因病机多为心肝血虚，神魂失养，或心脾两虚，气血不足，或心肾不交，水火失济。本案失眠，伴头晕、易烦乱、脉弦，为肝胆郁滞，少阳气机不利。故一诊治疗用柴胡加龙骨牡蛎汤以解郁安神。方中柴胡味微苦性微寒，疏利少阳经中之邪热。黄芩味苦性寒，清泻少阳胆腑之邪热。半夏味辛性温，辛主散，宣畅气机，性温则能燥湿化痰。肝主疏泄，调畅气机，气机不利，则津液的运行障碍，则极易导致痰浊饮邪的停聚，所以方中用半夏意义深远。柯韵伯认为半夏在柴胡加龙骨牡蛎汤中具有"引阳入阴，能治目不瞑，亦安神之品，故少用为佐"。甘草既能扶正祛邪，防邪深入，又可以抑制柴胡、黄芩的苦寒之性。龙骨偏于重镇安神，敛浮阳而止汗，牡蛎偏于益阳潜阳，软坚散结，二者相须为用，有益阴敛阳、镇惊安神之功。中医认为，肝主左而肺主右，肝主升而肺主降。患者肝气不舒，肺气不降，肺气上逆，故见气逆干咳。胸闷、心慌，一方面因心之气血不足，另一方面因肝气郁结，痰阻气机，胸阳不振。故二诊治疗时，在解郁养神的基础上，化痰宽胸散结，用柴胡加龙骨牡蛎汤合瓜蒌薤白半夏汤加减。前者重在和解少阳，疏理肝胆气机，若少阳肝胆之气舒利，清阳之气得以上升，则清窍得养，失眠、头痛自会减轻；瓜蒌薤白半夏汤重在宽胸理气，涤痰降逆，若痰饮得化，胸阳振奋，气机通畅，则胸闷，心悸自会减轻。加黄芪、党参补气，白芍、百合养阴，炒枣仁、夜交藤、茯神养心安神，生龙牡沉降安神，诸药合用，能取得很好疗效。

6. 胸痹

患者，男，33 岁，2008 年 12 月 19 日初诊。

胸闷、心悸、气短。患者自述血压高、血糖高、血脂高。近日胸闷加重，如有物堵塞，心悸，气短，便燥，唇暗，舌质略暗，舌尖红，苔薄根略厚，脉沉细弱。中医诊断为胸痹。西医诊断为心脏供血不足。证属痰饮内阻，气阴不足。治当解郁宣痹，宽胸养心，以瓜蒌薤白半夏汤合生脉饮加减。

处方：瓜蒌皮 15g，薤白 10g，法半夏 10g，西洋参 5g（另煎），太子参 20g，天麦冬各 15g，五味子 3g，百合 30g，炒白芍 15g，当归 15g，郁金 10g，丹参 20g，川厚朴 12g，柴胡 10g，天麻 10g，生石决明 30g。每日 1 剂，水煎服，14 剂。

药后症减，胸闷、心慌已微，便和。上方去太子参、生石决明，加玉竹 15g，丹皮 15g，虎杖 15g，夏枯草 10g。每日 1 剂，水煎服，14 剂。三诊时诸症大减。

按:《金匮要略》以脉象的"阳微阴弦"概括胸痹的病因病机，即病之根本在于胸阳不振，病之标在于痰浊瘀血等邪气内阻。一般认为，胸痹证属于本虚标实之证。本虚在于心之气血阴阳不足，临床常见心之气阴不足；标实主要为痰饮、瘀血、寒凝、气滞。本案患者胸闷，如有物堵塞，苔根略厚，为痰浊内阻于胸中，气机不畅所致。心悸，气短，因心气不足。舌尖红，便燥，为心阴不足。唇暗，舌质略暗，为痰浊阻滞，气血运行不畅之象。脉沉细弱，提示宗气不足。本案病机为痰饮内阻，气阴不足，因此，治以解郁宣痹、宽胸养心法，用瓜蒌薤白半夏汤宽胸理气，荡涤痰饮，以治其标，用生脉饮益气养阴以固其本。加百合、白芍、当归补血养阴；丹参、郁金、川厚朴、柴胡活血理气。诸药合用，既可祛痰散结，活血行气，又可益气养阴，标本同治。

聂惠民从郁论治疑难杂病经验

张秋霞　路广林

北京中医药大学聂惠民教授是国家级名老中医，系国家第二、三、四批名老中医学术继承人指导老师，是纳入国家科技部"十一五"攻关"名老中医学术思想经验继承研究"课题的名老中医。聂老师治学严谨，医理纯熟，医术精湛，医德高尚。现将聂老师从郁论治疑难杂病的经验进行归纳总结。

郁乃滞而不通，闭结、凝滞、抑遏也。元代朱丹溪《丹溪心法·六郁》云："郁者，结聚而不得发越也，当升者不升，当降者不降，当变化者不得变化也。""郁"作为中医学的一个病机术语与郁证的概念是不同的。郁证有广义与狭义之分。广义的郁证，泛指由外感六淫、内伤七情引起的脏腑机能不和，从而导致气、血、痰、火、湿、食等病理产物的滞塞和郁结。狭义的郁证，则主要指情志不舒。气郁不伸可引起性情抑郁、情绪不宁、悲伤善哭、胸胁胀痛、咽中如有异物梗阻等多种复杂症状。聂老师不是从病证的角度解释"郁"，而是从病机的角度去理解运用"郁"。聂老师认为临床上的很多疑难病患者所诉症状繁杂多端，疑似难辨之际，从"郁"论治，则能取得明显的效果。《丹溪心法》曰："气血冲和，万病不生，一有怫郁，诸病生焉。"张景岳在《景岳全书·郁证》中说："凡气血一有不调而致病者，皆得谓之郁。"聂老师提出"百病皆生郁"的观点，并把此观点运用于疑难杂病的治疗中，取得了很好的效果。

一、解郁养心法治疗冠心病

冠心病是由于冠状动脉狭窄或痉挛造成心肌缺血的一类疾病的总称。冠心病多属于中医学"胸痹""惊悸"的范畴。医家多采用开胸理气、宣痹通阳、活血化瘀、芳香温通等方法对此病进行治疗。聂老师认为，冠心病的病机在于"本虚标实"，"本虚"指心之气血阴阳不足，"标实"即气滞、痰凝、血瘀。气血郁滞是引起心肌缺血而致心慌、胸闷的重要原因，因此解除气血的郁滞状态在治疗冠心病中具有重要作用。聂老师通过解郁养心的方法治疗了许多冠心病患者，疗效颇佳。

案例 1

患者某，女，56 岁，某机关国家干部，2008 年 9 月 17 日初诊。

胸闷、心慌十余年，加重 1 月余。病人现胸闷气短，动则益甚，口苦口干，失眠多梦，心烦意乱，性情急躁易怒，舌质黯，苔薄黄，脉沉弦。心电图检查提示 ST 段降低，心肌供血不足。聂老师认为，此病人平素性情急躁，稍遇不顺心之事，则易于气机郁滞，气郁化火，火扰心神，则心烦失眠；气血郁滞，心脉失养，加之郁火耗伤人之心血气津，则心慌气短，动则耗气，故动则益甚。此病之根本在于气血郁滞，脉络不通，故用小柴胡汤疏肝解郁、调畅气机为基础方加减治疗。

处方：柴胡 10g，法半夏 10g，黄芩 10g，党参 12g，炙甘草 9g，丹参 15g，香附 12g，延胡索 12g，麦冬 12g，白芍 15g。7 剂，水煎剂，每日 1 剂，1 日 2 次分早晚服。

9 月 24 日复诊，病人自诉服药感觉明显好转，经过 1 年多的调治，病人症状消失，心电图也有明显好转。

聂老师告诫我们，对于冠心病的治疗不能单纯用活血化瘀，一定要辨证论治，瘀血是冠心病之标，是现象，一定要通过现象找到根本，她认为此患者的根本病因在于气机不畅，而导致血液运行受阻，所以治疗以解郁调畅气机为基本大法。

二、解郁调经治疗痛经证

痛经多发于少女，多因气血不调所致。聂老师认为，妇女以血为本，以肝为先天，情志致病最为常见，发病多郁，故临床常用柴胡四物汤加减治疗痛经证。

案例 2

患者某，女，19 岁，中学生，2008 年 10 月 12 日初诊。

痛经已有 6 年，日趋加重，以致每次月经来潮时不能上学，有时因疼痛过剧而出现休克。月经 13 岁初潮，行经日期一般 3 天，每次月经量少，色黑，夹杂有瘀血块。病人自诉前几年痛经较轻，可忍受，偶尔服用元胡止痛片，后因正值月经期与同学生气而致疼痛加剧。其舌质黯，有瘀点，苔薄白，脉沉弦有力。聂老师认为，妇女以血为本，最易郁滞，加之此病人有明显导致郁滞的病史，所以解郁当为上策，方用柴胡四物汤，即小柴胡汤与四物汤的合方。小柴胡汤和解少阳，调理肝胆气机，肝胆气机调畅，则可促进脏腑功能的正常运行。因为少阳为枢，是人体气机出入的枢纽，脾胃为人体气机升降的枢纽，肝主疏泄，也可促使脾胃气机的条畅，人体气机升降出入有序，气机调畅，万病不生。四物汤可养血活血调肝，因肝为阳脏，体阴而用阳，也就是说肝脏藏血，主疏泄，可调畅气机，故用四物汤以养肝之本脏。

处方：柴胡 12g，黄芩 12g，党参 15g，炙甘草 9g，法半夏 12g，赤芍 12g，白芍 12g，当归 15g，川芎 6g，生地黄 12g，熟地黄 12g，延胡索 12g，香附 12g。7 剂，水煎服，每日 1 剂，早晚分服。

10 月 19 日再诊，服药后疼痛明显减轻，药已见效，守方调治半年，痛经消失。

聂老师认为，肝体阴而用阳，如果肝脏得不到血的滋养，它的功能就不能更好地发挥，所以在治疗痛经的时候，聂老师没有简单地理气止痛，而是养肝调肝而治疗痛经。

三、解郁安神法治疗失眠证

失眠是指经常不能获得正常睡眠，临床可表现为入睡困难，或觉醒过早，醒而不复入睡，或长时间处于或昏或清、欲睡未睡的状态，甚者彻底不眠。聂老师认为，目前人类生活节奏紧张，社会及家庭压力较大，气机不畅而致郁滞所造成的失眠甚为常见，对于此型的失眠，聂老师常用《伤寒论》中的柴胡加龙骨牡蛎汤加减治疗。柴胡加龙骨牡蛎汤是小柴胡汤去甘草，加龙骨、牡蛎、桂枝、大黄、铅丹、茯苓而成。聂老师认为，铅丹有毒，加之药材较少，临床上很少用之。桂枝药性偏热，如果病人热象比较明显，也可去之或少量用之。大黄有导滞通便的功能，如果病人大便偏稀，可减量或去之。另外，聂老师认为，失眠是心神的病变，是心神不安的外在表现，故常在原方的基础上加养心安神之品，如酸枣仁、夜交藤等。

案例 3

患者某，女，37 岁，北京某公司职工，2009 年 8 月 17 日初诊。

失眠已经 2 年多，晚上需服用舒乐安定 3mg 才能入睡，但睡后多梦，第二天自我感觉精力、体力明显不佳，现失眠多梦，记忆力明显减退，病人非常痛苦，已无法正常工作。察其舌质黯淡，有瘀斑，舌下静脉怒张，脉弦紧有力，血压正常。聂老师认为，此病人因郁发病，病后又因郁更加严重，治疗就必须打断此恶性循环，故以解郁安神立法。

处方：柴胡 10g，黄芩 12g，法半夏 10g，党参 12g，龙骨 30g，牡蛎 30g，炙甘草 6g，炒枣仁 15g，炙远志 12g，珍珠母 30g，郁金 15g，天麻 5g，葛根 10g，白梅花 10g。7 剂，水煎服，每日 1 剂，分早晚服用。

8 月 24 日复诊，自诉服第一次药的晚上就感到入睡较易，睡后也较少做梦，服完 7 剂药后，自我感觉颇佳，经调理 3 个月，病人现已每晚都能酣然入睡，睡眠质量颇佳，可正常工作。

聂老师认为，失眠的原因很多，中医治疗有很好的疗效，关键在于辨证准确。聂老师认为，现在临床上很多失眠的病人，是由于气机郁滞而造成的，而张仲景之柴胡加龙骨牡蛎汤对此类型的失眠有着非常好的疗效。

四、解郁调肝法治疗肝炎

慢性病毒性肝炎是现今临床上极为常见的一种传染病，是由肝炎病毒感染引起的肝脏的炎性病变。对于慢性肝炎的病因多数医家认为是"毒"邪，病机为湿热、气滞、血瘀、脾虚、肾虚等。聂老师在长期的临床实践中发现，"郁"贯穿于慢性肝炎发病的全过程，故在清利湿热、理气、化瘀、补脾、补肾的同时常常在方中加入解郁之品。

案例 4

患者某，女，20 岁，中学生，2008 年 9 月 18 日初诊。

患者 1 年前在入学体检时查出 HBsAg(+)，肝功能正常，被诊断为乙肝病毒携带者。病人从此精神抑郁，总担心会转化成肝硬化甚或恶变为肝癌，服用过许多使表面抗原转阴的药物，但表面抗原依然阳性，肝功能检查发现转氨酶升高，经人介绍前来就诊。病人现面色晦暗，精神疲惫，胃脘胀闷，偶有右胁下不适，纳差，无食欲，大便黏滞不爽，舌质略黯，苔中后部黄腻厚，脉沉弦。聂老师认为，肝主疏泄，其脉布两胁，肝主调畅气机，生性喜欢条达而最恶抑郁。肝气不舒，气机不畅，气血郁滞，故面色晦暗；肝位居右胁，其气不舒，故胁下不适；肝郁克伐脾胃，故胃脘胀闷；中焦不和，清气不升，浊气不降，故舌苔厚腻；久郁化热，故舌苔显现黄色；脉沉为病在里，脉弦主肝病。通过症状分析可知，此病人的主要病机为肝气郁滞，治疗当以疏肝解郁为大法。

处方：柴胡 12g，黄芩 12g，法半夏 12g，党参 15g，郁金 12g，金钱草 15g，茵陈蒿 15g，鸡内金 20g，炒三仙各 15g，土茯苓 15g，五味子 10g，炙甘草 6g。7 剂，水煎服，每日 1 剂，分早晚服用。

9 月 26 日复诊：自诉药后胃脘渐舒，纳增，胁下不舒未现，舌苔渐退。效不更方，守上方调治 3 个月，肝功能检查正常，告诉病人乙肝表面抗原转阴比较困难，转为肝硬化的可能性较小，恶变的机会更少，要病人怡情养性，乐观活泼，忌抑郁生气。病人要求服用中药以保肝，再以解郁为主，调治 2 年后，病人进行乙肝 5 项检查，发现表面抗原转阴，病人甚为感激。

聂老师作为一名中医大家，不但精通中医，而且对于现代医学也钻研颇深，对于慢性乙型肝炎的病人，聂老师不但用药进行治疗，而且耐心细致地进行心理治疗。

五、解郁健脾法治疗小儿厌食症

厌食，是指较长期的食欲减退，也是婴幼儿常见症状之一。聂老师认为，小儿厌食症主要是由于饮食不节，加之脾胃虚弱所致。"郁"与"虚"是构成本病证的病理二因素，治疗时应解郁与健脾并举，聂老师常用四逆散与四君子汤合方治疗小儿厌食症。

案例 5

患者某，男，3 岁，2009 年 3 月 9 日初诊。

食欲不振 2 个月。小儿形体消瘦，面色晦黄，大便干结，舌质红，苔淡黄，脉细弱。辨证为脾胃郁热兼有脾胃虚弱，治疗应解郁清热，兼以健脾和胃。

处方：柴胡 10g，炒枳壳 6g，白芍 6g，炙甘草 4g，党参 8g，白术 6g，陈皮 6g，连翘 3g，神曲 10g，扁豆 8g，每日 1 剂，分早晚服用。

服用 7 剂后，小儿纳增，大便转和，面色转好，经过 1 个月的调治，小儿食欲大增，体质量增加，面色红润，生长发育良好，家长甚为高兴。

聂老师临床上不但治疗内科、妇科疑难杂病疗效显著，而且治疗小儿疾病疗效颇佳。聂老师对于小儿厌食的治疗，不但用药少，药量轻，而且避免使用伤脾胃的药物，并常辅以捏脊等治疗方法。

六、解郁利胆法治疗慢性胆囊炎

慢性胆囊炎以食欲减退、厌食油腻、恶心欲呕、右胁下不适为主要表现。慢性胆囊炎是临床上的常见病、多发病，多见于中青年。聂老师认为肝胆同居右胁，互为表里。肝喜条达而恶抑郁，肝之有病则多郁，胆之有病也多郁，故聂老师常用解郁利胆法治疗慢性胆病，尤其是慢性胆囊炎。

案例6

患者某，女，43岁，中学教师，2008年6月21日初诊。

食欲不佳，偶有恶心呕吐，右胁下不适，口苦口干。B超检查提示慢性胆囊炎。经中西医治疗效果不佳，故求医于聂老师。聂老师认为此病人情绪低落，面色晦暗，舌质暗红，苔淡黄，脉沉弦，病机关键为"郁"，故治疗采用解郁利胆法。

处方：柴胡12g，白芍10g，炒枳壳8g，炙甘草4g，郁金12g，金钱草15g，鸡内金15g，青皮10g，陈皮10g，法半夏10g，黄芩12g。7剂，水煎服，每日1剂，分早晚服用。

病人复诊时诸症皆减。经过1个月的调治，病人痊愈。

聂老师对于慢性胆囊炎的治疗多用解郁利胆法，这与胆腑的生理特性有关。胆不但是六腑，而且是奇恒之腑。胆藏胆汁，帮助脾胃消化吸收，如果藏而不泄，就会导致疾病的发生。

聂老师从郁辨治疑难杂病取得了非常好的疗效。聂老师认为，小柴胡汤和四逆散是两首非常好的解郁基础方，小柴胡汤不仅具有和解少阳的功效，更重要的是具有转枢开郁、通达三焦之功能。人体只要枢机利，道路通，陈菀能去，津血能生，病邪可祛，诸症可除。四逆散虽然全方药仅4味，但是集疏理、补泻、升降、缓急为一体，能从根本上调理机体阴阳失调。

聂惠民治疗肠易激综合征经验

路广林 张秋霞 郭 华

聂老师从事中医临床、教学、科研工作 50 多年，对《伤寒论》六经辨证理论体系及其理、法、方、药的运用具有独到见解，临床上她善于运用经方治疗疑难杂病，现将聂惠民教授从肝脾论治腹泻型肠易激综合征的经验总结如下。

一、肠易激综合征的病因病机

该病常因饮食不节、情志失调、感受外邪、紧张劳累而激发。腹泻型肠易激综合征患者主要表现为腹部不适，或腹痛腹胀，肠鸣泄泻，泻后舒畅，纳差食少，消化不良，情绪急躁，苔薄或厚腻，脉沉弦缓。聂老师认为，该病以泄泻为主症，病位虽然在肠道，但是与肝、脾胃、肾关系密切。因为肝主疏泄、调畅气机，而情志活动主要由肝所主，是肝疏泄功能的一部分。肝主疏泄功能正常可促进脾胃运化和气机升降，如果精神紧张、过度思虑、性情抑郁等导致肝失疏泄，肝气郁滞，横逆犯脾，同时饮食不节或感受外邪致脾胃虚弱，土虚木乘，肝脾不和，疏泄运化失职，脾胃升降失常而发生本病。病久可由脾及肾，而致肾阳亏虚，命门火衰，火不暖土，加重病情或使病复发。因此聂老师认为本病脾胃虚弱是根本，肝脾失调是关键，病久及肾，易复发。

二、肠易激综合征的治疗

聂惠民教授在辨证论治、治病求本理论的指导下，通过大量的临床实践，指出治疗腹泻型肠易激综合征应抓住主要矛盾，着眼于肝脾，采用抑木扶土、疏肝健脾法，选药组方时考虑肝脾两脏的特点。

基本方：柴胡 10g，白芍 15g，党参 15g，白术 10g，茯苓 10g，陈皮 10g，防风 6g，厚朴 10g，砂仁 6g（后下），葛根 10g，炙甘草 6g。

方中柴胡味辛入肝经，疏理肝气，以和肝用，白芍味酸入肝，养血补阴，以柔肝体，二药共为君药。党参补气健脾，白术健脾燥湿，茯苓渗湿健脾，三药为臣，益气健脾以治病本，配伍君药抑木扶土，疏肝健脾。防风助柴胡疏肝理气，陈皮、厚朴理气燥湿，使党参、白术补而不滞；砂仁芳香醒脾，理气开胃；葛根升清阳而止泻，炙甘草益气，调和诸药。全方共奏疏肝健脾、燥湿止泻之功。

加减：若脾虚食滞，消化不良，完谷不化者，加炙鸡内金 15g，炒神曲 15g，炒麦芽 15g，以健脾消食和胃；若脾虚湿盛，苔腻，便溏者，加苍术 10g，佩兰 10g，藿香 10g，苏梗 10g，车前子 10g，以燥湿健脾，化湿和中；若脾虚日久及肾，晨起必泻者，加干姜 6g，吴茱萸 10g，肉豆蔻 10g，五味子 5g，以温肾暖脾，涩肠止泻，防止复发。

由于本病复发率较高，聂老师提出防止复发的关键在于运用正确的治疗方法巩固疗效，疏肝健脾、温肾暖脾可以有效地缓其复发；保持情绪稳定，心情愉悦，避免不良的情志刺激，可以减少诱发因素，防止疾病复发；饮食有规律，忌食辛辣、油腻、香燥等刺激性食物和不洁净食物，也可减少诱发因素，从而减低复发率。

三、病案举例

张某，男，25 岁，职员，2009 年 4 月 2 日初诊。

慢性腹泻 1 年余。患者自述因腹部不适，大便次数增多，饮食不适或精神紧张易诱发腹泻，时轻时重。反复发作 1 年余，曾在某医院检查诊断为腹泻型肠易激综合征，经西药治疗疗效不显，且反复发作，经人介绍前来求治。患者工作紧张，精神压力较大，面色萎黄，腹部不适，腹痛时欲大便，大便泄泻，每日 3～5 次，食纳可，易出汗，乏力，舌淡苔薄，根部略厚，脉沉弦。

中医诊断：泄泻。辨证为肝气郁结，脾虚湿盛证。

西医诊断：肠易激综合征（腹泻型）。

治法：疏肝健脾，化湿止泻。

处方：柴胡 10g，炒白芍 15g，党参 15g，炒白术 15g，茯苓 15g，砂仁 6g（后下），防风 10g，陈皮 10g，生黄芪 15g，法半夏 10g，芡实 20g，莲子肉 15g，葛根 10g，炙甘草 6g。7 剂，水煎服，每日 1 剂，分 2 次温服。嘱其禁食辛辣、油腻、香燥等刺激性食物，保持心情舒畅，避免工作和精神过度紧张。

二诊：药后脘腹转和，胀痛减轻，大便每日三行，余症大减，上方继服 7 剂。

三诊：腹痛消失，大便每日 1～2 次，体力基本恢复，前方进退继服 14 剂以巩固疗效，嘱其注意饮食，调摄情志。随访半年，未见复发。

按语：本案患者每因饮食不适或精神紧张易诱发腹痛泄泻，时轻时重，反复发作，日久损伤脾胃。痛责之于肝，泻责之于脾，故腹痛、泄泻乃肝气不舒、脾虚不运所致。患者因病程较长，所以脾胃虚弱比较明显。脾主运化水谷，今脾胃虚弱，则纳运乏力，水谷不化，清浊不分，故出现腹泻。脾为气血生化之源，今脾胃虚弱，则气血化源不足，故出现乏力，易出汗。患者舌淡苔薄，根部略厚，为脾虚有湿之象。脉沉弦为肝气郁结之象。故本病病机为脾虚、肝郁、湿盛。治疗宜健脾疏肝，化湿止泻，用参苓白术散合痛泻要方加减。

方中党参、茯苓、白术益气健脾渗湿为君，砂仁、莲子肉助君药健脾益气，兼能止泻。上五味取参苓白术散益气健脾、渗湿止泻之意。再用白芍养血柔肝，缓急止痛，以泻肝木，配合白术健脾燥湿，二药合用，补脾抑肝，祛湿止泻。陈皮理气燥湿，醒脾和胃。防风散肝舒脾，燥湿以助止泻。上四味取痛泻要方补脾柔肝、祛湿止泻之意。加柴胡疏肝理气，并能敷布清阳；配白药以柔肝体而和肝用；黄芪补脾益气；葛根升清阳而止泻；芡实收敛止泻；炙甘草益气，调和药性。诸药合用，药证相对，效如桴鼓。

经方止呕有良效

郭 华 张 宁 李献平 路广林 张秋霞

干姜黄芩黄连人参汤出自于《伤寒论》厥阴篇第 359 条："伤寒本自寒下，医复吐下之，寒格更逆吐下，若食入口即吐，干姜黄芩黄连人参汤主之。"条文原意是虚寒下利又复感外邪，医者不辨虚实，误用吐下的治疗手段，致使脾胃更伤，脾气更陷，胃气更逆，形成的"寒格"证，可用该方治疗。寒格的病机是上热被下寒所格拒，脾胃升降失常。上热则胃气不降而呕吐，下寒则脾气不升而下利。食入口即吐，表明胃热气逆尤甚，是辨别本证"上热"的关键。治当以干姜黄芩黄连人参汤苦寒泄降，辛温通阳。聂惠民教授临床应用此方治疗寒热格拒的呕吐，收效甚捷。兹举一例如下。

吴某，女，32 岁。2003 年 2 月 21 日初诊。

患者素脾胃不和，稍饮食不慎则吐，而且愈来愈重，几乎每顿饭必吐，已 1 个多月，中西药治疗未见好转。刻下症见：面色不泽，眠差，倦怠乏力，舌红，苔淡黄，脉沉细乏力。寒热格拒，治宜干姜黄芩黄连汤苦寒泄降，辛温通阳。

处方：干姜 6g，黄芩 10g，黄连 6g，党参 12g，陈皮 10g，竹茹 12g，杭芍 12g，柴胡 10g，神曲 15g，炒麦芽 20g，炙甘草 6g，炒枣仁 15g。7 剂，水煎服。

2003 年 2 月 27 日复诊：服上方后，呕吐锐减，1 周之中仅吐两次，苔渐退，脉沉细。依前法继续调理 14 剂，呕吐愈。

按语：本案患者初诊时"几乎每顿饭必吐"，即与原文"食入口即吐"相仿，为胃热气逆；"脉沉细乏力"，属于脾阳不足，故证属上热下寒。《方函口诀》云："此方（干姜黄芩黄连人参汤）治膈有热，吐逆不受食者，与半夏、生姜诸呕吐药无寸效者有特效。"观本案患者过去的病历，可知前医屡用半夏、生姜等和胃降逆止呕之药无效，干姜黄芩黄连人参汤确属的对之方，故取用之。方中酌加陈皮、竹茹加强清热和胃之力；加神曲、麦芽以健胃消食；加柴胡、芍药、甘草、枣仁可以解郁安神。方药病情切合，故药后呕吐锐减，疗效甚佳。

立足脾胃止带下

郭 华 张 宁 李献平 路广林 张秋霞

　　李某，女，30岁。2005年9月17日初诊。

　　患者带下量多2年余，时腹中作痛。西医诊断为霉菌性宫颈炎，进行过抗真菌治疗，效不佳。聂惠民教授诊见：患者带下量多，色黄，外阴瘙痒，身体倦怠乏力，胃脘胀满不适，便稀，脉沉弦细，苔淡黄。证属下焦湿热，兼胃热脾寒。治以清热燥湿，健脾和胃，方用二妙散合半夏泻心汤化裁。

　　处方：苍术10g，黄柏12g，黄芩10g，黄连6g，法半夏10g，党参12g，金钱草15g，金银花15g，连翘12g，干姜6g，炙甘草6g，生黄芪15g。14剂，水煎服。

　　二诊：服上方14剂后，带下量减，色变淡，腹痛缓解，便仍稀。上方去金钱草，加茯苓15g，炒白术12g，山药15g。14剂，水煎服。

　　三诊：服上方14剂后，带下量减，腹痛未作，患者按处方自行又服了14剂。现带下正常，外阴痒止，仍以前法巩固疗效。

　　按：本案带下量多色黄，当为下焦湿热所致；然身体倦怠乏力，胃脘胀满不适，便稀，脉沉弦细，苔淡黄，又为胃热脾寒之心下痞证。故治疗时，不可单纯考虑下焦湿热带下，必须兼顾脾胃，且要考虑到脾虚湿盛是带下病产生的病因。

　　初诊时，患者以带下病最为痛苦，故治疗当以清热燥湿为主，兼以健脾和胃，用二妙散合半夏泻心汤加减。方中苍术、黄柏为二妙散，功擅清热燥湿止带，配金钱草、金银花、连翘，加强其清解湿毒之功；生黄芪与半夏泻心汤之主药黄芩、黄连、法夏、党参、干姜、炙甘草合用，寒温并用，健脾和胃。服药 2 周后，带下量减，色转淡，腹痛缓解。二诊时，带下病证减轻，但大便仍稀，说明脾虚运化水湿之功仍弱，故又在原方基础上增加健脾祛湿之茯苓、炒白术、山药，守方服药 1 个月后，带下正常，外阴痒止。由此可知，对于素有脾胃不和的患者，治疗时尤其要注意顾护脾胃。

小柴胡汤加减治暴发火眼

郭　华　张　宁　李献平　路广林　张秋霞

隋某，女，58岁。2009年3月20日初诊。

患者半月前突然右眼结膜充血，目涩且胀，曾去西医院诊治，认为乃毛细血管脆性增加所致，嘱服维生素C、芦丁等药，服药1周余，疗效不佳。聂惠民教授接诊，见其右眼结膜充血，自诉伴有偏头痛，右侧腹部不适，舌有热感。舌尖红赤，苔薄，脉弦细。诊为暴发火眼，证属肝火上炎，兼肺热气壅。治宜疏肝解郁，润肺通腑，以小柴胡汤加减。

处方：柴胡10g，黄芩10g，法半夏10g，黄连6g，丹皮12g，白茅根15g，连翘10g，瓜蒌皮15g，菊花15g，百合20g，厚朴12g，炒白芍15g，香附12g，茯苓20g，枸杞子10g，夏枯草10g。7剂，水煎服，每日1剂。

二诊：服药后右眼白睛血丝已退净，右侧腹痛明显减轻，头痛已愈，惟舌尖仍有不适感。前方去连翘、厚朴，加炒山药15g，炒枳壳10g，葛根15g，继服7剂，善后收功。

按：本案肝胆风火上炎，故见目赤，舌热，舌尖边红赤；少阳经气不利，故病证偏于身体一侧，右眼白睛红赤，偏头痛，右侧腹部不适。白睛为气轮，内应于肺，肺热大肠腑气不通，故腹部不适。证属肝火上炎，兼肺热气壅，故治当疏肝解郁，润肺通腑。方中柴胡、黄芩、半夏、菊花、夏枯草、连翘、炒白芍、枸杞子、香附疏肝解郁，兼清肝火，养肝阴；瓜蒌皮、百合、厚朴润肺通腑；黄芩、黄连泄热止血；丹皮、茅根凉血止血。药与证情合拍，服7剂后，右眼白睛血丝退净。二诊时，前方略作加减，稍加健脾升津之品以调理。综观全方，既有针对证候之方，又有针对主症之药，故疗效颇佳。